Kristin Graf

Die Friedliche Geburt

Kristin Graf

Die Friedliche Geburt

SO BRINGST DU DEIN BABY
SELBSTBESTIMMT UND ANGSTFREI ZUR WELT.
DIE TAUSENDFACH BEWÄHRTE
VORBEREITUNGSMETHODE

Mit 27 farbigen Abbildungen

PIPER

Mehr über unsere Autorinnen, Autoren und Bücher:
www.piper.de

Inhalte fremder Webseiten, auf die in diesem Buch (etwa durch Links) hingewiesen wird, macht sich der Verlag nicht zu eigen. Eine Haftung dafür übernimmt der Verlag nicht.

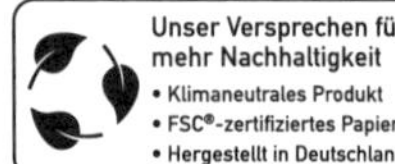

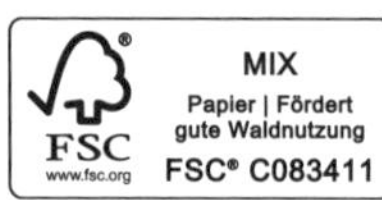

ISBN 978-3-492-06235-0
3. Auflage 2024

Fotografien: Ilka Schneeman (Kapitel »Basics« S. 22; Kapitel »Hypnose und Geburt« S. 112; Kapitel »Vor der Geburt« S. 164; Kapitel »Besondere Fälle« S. 270; Kapitel »Geburtsbegleitung« S. 296; Kapitel »Take-Aways« S. 338), Josephine Neubert (Kapitel »Während der Geburt« S. 224; Kapitel »Eröffnungsphase« S. 251, S. 254; Kapitel »Nachgeburtsphase« S. 266; Kapitel »Kaiserschnitt (Bauchgeburt)« S. 283; Kapitel »Nach der Geburt« S. 330; Kapitel »Hingabe« S. 344)
Illustratorin: Karoline Kohle
Wissenschaftliche Beratung zu neurobiologischen Grundlagen von Hypnose: Dr. Barbara Schmidt, Lehrstuhl für Klinische Psychologie, Universität Jena
Satz: Nadine Clemens, München
Gesetzt aus der Meret Pro
Litho: Lorenz & Zeller, Inning am Ammersee
Druck und Bindung: CPI books GmbH
Printed in the EU

Für meine Kinder.

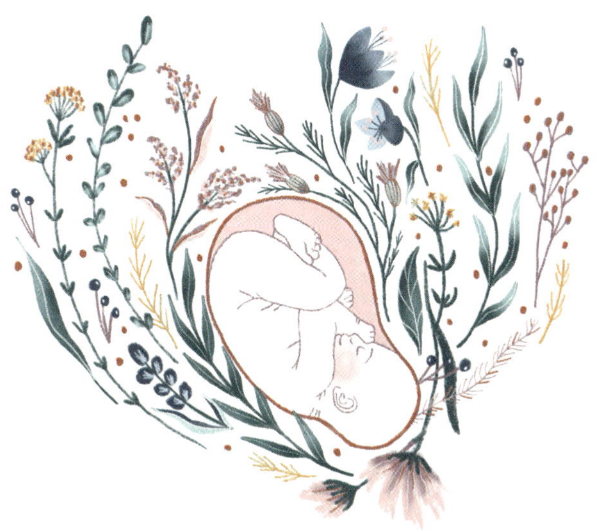

INHALT

VORWORT
VON NORA IMLAU

Als ich Kristin kennenlernte, dachte ich, ich wüsste bereits alles über Geburten. Schließlich war ich zu diesem Zeitpunkt bereits dreifache Mutter! Doch weil meine letzte Geburt sehr schwer und schmerzhaft gewesen war, kreisten meine Gedanken in meiner vierten Schwangerschaft immer wieder um die Frage, was ich tun könnte, damit sich diese Erfahrung nicht wiederholt. Alles, was ich mir wünschte, war eine sichere, schöne und schmerzarme Geburt. So, wie sie sich wahrscheinlich alle Schwangeren wünschen. Und weil ich mir nicht vorstellen konnte, dass gute Geburtserfahrungen reine Glückssache sind, fing ich an, ganz gezielt nach Informationen zu suchen, wie ich meine Chancen auf eine solche Traumgeburt erhöhen könnte.

Meine Freundin Lisa gab mir schließlich den entscheidenden Tipp: Ich solle doch mal in den Podcast von Kristin Graf hineinhören, »Die Friedliche Geburt«. Ich lauschte wie gebannt und wusste: Das ist das Puzzleteil, das mir bisher fehlte. Denn Kristin weiß nicht nur, wie Geburten funktionieren und welche psychologischen und physiologischen Abläufe dabei möglichst ungestört passieren sollten. Sie hat auch eine Methode zur Geburtsvorbereitung entwickelt, die evidenzbasiert statt esoterisch ist und die auch Kopfmenschen wie mir ermöglicht, sich in Trance so tief zu entspannen, dass die Geburtswehen sich nicht mehr überwältigend schrecklich anfühlen, sondern kraftvoll, aber aushaltbar – und manchmal sogar richtig gut!

»Die Friedliche Geburt« ist eine Methode, die bereits Tausende Eltern gut durch die Geburten ihrer Kinder begleitet hat. Umso wertvoller ist es, dass Kristin Graf die Essenz ihrer Arbeit nun endlich auch in Buchform zusammengefasst hat. Einfühlsam und bestärkend zeigt sie, wie kulturelle Prägungen und Glaubenssätze einem positiven Geburtserlebnis im Weg stehen und wieso es für den Geburtsverlauf förderlich ist, wenn in diesem sensiblen Prozess unser Unterbewusstsein das Ruder übernimmt. So fachlich fundiert wie feinfühlig erklärt sie die Unterschiede zwischen Meditation und Hypnose, räumt mit Vorurteilen über hypnotisch fremdgesteuerte Marionettenmenschen auf und eröffnet den Raum für die Kraft der Selbsthypnose, die das natürlichste Schmerzmittel der Welt darstellt und Schwangeren seit Jahrtausenden überall auf der Welt durch ihre Geburten hilft. Dabei scheut Kristin nicht davor zurück, auch unbequeme Wahrheiten auszusprechen. So hatte ich selbst beispielsweise ziemlich an der Idee zu knabbern, nicht *gemeinsam* mit meinem Mann unser Kind zur Welt zu bringen, sondern letztlich *allein*. Und nachher war es genau diese Befreiung aus der Rolle der armen Gebärenden, der ihr Partner die Hand halten muss, die für mich bei meiner vierten Geburt so einen Unterschied gemacht hat!

Am Ende ist jede Geburt einzigartig, auch jede Friedliche Geburt. Und wie bei jeder Naturgewalt gibt es dabei keine Garantien. Keine Methode vermag eine Traumgeburt zu versprechen, auch diese nicht. Doch für mich wie für viele andere Gebärende hat Kristins Arbeit einen so entscheidenden Unterschied gemacht, dass ich jeder Schwangeren nur wünschen kann, mit ihrem Wissen, ihrer Bestärkung und ihren Entspannungsstrategien in die Geburt zu gehen.

Deshalb wünsche ich diesem wertvollen Buch von Herzen viele gespannte Leser*innen – und allen, die gerade das riesige Glück haben, werdendes Leben in sich zu tragen, eine ganz wunderschöne Friedliche Geburt!

Nora Imlau

WILLKOMMEN

Herzlich willkommen! Ich freue mich sehr, dass du dieses Buch entdeckt hast und ich dich ein wenig auf deinem Weg begleiten darf. Vielleicht bist du gerade schwanger und freust dich schon auf deine Geburt. Vielleicht hast du auch Respekt oder sogar Angst vor diesem großen Unbekannten, das da auf dich wartet. Eventuell hast du auch schon eine oder mehrere Geburten erlebt, an die du dich möglicherweise nicht gerne erinnerst. Vielleicht bist du auch Hebamme oder Gynäkolog*in und interessierst dich für meine Arbeit. Egal, aus welchem Grund du gerade dieses Buch in der Hand hältst: Ich freue mich sehr, dir von dem zu erzählen, was mich seit der Geburt meiner Tochter 2011 so sehr begeistert, dass ich es an möglichst viele Frauen weitergeben möchte.

Angst vor Geburtsschmerzen kann ich sehr gut nachvollziehen, denn bevor ich zum dritten Mal Mutter wurde, war ich überzeugt und fühlte mich darin bestätigt, dass Geburten nun mal wehtun und kein schönes Erlebnis sein können. So hatte ich es von klein auf gehört und in Filmen gesehen, und es wurde auch nirgendwo anders beschrieben. Nur – ist das wirklich die ganze Wahrheit? Zum Glück kann uns die Medizin helfen, Schmerzen zu überwinden oder erträglicher zu machen. Aber hat uns die Natur nicht vielleicht auch etwas mitgegeben, das uns während der Geburt eines Babys unterstützt und hilft? Ist es nicht faszinierend, dass wir bei anderen Säugetieren keine Anzeichen von Schmerzen bei der Geburt feststellen können? Zumindest dann nicht, wenn sie ohne Komplikationen in der freien Natur gebären? Warum sollte das eigentlich bei uns Menschen anders sein?

Diese Fragen haben mich dazu gebracht, so lange nach einer Lösung zu suchen, bis ich letztendlich mein drittes Kind auf dieselbe

Weise bekam wie ein Tier: tief versunken und im Einklang mit meinem Körper. Für mich war das wie ein Wunder, weil ich bereits zwei sehr schmerzhafte Geburten erlebt hatte und nun etwas völlig anderes erfahren durfte. Mir kam es vor, als hätte ich zwei Mal barfuß den Himalaja bestiegen und wäre dieses Mal mit guten Wanderschuhen, ausgestattet mit Proviant, Seilen und Karabinern sowie einer klaren Route im Kopf, zum Gipfel unterwegs. Der gleiche Weg fühlte sich dadurch vollkommen anders an. Ich habe ihn trotz der Anstrengung regelrecht genossen, bin bildlich gesprochen auf Anhöhen stehen geblieben und war beeindruckt von der Aussicht. Und ich bin am Ende am Gipfel angekommen und fühlte mich stark und stolz wie eine Löwin. Ich erlebte, was mein Geist bewirken kann, wenn er sich ganz auf den Geburtsprozess einschwingt. Ich hatte eine wunderschöne, friedliche Geburt, und ich möchte davon erzählen, um auch andere Menschen von diesem Phänomen zu begeistern. Denn das, was ich getan habe, ist reproduzierbar, und ich bin der festen Überzeugung, dass es nicht nur die Geburt elementar zum Positiven verändern, sondern auch die Schwangerschaft angenehmer und zufriedener machen kann.

Ich habe mittlerweile über 14 000 Frauen in ihrer Geburtsvorbereitung begleiten dürfen, und ihre Geburtsberichte sind beeindruckend und berühren mich tief. Sie zeigen, welche Kraft in uns Frauen steckt und welche Auswirkungen eine positive Geburtserfahrung auf unser ganzes Leben als Mutter und Frau hat. Mehr noch, ein solches Erlebnis verändert auch das Leben unserer Familie, denn sowohl das Baby als natürlich auch der Papa oder die zweite Mama sind meist viel entspannter nach einer friedlichen Geburt. Frauen fühlen sich nach einer solchen Erfahrung in der Regel kraftvoll und stark. Sie haben häufig den Eindruck, nun alles meistern zu können in ihrem Leben – was für ein großartiger Start in die Mutterschaft! Einige dieser Geburtsberichte wirst du hier in den folgenden Kapiteln finden, und ich hoffe sehr, dass dadurch deine Neugier und Vorfreude auf die eigene Geburt mehr und mehr steigen.

In diesem Buch möchte ich mein Wissen darüber teilen, was du selbst und dein Umfeld dazu beitragen könnt, um eine Friedliche Geburt möglich zu machen. Natürlich hast du nicht alles in der Hand, aber du kannst großen Einfluss darauf nehmen, wie du deine Geburt subjektiv erlebst. Ich sehe bei den Teilnehmerinnen meiner Kurse regelmäßig, dass das häufig sogar trotz Komplikationen möglich ist und es ihnen selbst mit einem Kaiserschnitt gut geht. Ich möchte dich neugierig machen auf die Fähigkeiten deines Geistes und dir davon erzählen, dass eines unserer wichtigsten Organe, die wir zum Gebären brauchen, unser Gehirn ist. Klingt das erst mal merkwürdig? Sehr gut, dann kannst du in meinem Buch sicher eine Menge Neues für dich entdecken. Ich hoffe, dass du dadurch Lust bekommst, dich danach auch aktiv vorzubereiten. Diese Vorbereitung hat zum Glück nichts mit Anstrengung zu tun, sondern ganz im Gegenteil: Sie ist angenehm und wohltuend, mindert Stressgefühle, verbindet dich intensiv mit deinem Baby und lässt dich deine Schwangerschaft in vollen Zügen genießen. Du darfst dich also schon jetzt darauf freuen.

Mir ist es wichtig, dass ich in diesem Buch alle Geschlechter berücksichtige. Nicht alle Paare bestehen aus einem Vater und einer Mutter, sondern manchmal auch aus zwei Müttern oder zwei Vätern. Nicht alle Mütter fühlen sich außerdem als Frau – auch sie sind natürlich hier gemeint und sollen sich angesprochen fühlen. Daher habe ich mich für die Schreibweise »Partner*in« entschieden. Und auch Solo-Mamas, die ihr Baby ohne Partner*in bekommen, fühlen sich hoffentlich mit diesem Buch wohl und angesprochen.

Ich wünsche mir von Herzen, dass du durch meine Arbeit mehr und mehr ins Vertrauen findest und eine mögliche Angst vor der Geburt verlierst. Vielleicht entsteht beim Lesen mit der Zeit eine (noch größere) Vorfreude auf dieses unvergleichliche Ereignis, die absolut berechtigt ist. Nach allem, was ich erlebt habe und was ich bei den Frauen sehen kann, die ich bislang begleiten durfte, würde ich mich auch selbst auf eine weitere Geburt freuen. Ich kann mir nichts Beeindruckenderes vorstellen als diese großartige Erfahrung, einem kleinen Menschen das Leben zu schenken. Und so wünsche ich dir, falls du gerade ein oder mehrere Kinder erwartest, eine wunderbare, entspannte Schwangerschaft und eine kraftvolle und zugleich friedliche, selbstbestimmte und stärkende Geburt.

Alles Liebe,
Deine Kristin Graf

WIE ALLES ANFING

Das Thema Geburtsvorbereitung begegnete mir zum ersten Mal, als ich selbst schwanger war, und meine diesbezüglichen Erlebnisse waren damals nicht nur positiv. Um meine Arbeit zu verstehen und das, was sich daraus entwickelt hat, möchte ich dir auch von diesem unschönen Beginn erzählen. Und ich glaube, dass du dich sicher hier und da darin wiederfinden kannst.

Bei meinem ersten Geburtsvorbereitungskurs sagte eine sehr erfahrene Hebamme gleich nach der Begrüßung: »Machen wir uns nichts vor, Geburten tun nun mal weh, und jeder, der das Gegenteil behauptet, lügt.« Ich war 26 und hatte keine Zweifel, dass diese Aussage stimmt. Ich hatte genug Spielfilme gesehen, in denen Kinder geboren wurden, und es war offensichtlich, dass eine Geburt schrecklich schmerzhaft sein musste. Als ich etwa zehn Jahre alt war, kam *Kuck mal, wer da spricht!* in die Kinos. Dieser Film zeigt sehr schön viele Klischees, die das Bild von Geburten in der öffentlichen Wahrnehmung prägen. Die Protagonistin ist schwanger, und kurz nachdem sie ihren Freund mit einer anderen erwischt, platzt ihre Fruchtblase. Sofort beginnt sie zu schreien und nach einem Taxi zu rufen. John Travolta als Taxifahrer eilt herbei und fährt mit ihr in einem Wahnsinnstempo zum Krankenhaus, ruft nach hinten, sie solle hecheln und atmen – eine für mich damals beeindruckende Szene. Im Krankenhaus angekommen, geht es nur um die Schmerzen, es wird nach Medikamenten gefragt – regelrecht gebettelt –, und erst nachdem der Arzt eines verabreicht, kehrt etwas Ruhe ein, eher wie ein Ausschalten wirkt das, wie auf Drogen lächelt die Frau nun – und das Baby wird geboren. Die Schreie während der Geburt, die Hektik und die offenbar dringend benötigten Schmerzmittel haben mich geprägt. Ich erinnere mich noch genau, wie die Angst in mir aufstieg, das auch einmal erleben zu müssen.

Solche oder ähnliche Filme gibt es zuhauf. In *Robin Hood – König der Diebe* mit Kevin Costner wird eine lebensbedrohliche Situation dargestellt, ein Kaiserschnitt muss durchgeführt werden. Auch hier rettet übrigens ein Mann die leidende Frau. In dem Film *Philomena* gibt es eine Geburtsszene im Kloster: Nonnen stehen um ein junges Mädchen herum, das auch wieder in Rückenlage schreiend sein Baby bekommt. Die Nonnen kommentieren die Szene damit, dass das die Strafe Gottes für ihre Unzucht sei. Obwohl in dieser Szene »nur« die Herzlosigkeit der Kirche dargestellt werden soll, tragen solche Bilder doch auch dazu bei, generell Angst vor Geburten zu schüren und das Gefühl, dass unbeschreibliches Leid auf einen wartet, wenn man einmal ein Kind bekommt. Da es kaum Gegendarstellungen gibt, scheint das die einzig gültige Wahrheit zu sein.

Im Privatfernsehen gibt es regelmäßig Dokumentarserien, in denen der Alltag an großen Kliniken gezeigt wird. Die Frauen erscheinen hier in der Regel hilflos und ausgeliefert. Schreiende Gebärende und Geburten in Rückenlage sind in diesen Darstellungen ganz normal. Hilflose Männer, die entweder in Ohnmacht fallen oder anderweitig überflüssig zu sein scheinen, runden das Bild ab, dass Geburten unerträglich sind, selbst wenn man nur daneben steht. Das festigt bei uns als Zuschauerinnen den Glauben daran, dass Geburten nicht zu beeinflussen sind, denn Hebammen sagen hier Dinge wie: »Das Schmerzempfinden ist von Frau zu Frau ganz verschieden.« Eine Frau, die wie ich sehr schmerzempfindlich ist, fühlt sich nach einer solchen Aussage nicht ermutigt, an sich und ihre Fähigkeit zum selbstbestimmten, friedlichen Gebären zu glauben.

Vielleicht hast du auch schon erlebt, dass einem als Schwangere häufig ungefragt Geschichten von fremden Geburten erzählt werden. Auch diese Berichte klangen für mich immer fürchterlich. Wie oft habe ich die Aussage von Müttern gehört: »Ja klar, so eine Geburt ist schon heftig, aber wenn das Baby erst mal da ist, dann vergisst man die Schmerzen ja zum Glück ganz schnell.« Das ist ein nicht ganz unproblematischer Satz, wenn wir schwanger sind und dieses vermeintliche Martyrium noch vor uns haben. Ich weiß noch, wie ich hochschwanger durch Berlin-Neukölln ging und eine junge Frau sah, die einen Kinderwagen vor sich herschob. Ich dachte nur: Wie kann es sein, dass so viele Frauen das überstanden haben? Dass sie jetzt so ganz entspannt mit diesen Babys spazieren gehen, wo sie zuvor durch die Hölle gegangen sein müssen? Warum sieht man es ihnen gar nicht an? Ich habe diese junge Frau automatisch bewundert und sie wie eine Heldin gesehen. Wie ein Damoklesschwert hing ja meine eigene Geburt noch über mir.

Ich habe mich damals als sehr bewusst und aufgeklärt empfunden und war eher alternativ eingestellt. So wollte ich zum Beispiel nicht ins Krankenhaus gehen, sondern lieber in ein Geburtshaus. Ich suchte mir instinktiv einen Ort, an dem ich mich wohlfühlen konnte, aber ich stellte nicht grundsätzlich infrage, dass Geburten eben wehtun müssen und wir überhaupt nichts dagegen tun können. Meine ersten beiden Geburten habe ich tatsächlich so erlebt, wie ich es mir vorgestellt hatte. Ich möchte sie einmal kurz beschreiben, denn manchmal brauchen wir Beispiele, um auf »Stolpersteine« hinzuweisen und zu zeigen, woran es liegen kann, dass Geburten schwer werden. An meinem Fall kannst du sehen, dass es selbst dann, wenn du schon einmal oder sogar mehrfach eine negative Geburtserfahrung hattest, möglich ist, beim nächsten Mal etwas ganz anderes zu erleben.

Mein erstes Kind bekam ich an einem für mich idealen Ort, in einem wunderschönen und liebevoll gestalteten Geburtshaus in Berlin-Kreuzberg. Die Hebammen waren sehr nett, die Räume waren schön, und ich versuchte, bei der Geburt alles »richtig« zu machen. Wie war das noch im Geburtsvorbereitungskurs? Becken kreisen ist wichtig und tönen, sich viel bewegen, vielleicht auch tanzen. All das machte ich: Ich kreiste, ich tanzte, ich tönte, ich schrie. Am Ende schlief ich zwischen den Presswehen vor Erschöpfung immer wieder ein. Die anstrengendsten 17 Stunden meines Lebens endeten mit meinem Sohn auf meiner Brust und meinen eigenen Schreien, die noch lange als Echo in meinem Kopf nachhallten. Die Hebamme sagte später zu uns: »Versucht, ein bisschen zu schlafen in dieser Nacht.« Das war für mich so ein absurder Satz! Ich hatte noch nie in meinem ganzen Leben eine solche Erschöpfung erlebt, natürlich würde ich schlafen! Aber dann lag ich neben meinem Kind im Bett, das Licht ging aus, und ich war hellwach. Ich hörte immer wieder innerlich meine Schreie und dachte: Meine Schreie passen mehr zu einem Krieg als zu einer Geburt.

Ich wurde trotzdem bald wieder schwanger und verdrängte für lange Zeit, dass somit ja auch wieder eine Geburt auf mich wartete. Mein zweiter Sohn kam wie ein Tsunami auf die Welt. Von der ersten Wehe bis zur Geburt dauerte es nur 90 Minuten, und ich hatte große Schmerzen. Dieses Mal war ich in einem Krankenhaus, weil ich eine Blutung hatte. Die Angst hatte mich vom ersten Augenblick im Griff. Ich erinnere mich noch genau an einen klaren Gedanken, als es losging: »War ich völlig wahnsinnig, noch mal schwanger zu werden?« Es war, als könnte ich für einen Moment wirklich klar sehen, und ich war geschockt über meine eigene Dummheit, dieses Martyrium noch einmal auf mich zu nehmen. Nach dieser Geburt war ich erst mal »kuriert«. Obwohl ich mir noch ein Kind wünschte, achtete ich sehr darauf, nicht noch einmal schwanger zu werden. Der Satz, dieser Augenblick, in dem mir klar wurde, wie dumm ich gewesen sein muss, noch ein Kind zu bekommen, war zu präsent in meinem Kopf.

Dabei hätte keine meiner begleitenden Hebammen meine Geburten als traumatisch oder schlimm bezeichnet. Es waren beide natürliche vaginale Geburten ohne größere Geburtsverletzungen, ohne Eingriffe, ohne Interventionen, ohne Komplikationen. Die Hebammen waren alle sehr freundlich, und auch mein Partner war liebevoll an meiner Seite. Aber für mich selbst waren die Geburten furchtbar! Sie waren für mich so schlimm, dass ich nicht bereit war, so etwas noch einmal zu erleben. Es ging einfach nicht.

Nach gut drei Jahren wurde ich ungeplant, aber im Herzen absolut gewünscht, wieder schwanger. Für mich stand fest, dass ich eine ähnliche Geburtserfahrung verhindern musste. Ich konnte das nicht noch einmal durchmachen, es war mir nicht möglich, auch nur diesen Gedanken zuzulassen. Also klapperte ich die umliegenden Krankenhäuser ab und fragte bei den Infoabenden, ob ich auch eine geplante Periduralanästhesie (PDA) bekommen könnte. Das ist ein Schmerzmittel, das im unteren Rücken zwischen zwei Dornfortsätzen der Wirbelsäule im sogenannten Periduralraum gesetzt wird. In diesem Raum verlaufen Nervenfasern, die dadurch betäubt werden, und Schmerzen können so vermindert oder sogar vollständig ausgeschaltet werden. Durch die schnelle Geburt meines zweiten Sohnes hatte ich Angst, dass es bei diesem Baby sonst zu spät sein könnte für eine PDA. Die Hebamme offenbarte mir aber, dass wir es erst mal ohne PDA probieren würden, eine geplante PDA würden sie nicht machen. Ich dachte daher sogar kurz über einen geplanten Kaiserschnitt nach, hatte dabei aber ein zu schlechtes Gefühl: Schließlich war mein Körper ja gesund und hatte eigentlich alles gut gemacht bei den anderen Geburten.

Ich weiß noch, wie verzweifelt ich war, weil ich den Eindruck hatte, mich nicht schützen zu können. Gleichzeitig kam immer wieder der Gedanke in mir auf: Das kann doch nicht sein! Es kann doch nicht sein, dass Geburten so wehtun müssen! Kinder zu haben, Mutter zu sein, war für mich das Schönste, was ich jemals erlebt hatte. Welchen Sinn sollte es haben, dass wir Frauen erst mal durch die Hölle müssen, um dieses Wunder erleben zu können? Sicher nicht, weil Eva Adam im Paradies einen Apfel gegeben hat! Ich fing also an zu suchen. Ich wollte unbedingt, dass mir eine Frau von einer anderen, positiven Geburtserfahrung erzählt. Ich fragte in meinem Bekanntenkreis herum, las im Internet nach, suchte ein passendes Buch. Aber ich fand damals, 2011, einfach keine Geburtsberichte, die mir die Angst hätten nehmen können. Ich erinnere mich an eine einzige Bekannte, die sagte, dass sie eine absolute Traumgeburt hatte, ohne Schmerzen. Sie hatte die Geburt ganz bewusst erlebt und sich dabei so auf ihre Tochter gefreut. Sie erzählte mir von ihren Gefühlen, als die Kleine dann auf ihrer Brust gelegen hatte, und wie sie überglücklich nach Hause gegangen war. Ich entgegnete: »Das ist ja großartig! Endlich höre ich mal eine positive Geburtsgeschichte! Und du hast das ohne Schmerzmittel so erlebt?« »Nein! Ich hatte natürlich eine PDA!«, lautete ihre Antwort. Ich war enttäuscht. Ich konnte mich nicht damit abfinden, dass eine PDA die einzige Lösung sein sollte!

Immer wieder dachte ich über die Sinnlosigkeit einer Geburt unter Schmerzen nach. Mir erschien das unlogisch. Es geht schließlich normalerweise nichts kaputt, wenn sich der Muttermund öffnet. Warum muss es dann so wehtun? Alle gesunden Körperfunktionen, Ausscheidungsprozesse beispielsweise, sind schmerzfrei. Schmerzen zeigen doch eigentlich immer an, dass etwas nicht stimmt. Dafür sind sie doch da? Was läuft da bei uns Menschen schief?

Wenige Wochen bevor ich mein drittes Kind bekam, wurde ich dann doch noch fündig. Ich entdeckte Bücher über schöne Geburten und las Berichte, die mich tief berührten, weil sie mir irgendwie vertraut erschienen, obwohl ich Geburt nie selbst so erlebt hatte. Ich hatte das Gefühl, einem großen Geheimnis auf der Spur zu sein, und versank regelrecht in der Vorbereitung auf meine eigene Geburt. Ich holte mir Unterstützung, um meine beiden traumatischen Erfahrungen aufzuarbeiten, und bekam mehr und mehr eine Idee davon, wie meine anstehende Geburt zu einer Traumgeburt werden könnte. Ich plante alles ganz genau und bereitete mich mental vor. Mit der Zeit wurde ich immer zuversichtlicher und mutiger. Ich begann sogar, mich zaghaft auf das bevorstehende Erlebnis zu freuen. Die anschließende Geburt meiner Tochter berührte mich tief und stellte mein Weltbild auf den Kopf. Ich empfand sie als so fundamental anders als die vorangegangenen beiden Erfahrungen, dass ich noch während der Geburt dachte: Das muss ich unbedingt allen Frauen sagen! Ich muss ihnen zeigen, was ich bei diesem Mal anders gemacht habe, um sie vor einem schlimmen Erlebnis zu beschützen. Alle Frauen MÜSSEN wissen, dass sie etwas tun und ihre Geburtserfahrung beeinflussen können! Ich empfand dieses Erlebnis als so ein großes Geschenk, dass ich es unbedingt teilen wollte.

In den nächsten Jahren hatte ich natürlich gut zu tun als berufstätige Dreifachmutter und schaffte es nicht, zusätzlich Frauen bei der Geburtsvorbereitung zu begleiten. Drei Jahre später sprach mich allerdings eine schwangere Bekannte an, der ich einmal von meiner dritten Geburt erzählt hatte. Sie lebte ziemlich weit von mir entfernt, aber sie wollte unbedingt eine ebenso friedliche Geburt erleben wie ich. Sie besuchte mich also an einem Wochenende, und ich versuchte, mein Wissen mit ihr zu teilen. Bald merkte ich allerdings, dass es mehr brauchte als einfache Erklärungen, um nachvollziehen und vor allem nacherleben zu können, welchen Weg ich gegangen war. Es brauchte vor allem Übung. Und so entwickelte ich Anfang 2016 mein Konzept »Die Friedliche Geburt« und gab im April mein erstes Seminar. Kurze Zeit später erreichten mich mehr und mehr Anfragen von Frauen, die nicht in Berlin lebten und dennoch meine Methode erlernen wollten. Dadurch kam ich auf die Idee, einen Onlinekurs anzubieten und meine Technik mithilfe eingesprochener Audioaufnahmen und Videos den Schwangeren Schritt für Schritt beizubringen. Seitdem erreichen mich viele Geburtsberichte. Sie sind oft überwältigend positiv, und manchmal erzählen sie auch von unvorhergesehenen Situationen, innovativen Lösungen und kreativen Ideen der Frauen. Ich lerne daraus, welche Hürden vorkommen können und wo Frauen vielleicht noch mehr Unterstützung brauchen, worauf ich noch stärker eingehen kann. So entwickelt sich mein Kurs seit 2016 immer weiter und ist dadurch lebendig, was mich sehr freut.

Auch das Feedback von Hebammen nehme ich auf, um den Kurs so zu gestalten, dass meine Methode für die Gebärenden auch in einem institutionalisierten Rahmen möglichst einfach durchzuführen ist und keine Konflikte mit dem geburtsbegleitenden Personal entstehen. Ende 2017 startete ich schließlich meinen wöchentlichen Podcast »Die Friedliche Geburt«, der viele werdende Mütter und Väter erreicht. Es haben sich darüber mittlerweile auch etliche Freundschaften mit Hebammen entwickelt, mit denen ich in engem Austausch bin, und ich werde regelmäßig zu Vorträgen an Kliniken oder in Geburtshäuser eingeladen. Ich bin über dieses Zusammenwirken sehr glücklich und dankbar, denn ich bin davon überzeugt, dass wir nur miteinander wirklich etwas bewegen können.

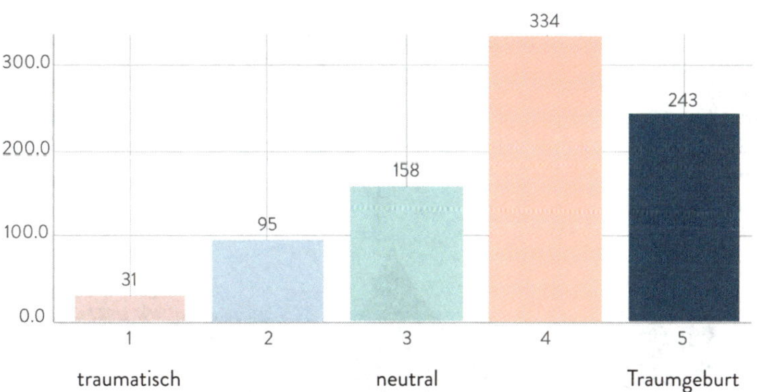

* Erhebung aus einer Umfrage unter 861 Teilnehmerinnen meines Kurses.

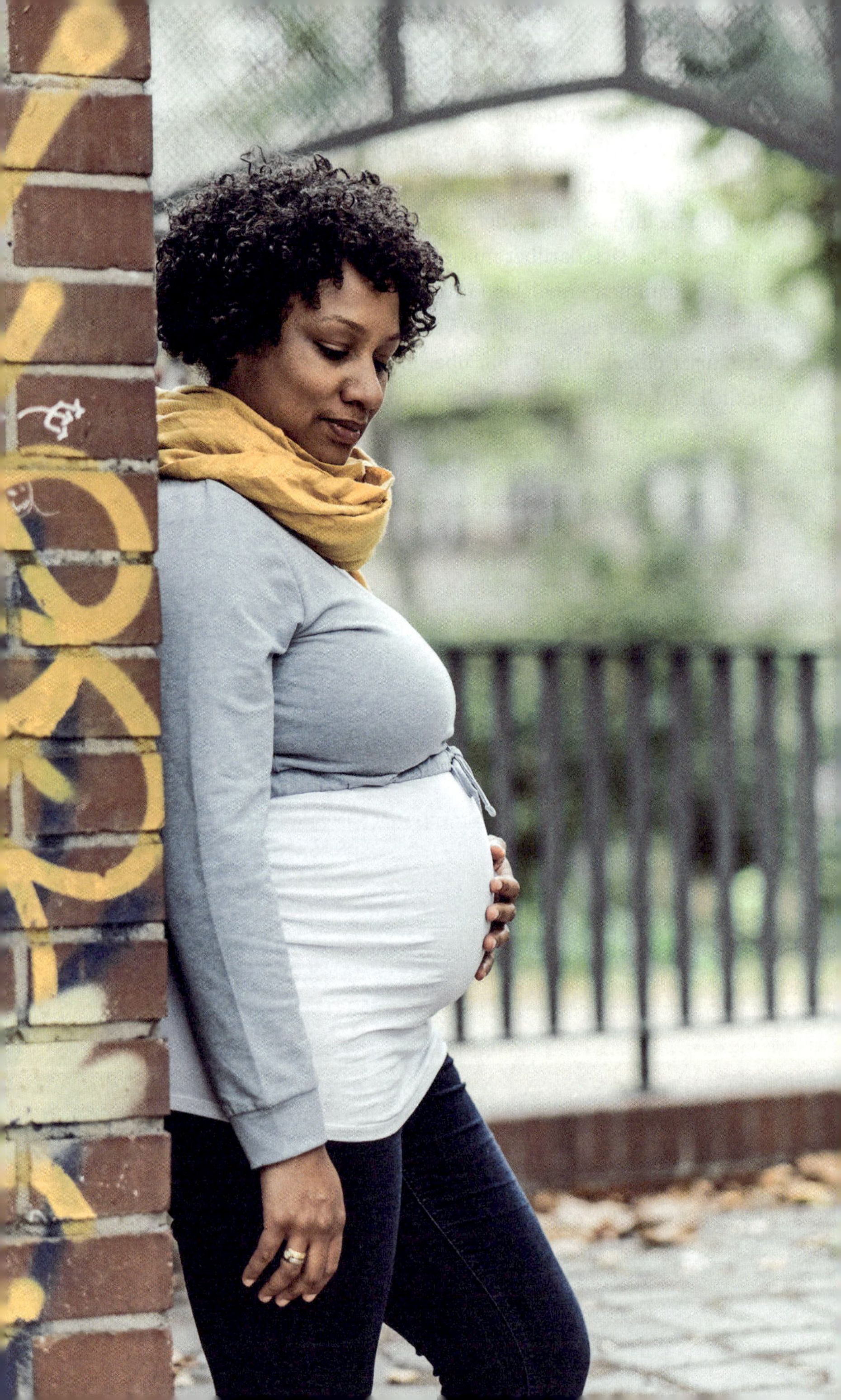

BASICS

◀ AMMA

»Bereits während meiner Schwangerschaft hat mich die Methode positiv und gelassen auf die Geburt eingestimmt. Alle sollten Zugang zu diesem wertvollen Wissen bekommen.«

SCHMERZEMPFINDEN BEI DER GEBURT

Damit du weißt, was du selbst bei deiner Geburt machen kannst, wie du auf deinen Körper hören und dein Schmerzempfinden beeinflussen kannst, erkläre ich erst einmal, wo die Schmerzen bei der Geburt überhaupt herkommen. Wie entstehen sie eigentlich konkret? Welche Faktoren tragen dazu bei, und was verstärkt unangenehme Empfindungen? Das wollen wir uns im Folgenden genauer anschauen. Die Basis bilden hier nicht nur meine persönlichen Erfahrungen, sondern auch mit Evidenz untermauerte wissenschaftliche Erkenntnisse. Dadurch wird dir im Anschluss klarer, was du selbst tun kannst, um dich mit den körperlichen Empfindungen wohlzufühlen, die dich während deiner Geburt begleiten.

WIE ENTSTEHEN EIGENTLICH GEBURTSSCHMERZEN?

Für Geburtsschmerzen gibt es unterschiedliche und komplexe Gründe. Wenn du sie kennst, wird es dir leichter fallen, sie zu umgehen oder abzumildern. Wenn wir ein Abenteuer planen, beispielsweise eine Wanderung durch verwinkelte Tropfsteinhöhlen, würden wir das Unternehmen zuvor genau studieren. Wir würden wissen wollen, wo gefährliche Stellen sind, welchen Weg wir einschlagen sollten und warum es wo schwierig werden könnte. Wir wollen die Höhlen, die wir durchwandern möchten, erst kennenlernen – genauso kannst du vor der Geburt etwas über den Schmerz, seine Funktion und seine möglichen Auslöser lernen, damit du ihn besser verstehst. Denn die meisten Ursachen können wir sogar direkt beeinflussen. Ist das nicht faszinierend?

Wo sitzt denn eigentlich der Schmerz bei einer schmerzhaften Geburt? Wenn wir uns unseren Bauch zum Ende der Schwangerschaft ansehen, kann das schon beeindruckend sein. Wie soll das ohne Verletzungen gehen, ein Kind von da drinnen nach draußen zu befördern? Erstgebärende haben häufig den größten Respekt vor dem Austreten des Kindes am Scheideneingang und vermuten, dass das besonders wehtun muss. Wir kennen schließlich unsere Vagina und wissen doch recht gut, welchen Umfang sie in etwa hat. Mit Blick auf den Bauch wird es nahezu absurd, die beiden Bilder – den mächtigen Bauch und den kleinen Ausgang – übereinander zu bringen. Hier kommen auch unbewusste Komponenten hinzu. Wir nehmen uns beispielsweise nicht unbedingt die Zeit, uns klarzumachen, dass das Baby nicht als riesige Kugel geboren wird. Es ist von Fruchtwasser umgeben, und auf dem Weg durch den Geburtskanal wird es lang gezogen, es kann sich schmaler machen und besteht zum größten Teil aus ganz weichem Gewebe. Viele Frauen berichten, dass gerade diese letzte Geburtsphase, wenn das Baby sich durchs Becken dreht und zur Welt kommt, zwar anstrengend, aber gleichzeitig auch befriedigend ist und positiv erlebt wird.

Häufig haben Frauen die größeren Schmerzen in der sogenannten Eröffnungsphase, wenn sich der Muttermund auf etwa zehn Zentimeter dehnt. Also nicht dann, wenn das Baby tatsächlich zum ersten Mal das Licht der Welt erblickt. Wo genau wirst du nun das Öffnen des Muttermundes wahrnehmen? Das Gefühl, sei es nun Schmerz oder auch »nur« ein starker Druck oder eine starke Dehnung, spürst du in der Regel direkt am Muttermund, also im unteren Bauch oder auch im unteren Rücken. Schauen wir uns also erst einmal unseren Muttermund genauer an. Die Gebärmutter hat mehrere Muskelschichten. Für uns sind die Längsmuskeln und Ringmuskeln besonders interessant, weil wir an ihnen gut sehen können, was während der Geburt eigentlich passiert. Der Muttermund ist Teil der Ringmuskulatur, die besonders stark im unteren Teil der Gebärmutter ausgeprägt ist. Sie ist während der Schwangerschaft dafür zuständig, unser Baby sicher in der Gebärmutter zu halten. Die vom Muskel verschlossene Öffnung am unteren Ende ist verlängert und bildet den Gebärmutterhals.

Hast du dich selbst schon einmal abgetastet? Wenn du einen Finger in die Vagina einführst, dann spürst du vielleicht, egal, ob du gerade schwanger bist oder nicht, dass der Gebärmutterhals ein gutes Stück in die Vagina hineinragt. Meistens ist dieses Gewebe ziemlich fest, während einer Geburt wird es dann immer weicher.

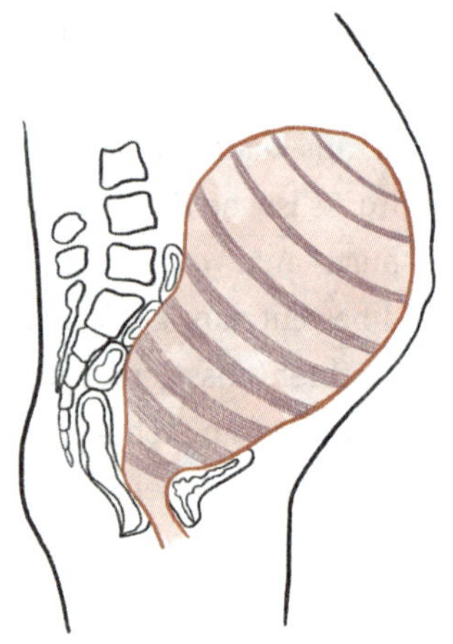

Ringmuskulatur der Gebärmutter

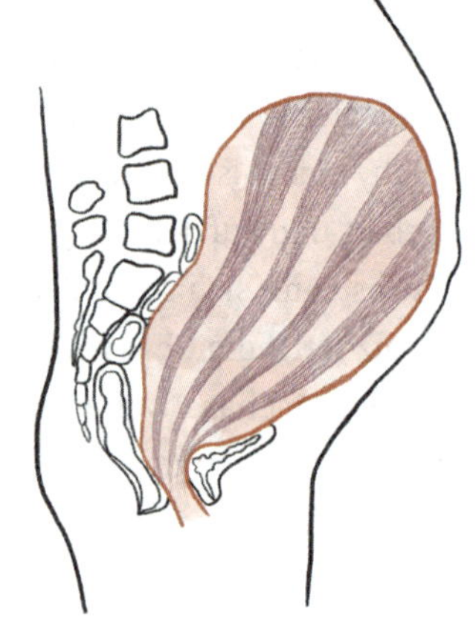

Längsmuskulatur der Gebärmutter

Die zweite für uns interessante Muskelschicht ist die Längsmuskulatur, die vor allem im oberen Teil der Gebärmutter besonders kraftvoll ist. Sie ist am unteren Teil der Ringmuskulatur fixiert. Wenn sich die Längsmuskeln also zusammenziehen, wird zum einen dein Bauch hart. Zum anderen ziehen sie gleichzeitig automatisch den Ringmuskel unten auseinander und dehnen ihn, sodass er mit der Zeit weicher und durchlässiger wird. Der Gebärmutterhals verkürzt sich. Von oben drücken die Längsmuskeln dein Baby zusätzlich nach unten.

Das sieht fast so aus wie das Anziehen eines Rollkragenpullis: Schiebst du den Kopf hindurch, verkürzt sich der Rollkragen, dann verstreicht er. Er öffnet sich, und anschließend kann der Kopf hindurch. Mit dem Gebärmutterhals und dem Muttermund passiert im Grunde das Gleiche – und es wird auch so bezeichnet: Der Gebärmutterhals verkürzt sich, bis er verstreicht, also nicht mehr zu erkennen ist. Dann öffnet er sich langsam auf etwa zehn Zentimeter. Wenn er vollständig eröffnet ist, ist der Muttermund nicht mehr zu tasten, sondern nur noch das Köpfchen des Babys.

Auch zuvor, bei wenigen Zentimetern Muttermundöffnung, kannst du das Köpfchen oder bei einer Beckenendlage vielleicht auch den Po deines Kindes tasten. Ist die Fruchtblase noch intakt, fühlt es sich an wie ein weicher Ballon. Das darfst du tatsächlich mit sauberen Fingern auch während der Geburt machen, es ist dein Körper, und es ist dein Kind – du darfst dich immer berühren. Hebammen finden es in aller Regel auch gut, wenn sie merken, dass dein Körper dir nicht fremd ist und du ihn anfasst. Tue das aber nur, wenn du es gewohnt bist, um dabei nicht ins Denken zu kommen. Später im Buch wird klarer, warum das so wichtig ist.

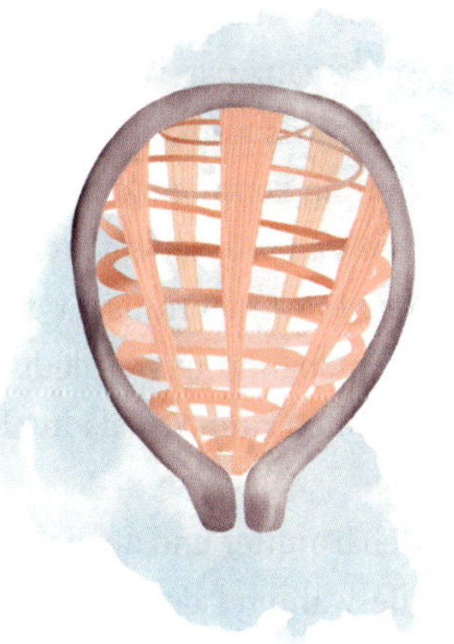

Zusammenspiel der Ring- und Längsmuskulatur der Gebärmutter

Wenn du die Körperempfindungen bei der Geburt als schmerzhaft wahrnehmen solltest, fühlt sich das dennoch ganz anders an als Schmerzen, die du bei einer Verletzung spürst. Bei der Eröffnung des Muttermundes geht normalerweise nichts kaputt, sondern Muskulatur, die eigentlich festhält, wird weich und dehnt sich. Das ist genau so von der Natur vorgesehen und »programmiert«. Das Gefühl ist also eigentlich ein immer stärker werdendes und später auch existenzielles Dehnungsgefühl, das in einem wellenartigen Rhythmus kommt und geht. In den Pausen dazwischen sind die Gebärenden in der Regel vollkommen schmerzfrei und spüren weder Druck noch Dehnung.

DEHNUNG

Der erste Grund für Geburtsschmerzen ist also die **DEHNUNG DER MUSKULATUR** in der Eröffnungsphase. Ich habe als Jugendliche Ballett gemacht und hatte Schwierigkeiten mit den Dehnübungen. Ich erinnere mich noch, dass ich bei einer Gruppenübung an der Stange auf dem Boden saß, die Beine gespreizt, und mich immer wieder ein Stück weiter nach vorne gezogen habe. Meine Lehrerin kam irgendwann zu mir und sagte: »Du musst dich entspannen, dann geht es besser. Lasse alle Muskeln los, werde ganz passiv, ziehe nur mit den Armen, und lass die Beine ganz locker.« Es war erstaunlich, wie viel weiter ich mit einem Mal in die Dehnung kommen konnte. Angespannte Muskulatur und Sehnen können sich bei Weitem nicht so gut dehnen wie entspannte. Das ist eine wichtige Erkenntnis für die Geburt: Dein Körper braucht in erster Linie Entspannung, weil dadurch die Muskulatur weicher wird, sich besser dehnen kann und dadurch Schmerzen reduziert werden.

An beiden Seiten der Gebärmutter und auch vorne und hinten gibt es Gebärmutterbänder, die während der Kontraktionen der Geburt ebenfalls gedehnt werden. Die Gebärmutter ist in gewisser Weise an diesen Bändern im Becken »aufgehängt«, und ihre Dehnung kannst du während der Geburt spüren. Besonders interessant ist das Gebärmutterband auf der Rückseite, weil es mit deinem Kreuzbein verbunden ist. Dadurch entstehen manchmal intensive Körperempfindungen im unteren Rücken bei der Geburt. Massagen des Kreuzbeins können da sehr guttun und entspannen. Manche Frauen nehmen diese Dehnung sehr stark wahr, andere spüren im Rücken kaum etwas. Beides ist vollkommen normal.

ERWARTUNGSHALTUNG

Ich weiß nicht, wie es dir geht, aber ich habe Angst vor Schmerzen. Schon wenn mir jemand sagt »Gleich tut es ganz kurz weh«, verkrampft sich mein ganzer Körper, und ich fange automatisch an zu schwitzen. Damit sind wir bei einer weiteren Ursache für Geburtsschmerzen. Der Grund sind unsere Prägung, unser Glaube und unsere Erwartung. Die Angst vor den Schmerzen führt zu einer Verkrampfung im Körper, diese Verkrampfung wiederum befeuert den Schmerz, der Schmerz steigert die Angst, und diese erhöht wiederum die Verkrampfung – ein Teufelskreis also.

Doch warum erwarten wir Schmerzen? Unsere Gesellschaft geht davon aus, dass Geburten wehtun. Eine meiner Kursteilnehmerinnen erzählte mir, dass sie ihre Hebamme gefragt habe, wann der richtige Zeitpunkt sei, in die Klinik zu fahren. Die Hebamme antwortete darauf: »Bevor du nicht vor Schmerzen in die Tischkante beißt, musst du nicht losfahren.« Natürlich prägt das die Frauen, die eine solche oder ähnliche Aussage hören – sie erwarten fürchterliche Schmerzen. Das bedeutet nicht, dass die Hebamme es böse meint und den Schwangeren schlechte Geburten wünscht. Diese oder ähnliche Aussagen spiegeln lediglich wider, was viele Hebammen erleben und vielleicht auch selbst bei ihren eigenen Geburten erfahren haben. Die Geschichte dieser Annahme, dass Geburten schrecklich sein müssen, begleitet die

Menschheit schon seit Tausenden Jahren. Das prominenteste Beispiel ist die Bibel, die im ersten Buch Mose prophezeit: »Unter Schmerzen sollst du Kinder gebären.«

Die Geburtsschmerzen als Folge der Erbsünde waren seit der zunehmenden Verbreitung des Christentums im Glauben der Bevölkerung »gottgewollt« und wurden dementsprechend auch erwartet, vielleicht sogar gefördert. Die hohe Kinder- und Müttersterblichkeit verstärkte die angstbesetzten Gefühle sicherlich zusätzlich, Geburten waren damals auch durch die hygienische Situation Erfahrungen zwischen Leben und Tod. Frauen konnten nicht davon ausgehen, dass sie selbst oder ihr Baby die Geburt gesund überstehen würden.

Wenn wir in die jüngere Geschichte blicken, ist zwar die Angst vor »gottgewollten Schmerzen« weniger relevant, aber Einschüchterung kam nun von anderer Seite. Im Nationalsozialismus beispielsweise war es staatlich erwünscht, dass Kinder zu willfährigen, kriegstauglichen Volksgenossen erzogen werden. »Hart wie Kruppstahl« und »zäh wie Leder« sollten Jungen sein, um im Krieg gut zu funktionieren. Mädchen und Frauen sollten ebenfalls ihren Beitrag leisten. Ein Standardwerk der Nazizeit, Johanna Haarers *Die deutsche Mutter und ihr erstes Kind*, das tatsächlich bis in die 80er-Jahre fast unverändert gedruckt wurde, spricht dementsprechend von »verweichlichten Frauen«, »übertriebener Humanitätsduselei und Abkehr von allem Heroismus«, wenn sich Frauen Schmerzmedikamente unter der Geburt wünschen. »Die Frauen müssen tapfer sein und durchhalten«, heißt es weiter. Schmerzen waren erwünscht, hier aber, um sie heroisch zu meistern, um zu zeigen, wie hart Frauen gegen sich selbst sein können und wie wenig zimperlich sie sind. Sie waren also zum Beweis ihres Heldentums notwendig, denn: keine Heldin ohne Qual.

Je mehr ich mich während meiner dritten Schwangerschaft mit unserer kulturellen Vergangenheit befasste, desto mehr konnte ich überall die Ursachen für den starren Glauben an schmerzvolle Geburten erkennen. Natürlich gibt es Geburtsschmerzen, ich möchte sie auf keinen Fall leugnen, schließlich habe ich sie selbst erlebt. Aber die Möglichkeit, dass Geburten trotz Schmerzen positiv erlebt werden können oder wir unser Schmerzerleben selbst beeinflussen können, dringt nach wie vor sehr schwer zu werdenden Eltern durch. Auch wenn in den letzten Jahren mehr und mehr Frauen von ihren Traumgeburten berichten, stehen wir erst am Anfang einer aufgeklärten Zeit, wenn es um das subjektive Geburtserleben geht. Kollektiv sind wir diesbezüglich immer noch geprägt von unseren Vorfahren und der über Jahrhunderte gewachsenen negativen Überlieferung.

Doch trotz all dem gab es immer auch Frauen, die positive Geburten erleben konnten. Wie ist das möglich? Warum sind diese wenigen scheinbar immun gegen erschreckende Spielfilme oder schlimme Geburtsberichte? Eine Freundin erzählte mir einmal: »Ach, ich hatte damit keine Probleme, in meiner Familie geht das immer ganz leicht.« Ich fragte sie, ob sie das genauer beschreiben könne, und sie sagte: »Na ja, die Frauen in meiner Familie haben alle ganz leicht geboren, das wurde mir schon als Kind erzählt. Und bei mir waren meine drei Geburten auch ganz leicht.« Ich habe sie dann gefragt, was sie gemacht hat, und sie sagte, sie hätte sich ganz normal verhalten. Als es losging, sei sie nach Hause gegangen, habe das Schlafzimmer abgedunkelt, sich in ihrem Bett entspannt und tief und ruhig geatmet. Da war keine Angst, keine Hektik, keine Unsicherheit.

Am Beispiel meiner Freundin sieht man, wie die Geschichten ihrer Mutter und Großmutter ihr ungemein geholfen haben, um später selbst eine solche Geburtserfahrung machen zu können. Ein positives Familiengedächtnis sozusagen. »Ja, bei ANDEREN Frauen tut es weh, aber bei UNS ist es anders« – das konnte sich bei meiner Freundin tief in ihr Unbewusstes einprägen und war somit stärker als unsere kollektive Angst vor der Geburt. Unser Unbewusstes wird vor allem in der Kindheit geprägt. Was wir in dieser Zeit verinnerlichen, verfolgt uns manchmal ein Leben lang, im Guten wie im Schlechten. Im Fall meiner Freundin war es zum Glück ein positiver und förderlicher Glaubenssatz, der dazu beitrug, dass sie tatsächlich leicht und friedlich ihre Kinder gebären konnte, ohne sich extra darauf vorzubereiten.

Im Gegensatz dazu ist es bei den meisten Familien leider anders. Häufig wird von Schmerzen oder Komplikationen berichtet. Wie wir diese Prägung wieder lösen und den scheinbar vorgezeichneten Pfad verlassen können, beschreibe ich später noch ausführlich, denn die negative Erwartungshaltung ist für uns natürlich nicht hilfreich.

ANGST

Der britische Gynäkologe Dr. Grantly Dick-Read schrieb 1942 ein bedeutendes Buch: *Childbirth without fear* (Gebären ohne Angst). Was er darin behauptete, war revolutionär: »Es gibt keine physiologische Funktion des Körpers, die im normalen, gesunden Zustand zu Schmerzen führt.« In seinem Buch beschreibt Dick-Read, wie ihm nach einem Vortrag vor Hebammen die Geschichte einer jungen Frau erzählt wurde. Sie war davon überzeugt, dass die Geburt ihres Kindes ein »einfacher und keineswegs komplizierter Vorgang ist« und hatte einen freundlichen Arzt an ihrer Seite. Je angestrengter die junge Frau unter den Wehen zu sein schien, desto mehr stieg das Mitgefühl des Arztes, und er bot ihr wiederholt Chloroform zur Schmerzlinderung an, wie es damals üblich war. Die Frau drehte aber immer wieder das Gesicht zur Seite, bis der Arzt ungeduldiger wurde, weil er ihr helfen wollte. Nach einer anstrengenden Wehe lächelte die Frau daraufhin höflich und sagte nur: »Ach bitte, gehen Sie doch fort! Sehen Sie denn nicht, dass ich zu tun habe?« Sie schien unter der Geburt keine Schmerzen zu haben, weil sie auch nicht von Schmerzen ausging. Es war lediglich

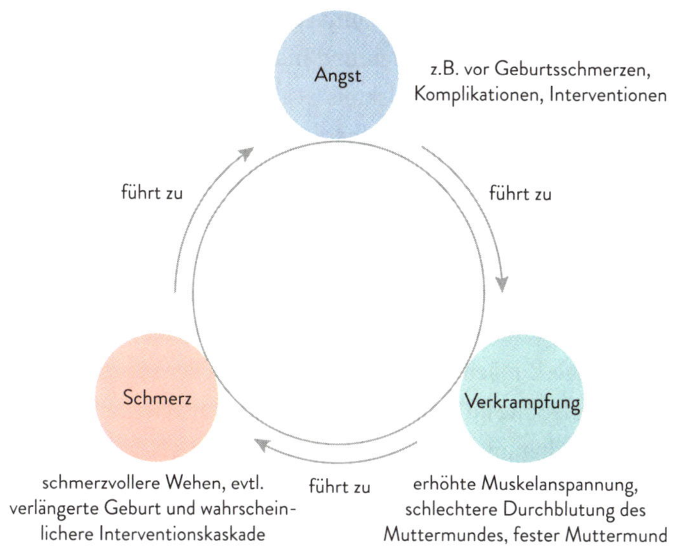

sehr anstrengend, sie wollte sich fokussieren und benötigte dafür ihre ganze Konzentration.

Dick-Read forschte im Bereich des Schmerzes, insbesondere des Wehenschmerzes, und fand einige spannende Zusammenhänge. Angst kann aus vielerlei Gründen entstehen: In unserem Fall kann sie sicher die Angst vor dem Unbekannten und vor Verletzung, aber auch die Angst vor den Schmerzen selbst oder die Erinnerung an eine vorangegangene, traumatisch erlebte Geburt beinhalten. Ich habe einmal eine Geburt beobachtet, bei der ich dieses Phänomen ganz klar vor mir sehen konnte. In der Wehenpause sagte die Frau immer wieder: »O Gott, ich hab so eine Angst, gleich kommt die nächste, es wird immer schlimmer!«

Dick-Read beschreibt, dass sich leider gerade die Empfindungen durch die Wehen, die sich wie Wellen aufbauen und irgendwann ihren Zenit erreichen, besonders gut eignen, um Angst zu verursachen. Denn wenn dieser sich steigernde Vorgang als quälend erlebt wird, facht er natürlich die Angst an. Zumal die Wehen ja auch wirklich immer stärker und stärker werden und nicht klar ist, wie weit die Steigerung noch geht. Ein Teufelskreis also, den Grantly Dick-Read als das »Angst-Verkrampfungs-Schmerz-Syndrom« *(»Fear-Tension-Pain-Syndrom«)* bezeichnete.

Was passiert nun genau im Körper, wenn wir Angst haben? Wichtig ist, dass wir uns klarmachen, dass Angst nicht einfach so und ohne Nutzen da ist. Sie hat eine natürliche Schutzfunktion und kann unser Leben retten. Entstanden ist die Angst in Urzeiten, lange bevor es Menschen gab. Zunächst bildete sich bei Tieren der sogenannte Hirnstamm aus, der älteste Teil unseres Gehirns. Er reagiert auf Angst mit Flucht, Verteidigung oder Erstarrung, denn damals bestand Gefahr fast immer durch ein angreifendes feindliches Tier. Am wichtigsten war daher die schnelle Umsetzung der Flucht- oder Verteidigungshaltung – ohne großes Nachdenken. Wir Menschen sind in dieser Hinsicht ziemlich schlecht ausgerüstet mit unseren harmlosen Zähnen und unseren Fingernägeln, die nur ein billiger Abklatsch scharfer Krallen sind. Wir konnten auch nicht besonders schnell fliehen, sondern mussten klug sein. So konnten wir uns in Sicherheit bringen und uns bewaffnen. Dadurch ist unser moderneres »Denkhirn« entstanden, das sich listige Verteidigungstaktiken ausgedacht oder gut getarnte Verstecke gefunden hat.

Dennoch haben wir nach wie vor unseren Hirnstamm. Dieser besitzt noch immer die Fähigkeit, uns schnell und effektiv reagieren zu lassen, wenn (eine vermeintliche) Gefahr droht. Dank ihm könnten wir auch heute noch die Beine in die Hand nehmen und losrennen, sollte plötzlich ein Säbelzahntiger in unser Wohnzimmer stürmen. Erst im Nachhinein würden wir uns fragen, wie er in unser Wohnzimmer kommen konnte, und uns wundern, weil es doch gar keine Säbelzahntiger mehr gibt.

Was brauchen wir nun, um möglichst zügig zu fliehen oder kraftvoll zu kämpfen? In erster Linie ein stark pumpendes Herz, das unsere

Extremitäten mit Blut versorgt, sodass wir unsere Arm- und Beinmuskeln optimal nutzen können. Außerdem benötigen wir eine stark arbeitende Lunge, die unsere Muskulatur optimal mit Sauerstoff versorgt. Wir alle kennen dieses Phänomen, wenn wir uns erschrocken haben: Wir atmen schnell und hoch, unser Herz schlägt uns bis zum Hals, und unser Körper spannt sich bis in die letzten Muskelfasern an. Alles, was wir nicht zum Fliehen oder Kämpfen benötigen, muss auch nicht gut durchblutet werden. Wir brauchen unsere Kapazitäten ja für unsere schnellen und kraftvollen Muskelreaktionen. Unser Gesicht wird also meistens blass, und aus allen Organen, die wir nicht für den Kampf benötigen, wird so viel Blut abgezogen, dass sie mit ihrer Arbeit weitestgehend innehalten. Unsere Verdauung stockt, und auch unsere Gebärmuttermuskulatur hilft uns natürlich nicht bei Flucht oder Kampf.

Du ahnst vielleicht schon: Wenn die Frau Angst vor der Geburt selbst hat, dann ist sie gefangen in einem Teufelskreis: Durch die Angst ist ihre Gebärmuttermuskulatur nur noch minimal durchblutet, der Muttermund wird also fest und hart. Eine Hebamme hat mir einmal erklärt, dass sich ein solcher angstvoll verschlossener Muttermund anfühlt, als wenn wir mit steifen Lippen ein »O« formen, sie also ganz spitz machen. Dann werden unsere Lippen hell und hart, und das Gleiche passiert eben auch mit dem Muttermund. Der Körper hält das Baby, solange er kann, im Bauch, denn er ist nun bereit zu fliehen – am besten mit dem noch ungeborenen Kind.

Wenn der Körper trotz starker Angst beschließt, dass das Baby jetzt geboren werden soll, dann arbeiten nur die absolut geburtsnotwendigen Muskeln wieder, und das sind die Längsmuskeln der Gebärmutter. Sie sind also gut durchblutet, die Ringmuskeln allerdings nicht, weil die Längsmuskeln so viel Kraft entwickeln können, dass sie auch das Baby durch einen festen Muttermund schieben können. Schließlich »denkt« der Körper, dass er noch Blut für die Extremitäten zum Fliehen benötigt, und hält es zurück. Das Baby wird dann also durch den harten, schlecht durchbluteten Muttermund gepresst, und das ist viel schmerzvoller, als wenn der Muttermund gut durchblutet und weich ist.

Der Körper muss also bei Angst in einer für ihn maximal ungeeigneten Atmosphäre irgendwann doch das Kind auf die Welt bringen. Es sind dann Areale durchblutet, die für die Geburt gar nicht wichtig sind – wie Arme und Beine. Entscheidende Bereiche – wie der Muttermund – sind wenig durchblutet und hart. Dadurch wird die Geburt maßgeblich schmerzvoller, wenn wir Angst haben.

ORTSWECHSEL

Wir Menschen stehen vor der großen Herausforderung, dass die Geburt ein elementarer, ursprünglicher körperlicher Vorgang ist, wir aber kaum mehr mit unseren Instinkten verbunden sind. Der Ortswechsel mitten unter Geburt ist hierfür ein Beispiel, denn dabei ignorieren wir unsere Instinkte. Kein anderes Säugetier käme auf diese Idee.

Unser Körper möchte sich für die Geburt instinktiv an einen Ort zurückziehen, den wir als »sicher« einstufen. Für uns Menschen ist das in der Regel unser Zuhause und nicht das Krankenhaus. Unser Verstand sieht das vielleicht anders, aber unser Unbewusstes ist hier eindeutig: Zu Hause bist du sicher! Im Bett schläfst du jede Nacht, und nie passiert dir hier etwas, also ist das ein sicherer Ort. Das ist eine gewachsene Erfahrung, die sich tief verankert hat. Indem wir den Ort mitten im Geburtsprozess wechseln, gerät unser Körper in Aufruhr. Er versucht, uns durch Schmerzen dazu zu bewegen, den vermeintlich sicheren Ort des Zuhauses nicht zu verlassen oder wieder dahin zurückzukehren. Er kann nur auf diese Weise mit uns kommunizieren. Er kennt zwar auch »harmlosere« Möglichkeiten, um uns etwas mitzuteilen, aber im Notfall wählt er immer den Schmerz. Natürlich befinden wir uns während einer komplikationsfreien natürlichen Geburt eigentlich nicht in einer Notsituation, aber unser Körper interpretiert das Verlassen des sicheren Zuhauses als lebensgefährlich und versucht, uns daher durch Schmerzen zum Rückzug zu zwingen.

Da etwa 98 Prozent der Schwangeren zur Geburt in ein Krankenhaus gehen und von den restlichen 2 Prozent viele in ein Geburtshaus, betrifft der Ortswechsel fast alle Frauen. Nur bei der Hausgeburt gibt es die Wechselproblematik nicht. Das Paradoxon: Die Entscheidung für eine Klinik treffen wir in der Regel aus Gründen der Sicherheit. Im Fall der Fälle, dass unser Baby bei der Geburt Hilfe benötigt, können wir im Krankenhaus schnell versorgt werden und schätzen daher die Klinik rational als sichersten Ort ein.

Unser Körper versteht diese Kopfentscheidung allerdings nicht, er kann sie nicht nachvollziehen, vielmehr noch muss er sie als bedrohlich und gefährlich einstufen. Unser Körper »weiß« ja ganz genau, was nun passiert, er weiß instinktiv, dass wir ein Baby bekommen und dafür Sicherheit und Schutz benötigen. Die Öffentlichkeit bietet in der Logik unseres Körpers diesen Schutz nicht, denn für unser Gehirn, das sich seit der Steinzeit nicht maßgeblich verändert hat, lauern da draußen immer noch Raubtiere und andere Gefahren. Die Welt außerhalb des eigenen Zuhauses stuft unser Körper daher potenziell als gefährlich ein. Mitten in einem Geburtsvorgang den sicheren Ort, die »Höhle«, zu verlassen, wäre vor vielen Jahrtausenden schlichtweg lebensgefährlich gewesen. Unser Körper versucht also, uns zurückzuhalten und zur Vernunft zu bringen. Dafür hat er eigentlich nur eine einzige Möglichkeit zur Verfügung, er muss uns durch Schmerzen signalisieren, dass es ernst ist und wir an Ort und Stelle bleiben sollen.

Natürlich stellt eine Klinik unter dem medizinischen Gesichtspunkt in der Tat einen geschützten Raum dar. Aus dem Blickwinkel unserer Instinkte ist aber nicht nur der Weg, sondern auch das Krankenhaus selbst ein eher unsicherer Ort: Es ist entfernt vom Zuhause, voller fremder Menschen, laut, riecht ungewohnt und erlaubt nur bedingt eigene Kontrolle über die Situation und die Vorgänge dort. Schon die Bezeichnung »Krankenhaus« ist irreführend, denn im Normalfall ist eine Geburt ja ein gesunder Prozess, den unser Körper selbstständig vollbringen kann. Viele Menschen assoziieren leidvolle Erfahrungen mit Kliniken, manchmal durch eigene Erlebnisse, manchmal auch als Besucher, wenn es einem anderen geliebten Menschen nicht gut ging. Meist ist die Erinnerung an Unwohlsein oder Schmerz damit verknüpft. Zudem wird in der Klinik unser gefühlter Sicherheitsradius immer wieder durchbrochen, wenn wir an unseren intimsten Körperstellen betrachtet und untersucht werden. Manche Kreißsäle sind außerdem hell erleuchtet, was uns wach macht. Vielleicht kennst du das, wenn du gerade schläfst, und jemand macht das Licht an. Du wirst dadurch unruhig – und auch das ist kontraproduktiv für die Geburt. Ein großer, heller Raum ist nicht der dunkle, geschützte, höhlenartige Ort, den unsere Körperintelligenz für eine Geburt bevorzugt.

Auch wenn wir also wissen, dass es sich unter rationalen Gesichtspunkten um einen sicheren Ort handelt und wir in den besten Händen sind: Unser Körper nimmt hier leicht eine feindliche und gefährliche Umgebung wahr und wendet alles auf, um uns zu warnen. Das gelingt ihm besonders leicht, indem er Schmerzen verstärkt, denn in der Regel ziehen wir uns bei Schmerzen zurück und legen uns ins Bett. Weder die Geburtsmedizin noch Kliniken sind »schuld« an Geburtsschmerzen. Als Schwangere befinden wir uns hier allerdings in einem Spannungsfeld zwischen unserem Instinkt und unserem bewussten Verstand, und eben diese Widersprüchlichkeit kann im Augenblick der Geburt Schmerzen verstärken. Doch wir sind diesem Umstand zum Glück nicht ausgeliefert. Es gibt Mittel und Wege, durch gute Vorbereitung auch im Krankenhaus eine Friedliche Geburt zu erleben. Dazu später mehr.

KOMPLIKATIONEN

Auch Komplikationen können das Schmerzerleben negativ beeinflussen. Wenn es der Frau bei der Geburt gut geht, sie mit ihren Körperempfindungen zurechtkommt und nicht von ihnen überwältigt wird, kann eine plötzliche Änderung des Schmerzempfindens darauf hindeuten, dass mit dem Kind etwas nicht stimmt. Wenn das Baby also ein Problem bekommt, es beispielsweise nicht mehr genug Sauerstoff zur Verfügung hat und dadurch unter Stress gerät, schüttet es Stresshormone aus. Diese wandern über die Nabelschnur zur Mutter und alarmieren sie, dass es dem Kind nicht gut geht. Meine Beobachtung ist, dass die Gebärende zu diesem Zeitpunkt häufig ein stark erhöhtes Schmerzempfinden hat. Bei einer Geburt, bei der es der Frau die ganze Zeit über gut ging und sie mit ihren Körperempfindungen zurechtkam, kann also ein plötzliches starkes Schmerzgefühl auf eine Komplikation hinweisen, und die Herztöne des Babys sollten sofort untersucht werden.

Dieser letzte Punkt ist besonders interessant, weil eine eigentlich positiv erlebte und selbstbestimmte Geburt dadurch meiner Einschätzung nach sogar sicherer sein kann als eine Geburt, bei der die Frau von vornherein starke Schmerzen hat oder eine PDA bekommt, die die Schmerzimpulse unterdrückt. Ich höre regelmäßig von Frauen, die genau das beschreiben. Sie berichten von einer positiven Geburt, die sich kraftvoll und gut anfühlte, bis zu dem Punkt, an dem es dem Baby nicht mehr gut ging. Das wurde dann nach Prüfen der kindlichen Herztöne bestätigt, und es konnte schnell eingegriffen werden. In einem Fall war es für mich besonders beeindruckend. Der werdenden Mama ging es während der Geburt die ganze Zeit gut, dann bekam sie ganz plötzlich Panik und rief die Hebamme. Nach der Untersuchung kamen Ärzte gerannt, und die Atmosphäre im Kreißsaal wurde hektisch. Ein Arzt wendete sich der werdenden Mutter zu und wollte ihr erklären, warum jetzt ein Notkaiserschnitt gemacht werden müsse.

Sie aber unterbrach ihn sofort und sagte nur: »Sie können es mir später erklären, machen Sie jetzt schnell!« Die Frau war absolut kooperativ, weil sie selbst gespürt hatte, dass etwas nicht stimmte, und den Mediziner*innen vertraute, sie »sprang« regelrecht auf den OP-Tisch, und später sagte ihr der Arzt, dass sie dadurch maßgeblich dazu beigetragen hat, dass ihr Baby heute gesund ist.

SICH SELBST ABLENKEN

Viele Frauen wollen sich so lange wie möglich vom Geburtsschmerz ablenken. Sie treffen sich vielleicht noch mit Freunden, putzen die Wohnung, backen einen Kuchen oder finden andere Wege, um die Geburt so lange wie möglich nicht zu spüren. Auch einige Hebammen raten dazu, denn für sie kann es ein recht sicheres Geburtszeichen sein, dass die Frau sich beim tatsächlichen Geburtsbeginn eben nicht mehr ablenken kann und die Schmerzen zu stark werden, um noch irgendwas anderes zu tun. Ich kenne aber mittlerweile unzählige Berichte von Friedlichen Geburten, in denen sich Hebammen völlig verschätzt haben. Eine solche Geburt verläuft nämlich, wie im Tierreich, oftmals ganz leise. Es geht den Frauen, egal ob mit oder ohne Schmerzen, gut. Der starke Schmerz, von dem wir uns nicht mehr ablenken können, ist also kein guter Anzeiger dafür, wie weit unsere Geburt fortgeschritten ist. Es geht sogar noch weiter: Gerade weil wir uns ablenken, werden unsere Schmerzen stärker. Warum ist das so?

Unser Körper möchte während der Geburt permanent mit uns kommunizieren, weil das richtige Geburtsverhalten wichtig ist, um ein Baby gesund zur Welt zu bringen. Diese innere Kommunikation ist daher tief in unseren Genen verwurzelt. Doch wird in unserer modernen Welt dieses instinktive Wissen oft übertönt. Säugetiere ziehen sich zur Geburt meist zurück und versenken sich in einen Zustand tiefer Entspannung bei gleichzeitiger Konzentration auf die Körperempfindungen. Meine These ist, dass dieser Zustand auch beim Menschen von der Natur absolut gewollt ist. Dass er kein Beiwerk ist, das wir einfach so weglassen können, sondern dass er essenziell ist für eine gute und sichere Geburt. Instinktiv wollen wir uns also nicht ablenken, wenn wir im Bauch oder Rücken Druck und Dehnung spüren. Wir haben den Impuls, uns zurückzuziehen und uns ganz mit unserem Körper zu verbinden. Wenn wir das tun, muss der Körper uns nicht ständig darüber informieren, dass es nun aber wirklich Zeit ist, mit der Ablenkung aufzuhören.

Mich erinnert das an eine Szene aus dem Märchenfilm *Drei Nüsse für Aschenbrödel*. Darin ist der Prinz mit seinen Freunden auf der Jagd. Ihnen hinterher eilt ein Erzieher und will sie davon abbringen, Blödsinn zu machen. Er ruft die ganze Zeit: »Meine hochwohlgeborenen Herren, warten Sie!«, wird aber nur ausgelacht und ignoriert. Genauso hat auch unser Körper – der über Generationen geschulte Lehrmeister – den Eindruck, dass wir ihm nicht zuhören, dass wir seine Signale missachten. So, wie wir sonst vielleicht auch häufig unsere Körpersignale ignorieren. Wir gehen manchmal erst dann ins Bett, wenn wir schon völlig übermüdet sind, oder essen, obwohl unser Körper schon längst signalisiert, dass wir satt sind.

Bei Geburtsbeginn nimmt die Missachtung unserer Intuition aber für den Körper existenzielle Formen an, denn wenn wir uns nicht an einen sicheren Ort zurückziehen, begeben wir uns in der Logik unseres Körpers potenziell in Lebensgefahr. Das Kind will geboren werden, also müssen wir uns an einen Ort begeben, an dem wir nicht von feindlichen Tieren gefunden werden können. Erst wenn wir uns erfolgreich versteckt haben, kann sich unser Körper entspannen und loslassen. Die Sprache des Körpers ist in diesem Fall der Schmerz.

ABLENKUNG VON AUSSEN

Ich habe einmal eine Dokumentation über eine Geburt gesehen, in der die Gebärende von der Hebamme immer wieder gefragt wurde, was sie sich an Unterstützung wünscht. Das waren sehr freundliche Fragen, auf die die Frau aber überhaupt nicht eingehen konnte. Sie rief immer wieder: »Was?« Und: »Was wollen Sie denn von mir?« Sie schien immer verzweifelter. Ihr Körper, der für die Geburt die Einsamkeit einer Höhle suchte, vielleicht umgeben von einem geliebten Menschen, der ruhig und still anwesend ist, wurde durch die Fragen der Hebamme irritiert.

Wenn Frauen abgelenkt werden und sich dadurch nicht auf sich selbst konzentrieren können, »schießt« das Schmerzempfinden förmlich in die Höhe. Unser Körper will sich – ähnlich wie beim Hochleistungssport – ganz und gar auf das konzentrieren, was er hier gerade vollbringt. Ob nun die Ablenkung von innen oder außen kommt, ist für die Folgen egal: Der Körper reagiert auf die Störung mit Schmerz.

Faszinierend ist auch, dass Säugetiere offensichtlich häufig ein ähnliches Problem haben. In einer Tierdokumentation über einen Zoo stand eine Elefantenkuh in einem kleinen Raum, umringt von aufgeregt rufenden Tierpflegern. Sie wollten verhindern, dass sie das Kalb zertritt. Die Elefantenkuh brüllte fürchterlich während der Wehen, war aufgeregt und offensichtlich voller Angst. Es schien fast, als würden sich die Angst und Unruhe der Pfleger auf sie übertragen. Wenn wir uns aber Dokumentationen aus freier Wildbahn anschauen, sehen wir ganz andere Elefantengeburten. Sehr ruhig und kraftvoll bekommen die Tiere ihre Jungen und sind so vorsichtig und achtsam, dass niemand auf die Idee käme, die Mutter könnte ihr Kalb zertreten. Diese friedlichen Geburten in der natürlichen Umwelt der Tiere finde ich faszinierend und spannend, weil wir uns für unsere eigenen Geburten Entscheidendes abgucken können.

DIE NATÜRLICHE GEBURT

GEBURTEN BEI TIEREN

Ein Blick in die Tierwelt zeigt uns, wie ruhig und friedlich Gebären tatsächlich gehen kann. Wir sind anatomisch gesehen auch Säugetiere, hinsichtlich unserer Fortpflanzungsorgane gibt es große Ähnlichkeiten von der Maus bis zu unseren nächsten Verwandten, den menschenähnlichen Primaten wie Schimpanse oder Gorilla. Wir alle tragen unsere Jungen in einer Gebärmutter, bringen sie nach einem gewissen Reifeprozess über den Geburtskanal auf die Welt, und anschließend ist von der Natur das Stillen unserer Jungen mit Muttermilch vorgesehen. Auch der anatomische Aufbau unserer Fortpflanzungsorgane ist durch die gesamte Klasse der Säugetiere nahezu identisch.

Säugetiernachwuchs reift fast ausnahmslos im Bauch der Mutter heran, egal, ob diese im Wasser, an Land oder in der Luft zu Hause ist. Die Gebärmutter schützt das Junge während der Schwangerschaft und versorgt es über die Nabelschnur mit Sauerstoff und allem, was es zum Wachsen benötigt. Sie sorgt außerdem zum Zeitpunkt der Geburt für Kontraktionen, also das Zusammenziehen der Muskeln, die bei allen Säugetieren zunächst den Muttermund öffnen, um danach das Junge durch den Geburtskanal zu schieben. Schließlich wird es durch die Vagina geboren. Es ist unglaublich hilfreich, sich diese scheinbare Selbstverständlichkeit noch einmal vor Augen zu führen: Wir Menschen gebären unsere Kinder im Prinzip genauso wie ein Elefant oder eine Maus. Bei Eisbären hinkt der Vergleich etwas, denn sie bekommen im Vergleich zum Muttertier winzige Jungen mit nur 400 oder 500 Gramm Gewicht. Das ist, als würde unser Neugeborenes 100 Gramm wiegen, darüber können wir Menschen nur müde lächeln.

Aber bei der Kuh sieht es schon wieder ganz anders aus, denn ein Kälbchen ist im Verhältnis zur Mutter ziemlich groß. Und man kann Schimpansengeburten besonders gut mit uns Menschen vergleichen, weil sie uns am ähnlichsten sind.

Natürliche und komplikationsfreie Geburten in freier Wildbahn verlaufen (von Ausnahmen abgesehen) ruhig und friedlich. So oder ähnlich ist es bei allen Säugetieren in der Regel zu beobachten, nur der Mensch fällt in dieser Hinsicht aus dem Rahmen. Seine Geburten scheinen regelmäßig unter großen Schmerzen und häufig sogar traumatisch zu verlaufen. Lassen sich die Tiere einfach ihren Schmerz weniger anmerken, oder verspüren sie tatsächlich kaum oder gar keinen Schmerz?

Manchmal wird gesagt, dass der Kopf eines Menschenbabys im Vergleich zu dem anderer Tierkindern sehr groß ist und wir deshalb besonders starke Schmerzen bei der Geburt empfinden müssen. Das ist aber nicht ganz richtig: Tatsächlich kommen unsere Kinder im Vergleich zu den meisten Tierkindern eigentlich zu früh auf die Welt, eben weil der Kopf so groß ist. Das können wir daran erkennen, dass viele Säugetierbabys nach der Geburt sofort laufen oder sich zumindest am Muttertier selbstständig festhalten können. Das schaffen Menschenkinder erst mit etwa einem Jahr. Wenn wir hingegen unsere Babys erst nach einundzwanzig Monaten statt nach neun Monaten gebären würden, wäre das kindliche Köpfchen tatsächlich zu groß und würde nicht durch unser Becken passen.

Die sogenannte Hopi-Studie[1] nimmt einen indigenen Stamm in Nordamerika – besagte Hopis – in den Fokus. Die Babys werden hier für ein Jahr tagsüber auf einem Tragebrett in gestreckter Haltung auf dem Rücken festgebunden. Die Kleinen krabbeln also kaum und lassen wichtige Entwicklungsschritte aus, die unsere Babys natürlicher-

1 Dennis 1940, S. 56, 77–86.

weise durch ihre Bewegungsfreiheit machen. Dennoch werden sie nach einem Jahr abgebunden und können dann fast sofort laufen. Das Laufen ist also nicht in erster Linie ein motorischer Lernprozess, der durch Übung erarbeitet wird, sondern es hat etwas mit der Reife des Gehirns und des Körpers zu tun. Diese Fähigkeit ist entwicklungsgeschichtlich in unseren Genen verankert.

Unsere Babys sind also streng genommen Frühchen. Daher ist es übrigens auch so wichtig, dass wir sie ähnlich schützen und ihre Bedürfnisse befriedigen, wie wir es auch machen würden, wenn sie noch in unserer Gebärmutter wären. Weil unsere Babys so früh auf die Welt kommen, ist das Verhältnis unseres Beckens zum Kopf unseres Kindes stimmig und vergleichbar mit anderen Tieren, wenngleich die Größenverhältnisse bei uns Menschen besonders genau austariert sind. Der kindliche Körper passt sich dem mütterlichen bis auf wenige Millimeter an – es gibt kaum Kapazität für Unstimmigkeiten. Die Schädelplatten unserer Babys sind noch nicht zusammengewachsen und schieben sich während der Geburt durchs Becken zusätzlich übereinander. Dadurch wird der Kopfumfang so verringert, dass der Raum im Becken optimal genutzt werden kann und wir unser Baby in der Regel gut und sicher gebären können.

Es gibt noch einen weiteren anatomischen Unterschied zwischen uns Menschen und Tieren, der manchmal als Begründung für unsere schweren Geburten angegeben wird: Die Beckenbodenmuskulatur des Menschen ist besonders kräftig. Durch unseren aufrechten Gang benötigen wir mehr Stabilität, um unsere inneren Organe sicher im Körper zu halten. Dennoch erklärt das nicht, warum die Diskrepanz des Schmerzempfindens zwischen Menschen- und Tiergeburten so groß ist. Das Ausmaß der unterschiedlichen Schmerzwahrnehmung steht nicht im Verhältnis zum körperlichen Unterschied.

Menschenkinder müssen sich allerdings im Gegensatz zu den meisten Tierkindern durch das mütterliche Becken drehen. Ist es vielleicht dieser Drehprozess, der unsere Schmerzen verursacht? Auch diese These ist mittlerweile widerlegt: Forscher um Satoshi Hirata vom Great Ape Research Institute in Okayama haben 2011 herausgefunden, dass auch Schimpansen diese Drehung bei der Geburt vollbringen. Die menschliche Geburt ist also doch nicht so einzigartig, wie zuvor angenommen – und Schimpansen gebären in der Regel friedlich ihre Jungen.

Was also machen Tiere anders als Menschen? In unserem Alltag mit Haustieren haben wir manchmal die Möglichkeit, Geburten zu beobachten. Nehmen wir als Beispiel einmal die Geburt von Katzenjungen. Vielleicht hast du selbst schon einmal eine solche Geburt miterleben können. Zu Beginn wird die Katze meistens unruhig, dann sucht sie sich einen sicheren und geschützten Ort. Das kann eine vorbereitete Kiste sein oder auch ein instinktiv gewählter Platz wie die Wäschetruhe oder die hinterste Ecke eines Schranks – ideal ist ein dunkler, nach den Seiten geschützter Raum. Diese Suche nach äußerem Schutz lässt sich bei fast allen Säugetieren beobachten, wobei er ganz unterschiedlich ausfallen kann. Gerne wählen durch eine Herde geschützte Fluchttiere den weiten Blick über die Landschaft, um sich vor Feinden sicher fühlen zu können. Bei Gefahr werden sie oft von ihren Artgenossen umringt, bei Elefanten etwa schirmt die Herde die Kuh nach außen ab. Andere Tiere wiederum suchen einen höhlenartigen Ort auf. Dieses Verhalten ist absolut sinnvoll, denn das Muttertier ist im Augenblick der Geburt wehrlos.

Ist der sichere Ort gefunden, verfällt in unserem Beispiel die Katze in einen faszinierenden Zustand: Sie kommt äußerlich zur Ruhe, ihr Blick wird glasig und geht scheinbar ins Leere, sie liegt still und bewusst atmend da. Dem Körper ist die Anstrengung und die Kraft der Kontraktionen anzusehen. Der Atem des Tiers wird mit der Zeit intensiver. Wenn die Katze in diesem Zustand nicht gestört wird, gibt sie keine Schmerzenslaute von sich. Sie wirkt nur abwesend und konzentriert, manchmal wechselt sie die Position. Wir können sehen, dass hier etwas Großes geschieht, aber wir nehmen nichts von den Schmerzen und dem Schrecken wahr, den wir von menschlichen Geburten kennen. Dieser hoch konzentrierte Zustand intensiviert sich bis zur Geburt der kleinen Kätzchen.

Auch bei anderen Säugern herrschen meist große Stille und Konzentration in diesem existenziellen Augenblick der Geburt. Wildpferde trennen sich in einer kleinen Gruppe vom Rest der Herde, um nicht gestört zu werden, Füchse und Wölfe ziehen sich in ihren Bau zurück, um nicht auffindbar zu sein. Der Vater der Welpen steht meist auf dem Bau oder geht um ihn herum, um ihn vor möglichen Feinden zu verteidigen. Interessant ist, dass uns dieses natürliche Bedürfnis nach Schutz und Ruhe bei Tieren durchaus bewusst ist. Eine Geburt im Zoo findet häufig in Dunkelheit statt und nur mit einer Kamera oder einer sehr ruhigen Pflegeperson begleitet, der das Tier vertraut. Wir haben bei Tieren instinktiv das Gefühl, dass sie bei der Geburt in Ruhe gelassen werden möchten, und wenn wir das tun, können wir beobachten, dass sie zu Beginn aussehen, als würden sie schlafen. In der Übergangsphase von der Eröffnungsperiode zur finalen Geburtsperiode steht das Tier häufig auf und geht ein paar Schritte oder dreht sich im Kreis. Wenn das Junge oder die Jungen auf die Welt kommen, legt es sich oft wieder hin und atmet ruhig und tief.

Eine Filmaufnahme einer Gorillageburt im Zoo scheint dem zu widersprechen: Die Affenmama bekommt hier in aller Öffentlichkeit ihr Junges und scheint sich überhaupt nicht daran zu stören, dass viele Menschen um sie herumstehen. Sie ist ganz bei sich, ganz ruhig und friedlich. Gleich nach der Geburt beugt sie sich über ihr Kind, nimmt es auf und entfernt Schleim von seinem Gesicht. Es sieht aus wie ein zärtliches Küssen auf den Mund. Anschließend drückt sie ihr Baby an ihre Brust und hält es fest. Alles findet in einer großen Ruhe statt und strahlt eine liebevolle, friedliche Atmosphäre aus. Die Affendame konnte sich offensichtlich ganz von den äußeren Einflüssen abkapseln. Sie fühlte sich beschützt und geborgen in ihrem Gehege und spürte, dass niemand hereinkommen und sie stören würde. Wenngleich solche Tiergeburten in Gefangenschaft natürlich immer auch traurig sind, gewähren sie einen Blick »durchs Schlüsselloch«, der uns sonst verwehrt wäre. Eine Geburt in freier Wildbahn zu filmen ist sehr schwer, eben weil sich die meisten Tiere zurückziehen und bei diesem Vorgang nicht entdeckt werden wollen.

Die Tiergeburt, die mir selbst bei meiner dritten Geburt Vorbild war, habe ich nicht in einer Dokumentation gesehen, sondern sie wurde mir vom Vater meiner Kinder erzählt. Er ist ein sehr ruhiger Mensch, der sich selten aus der Fassung bringen lässt, unruhig oder nervös wirkt. Als Jugendlicher hat er auf einem Demeter-Bauernhof in Südfrankreich gearbeitet. Eine der Kühe auf der Weide erwartete Zwillinge, und er war bei der Geburt dabei. Er erzählte mir, dass die Kuh ganz ruhig dastand. Ich stellte mir daraufhin den Blick der Kuh vor, wie sie mit ihren großen Augen mit den langen Wimpern ins Leere blickte und ruhig und tief atmete, während er sie still beobachtete. Dieses Starren und ruhige Atmen dauerte an, bis das erste Kälbchen geboren war. Dann drehte sie sich kurz zu ihm um, schleckte das Kleine etwas ab, um dann wieder nach vorne zu blicken, wieder zu starren und so das zweite Kälbchen auf die Welt zu bringen. Diese Erzählung hat mich sehr berührt, und ich weiß noch, wie ich ganz begeistert sagte: »Ja, genau so! So will ich unsere Tochter bekommen! Wie diese Kuh!« Und tatsächlich habe ich während der Geburt immer wieder an die Kuh mit ihrem warmen, ruhigen Blick gedacht. Sie war mein ganz persönliches Vorbild.

Vielleicht hast du aber auch einmal das Gegenteil einer friedlichen Tiergeburt miterlebt, beispielsweise eine schreiende Katze. Das ist fast immer dann der Fall, wenn das Tier zu diesem Zeitpunkt von einem oder mehreren Menschen gestört wird, die ihre eigene Aufregung auf das Tier übertragen. Es scheint fast so, als würde die Katze dadurch ihren Fokus und ihre nach innen gerichtete Aufmerksamkeit verlieren, die meines Erachtens für den Geburtsvorgang bei allen Säugetieren elementar wichtig sind. Auch wir Menschen erleben Geburten meistens erheblich positiver, wenn wir uns auf eine ganz ähnliche Weise konzentrieren und uns mit unserem Fokus nicht nach außen wenden. Sollten wir dabei nicht allein sein können oder wollen, wäre es also optimal, eine Krankenhausgeburt ähnlich zu erleben wie die Gorillamama im Zoo. Ja, es stehen Menschen um uns herum, vielleicht reden sie auch oder es gibt störende Geräusche. Aber wenn wir uns beschützt fühlen und ganz mit unserer Konzentration bei uns und unserem Geburtsprozess bleiben können, ist es auch in einer großen Klinik möglich, friedlich zu gebären. Denn offensichtlich scheinen die meisten Säugetiere in ihrem Geburtsverhalten zwei Aspekte zu teilen: Ein Bedürfnis nach Sicherheit nach *außen* – zum Schutz vor Feinden – und ein Bedürfnis nach Ruhe und Rückzug nach *innen* – die Konzentration auf den körperlichen Vorgang. Wenn beides zusammentrifft, können sie ihre Geburten so meisterlich entspannt und friedlich erleben.

Der Unterschied zwischen Säugetieren und Menschen liegt also nicht im anatomischen Aufbau der Organe und Strukturen, die wir für die Geburt benötigen, denn die sind bei uns Menschen sehr ähnlich. Der Unterschied liegt vielmehr in unserem Gehirn. Denn was uns von anderen Säugetieren unterscheidet, ist vor allem unser bewusster Verstand. Unsere Fähigkeit, vorausschauend zu denken, zu planen und zu analysieren, ist, soweit wir bislang wissen, in dieser Weise einzigartig im Tierreich. Das hatte für uns evolutionär und kulturell einige Vorteile. Der Mensch konnte biologische Mängel durch seine Erfindungsgabe ausgleichen und etwa das fehlende Fell durch Kleidung ersetzen. Er konnte mithilfe einer präzisen Sprache komplexe soziale Strukturen aufbauen und verwalten. Diese zunehmende Entfernung von unseren Instinkten hin zu bewusstem Handeln können wir in unserem täglichen Leben beobachten. Sie gehört ganz selbstverständlich zu unserem Alltag. Während wir eine wichtige Klausur schreiben und müde sind vom Lernen in der Nacht, lassen wir in der Regel nicht einfach den Stift fallen, legen unseren Kopf auf den Tisch und machen ein kleines Nickerchen. Genauso wenig stehen wir während einer Arie in der Oper auf, recken uns einmal kräftig und hüpfen ein paarmal auf und nieder, weil unser Körper nach dem langen Sitzen nach Bewegung verlangt. Wir stürmen auch nicht zur Hochzeitstorte, bevor sie angeschnitten ist, weil sie so verlockend dasteht, oder rekeln uns genüsslich auf einem flauschigen Teppich im Büro unseres Chefs, weil er so kuschelig aussieht.

Bereits als kleine Kinder lernen wir, dann zu schlafen, wenn es von uns erwartet wird, oder dann zu essen, wenn das Essen auf dem Tisch steht. Müdigkeit, Sättigungsgefühl oder Hunger werden häufig missachtet oder »gestreckt«. Wir bereiten uns noch bis spätabends trotz Müdigkeit auf den nächsten Tag vor, ignorieren unseren Hunger oder machen genau das Gegenteil, indem wir über unseren Hunger hinaus essen, damit »morgen die Sonne scheint«. Hast du schon mal versucht, ein Kleinkind, das satt ist, mit Brei zu füttern? Es wird den Mund zusammenkneifen oder den Brei sofort wieder ausspucken, so gut ist es noch mit seinen Instinkten verbunden und so wenig ist der Teil des Gehirns entwickelt, der analysiert und abwägt. Wir passen uns unserem Umfeld an, unserer Umgebung und den Menschen, mit denen wir zu tun haben, um in dieser Gesellschaft ein gutes Leben führen zu können, Chaos zu vermeiden und uns eben nicht als erwachsener Mensch unmöglich aufzuführen.

Übrigens planen und denken wir beinahe ununterbrochen. Wir analysieren Vergangenes, strukturieren unsere Tage, diskutieren mit anderen Menschen. All das findet in einem Hirnareal statt, das uns von anderen Säugetieren unterscheidet. In diesem Areal liegen unser bewusster Verstand, unser vorausschauendes Denken und Analysieren. Dieser Bereich ist in unserem heutigen Leben sehr aktiv, und wir definieren uns über ihn besonders stark. Das ist auch durchaus sinnvoll und gut, nur für die Geburt ist es leider hinderlich. Im Augenblick der Geburt führen dieses »Abgeschnittensein« von unseren Instinkten und unser planerisches, vorausschauendes Denken nämlich zu einem Konflikt: Wir handeln nicht mehr nach unserem immer noch vorhandenen, aber verschütteten instinktiven biologischen Programm, sondern nach dem, was wir aus vorausschauender Perspektive für das Vernünftigste halten – ganz egal, ob unsere uralte Körperintelligenz das auch so sieht oder nicht.

Ich glaube, dass Geburten zu Urzeiten bei uns Menschen auch einmal ruhiger und schmerzärmer verlaufen sein müssen. Als ich meine ersten beiden Kinder bekam, hätte ich ein Schreien nicht unterdrücken können, es wäre einfach nicht möglich gewesen. Vor zwei Millionen Jahren wäre ich damit eine Gefahr für die gesamte Gemeinschaft gewesen, denn bei dieser Lautstärke hätte ich Raubtiere anlocken können, für die ich in meiner Hilflosigkeit eine leichte Beute gewesen wäre. Da die damalige Menschengattung, der Homo habilis, verbundener mit der äußeren Natur und auch seinen Instinkten gelebt haben muss, gehe ich davon aus, dass die Geburten ähnlich abgelaufen sind wie bei unseren nächsten Verwandten, den Schimpansen: ruhig und konzentriert.

Als ich während meiner dritten Schwangerschaft recherchierte und über den Zusammenhang von Anspannung durch Angst mit Schmerzen stolperte, beschäftigte ich mich mehr und mehr mit dem gegenteiligen Feld: der Entspannung. Wieder dachte ich an die Zwillingsgeburt der Kuh. Was machte sie denn nun anders als wir Menschen? Der Blick, der ins Leere zu gehen schien, ließ mich nicht los. Ich kenne diesen Blick vom Tagträumen. Besonders eindrücklich erlebte ich ihn bei meinem zweiten Sohn, denn es gab viele Momente, in denen er als kleiner Junge »nicht da« war. Da stand er minutenlang mit einer Socke in der Hand in seinem Zimmer und starrte geradeaus, während ich immer wieder vorbeikam und sagte, er solle sich anziehen. Auf die Spitze getrieben hatte er es einmal im Kindergarten. Er war etwa zwei Jahre alt, stand unbeweglich an seiner Garderobe und guckte ins Nichts. Ich ging langsam auf ihn zu, fasziniert von seinem Blick, und fragte mich, wann er mich wohl wahrnehmen würde, aber er sah mich einfach nicht. Irgendwann war ich ganz dicht vor seinem Gesicht. Daraufhin legte er seinen Kopf auf die Seite, um an mir vorbei weiter ins Leere zu schauen. Ich sagte seinen Namen, und erst da »wachte« er auf und kreischte sofort glücklich, weil er mich erkannte. Er hatte sich in einem tiefen Trancezustand befunden, den ich nie wieder in dieser reinen Form so faszinierend beobachten konnte.

Genau diesen starren, leeren Blick können wir bei Tieren wahrnehmen, die ungestört ihre Jungen zur Welt bringen. Sie scheinen hoch konzentriert zu sein, aber nicht im Außen, sondern in einer inneren Welt, konzentriert auf ihre Körperempfindungen, tatsächlich scheint der ganze Geburtsvorgang nicht schmerzhaft zu sein. Was machen die Tiere also, was wir vielleicht verlernt haben?

Sie gehen für die Geburt in eben diesen Zustand tiefer Trance, in den Zustand, den mein Sohn als kleines Kind so wunderbar beherrschte. **DER TRANCEZUSTAND MACHT MEINES ERACHTENS DEN GROSSEN UNTERSCHIED AUS, WARUM TIERE LEICHTER GEBÄREN KÖNNEN ALS WIR MENSCHEN.**

Je tiefer ich in der Vorbereitung auf meine dritte Geburt in dieses Thema eintauchte, desto klarer wurde mir, dass das eine echte Chance für mich bedeutete. Den Zustand der Trance konnte ich bereits seit vielen Jahren bewusst hervorrufen, weil ich eine spezielle Technik (»Trance-Induktion«) bereits als Jugendliche erlernt und in meinen Alltag integriert hatte. Die Bücher, die ich zu diesem Zeitpunkt zum Thema Trance und Geburt las, bestätigten mich und machten mir Mut. Mehr und mehr war ich davon überzeugt, meine dritte Geburt anders als die vorherigen erleben zu können, nämlich positiv, selbstbestimmt und hoffentlich auch schmerzarm. Ich war überglücklich.

MEINE DRITTE GEBURT ODER: WAS WIR VON DEN TIEREN LERNEN KÖNNEN

Vorbild für meine dritte Geburt war vor allem also die südfranzösische Kuh, von der mir erzählt wurde. Genau so wollte auch ich meine Tochter auf die Welt bringen. Und es hat tatsächlich geklappt, ich hatte eine wirkliche Traumgeburt, von der ich dir nun gerne erzählen möchte.

Ich hatte mich in einem Geburtshaus angemeldet, und meine Hebamme war zum Glück offen für mein Vorhaben, meine Geburt ruhig und in tiefer Trance zu erleben. Ich nutzte die Wochen vor meinem errechneten Termin dazu, mich jeden Tag intensiv mental vorzubereiten. Ich legte mich mehrmals am Tag auf mein Bett, schloss meine Augen und sank mit der Technik, die ich bereits durch jahrelange Vorerfahrung beherrschte, in eine tiefe Trance. Ich merkte aber auch, wie mich häufig meine Ängste überrollten, und hatte Sorge, dass auch meine nächste Geburt automatisch traumatisch werden könnte, weil ich das ja bereits zwei Mal erlebt hatte. Deswegen holte ich mir Hilfe bei einer Therapeutin, mit der ich meine vorangegangenen Geburten aufarbeitete und mir so einen neuen Weg für eine positive Geburtserfahrung eröffnete. Mit der Zeit wurde meine Hoffnung auf eine positive Geburt so groß, dass ich eine Hausgeburt versuchen wollte. Zuvor hatte mich die Erinnerung an meine lauten Schreie abgeschreckt, aber da ich immer mehr glaubte, dass ich dieses Mal ganz leise sein würde, wurde mein Wunsch immer größer, zu Hause zu bleiben.

In den frühen Morgenstunden der Geburt, wenige Tage nach meinem errechneten Termin, hatte ich das diffuse Gefühl, dass es heute losgehen würde. Zu diesem Zeitpunkt organisierte ich alles, was noch zu tun war. Ich sagte meinem Partner Bescheid, dass er unsere Freundin für die Kinderbetreuung anrufen soll, damit ich mich ganz meinem Körper zuwenden konnte. Ich hatte nun leichte Wellen und schottete mich ganz von der Außenwelt ab. Da das Wort »Wehen« ursprünglich vom Schmerzenslaut »weh« kommt, verwende ich lieber das Wort

»Wellen«, das im Geburtskontext mittlerweile auch relativ geläufig ist. Es ist einfach neutraler und für die meisten Frauen weniger beängstigend. Außerdem beschreibt es das Geschehen in seiner Dynamik besser: Die Empfindung beginnt in der Regel während einer Geburtswelle sanft, wird immer stärker bis zu einem Höhepunkt und nimmt dann wieder ab. Ich verbrachte den Vormittag der Geburt meiner Tochter in meinem Bett liegend und blieb die ganze Zeit in einem tief in mich versunkenen Zustand. Sanfte Wellen kamen und gingen, und ich schwang mich langsam mit meinem Körper ein.

Gegen Mittag machte ich mit meinem Partner noch einen langen Spaziergang mit vielen verträumten Pausen, in denen ich auf einen Fluss schaute oder Bäume im Wald ansah. Ich war ganz in der Vorfreude auf mein Kind und wusste, dass ich mein Baby im Arm halten würde, wenn ich das nächste Mal durch diesen Wald gehen würde. Während des Spaziergangs hörten meine Wellen auf, und ich dachte schon, dass es ein »Fehlalarm« gewesen war, ließ mich aber nicht aus der Ruhe bringen, sondern genoss die Sonne und Atmosphäre.

Wieder zu Hause in meinem Bett angekommen, kamen auch die Wellen zurück, und meine Fruchtblase öffnete sich mit einem knackenden Geräusch. Die Wellen wurden nun viel intensiver und rhythmischer, und ich sagte Bescheid, dass meine Hebamme kommen sollte. Ich wollte jetzt in die Wanne, denn ich spürte einen starken Druck nach unten und wusste, dass meine Tochter bald da sein würde. Hier fühlte ich mich dann sehr wohl. Das Badezimmer war klein und dunkel, wir hatten Kerzen angezündet, meine Hebamme saß am Fuß der Wanne und beobachtete mich still. Mein Partner saß neben mir, und meine Söhne wurden draußen im Garten betreut. Dadurch konnte ich mich ganz auf mich besinnen und darauf, »wie eine Kuh zu sein« – zu atmen, zu entspannen und mich auf die Geburt zu konzentrieren.

Ich war in einer tiefen Trance. Während der Übergangsphase, als der Muttermund fast schon vollständig eröffnet war, fragte mich die Hebamme, ob ich denn überhaupt schon Wehen hätte. Wie mir später erzählt wurde, hatte ich ausgesehen, als würde ich schlafen. Ich musste beinahe lachen, so merkwürdig war die Frage für mich. Ich war zwar äußerlich irgendwie unbeweglich, innerlich arbeitete ich aber intensiv mit meinen Wellen, atmete ihnen tief entgegen. Ich konzentrierte mich ganz auf meinen Körper und entspannte bewusst alle Muskeln, die ich beeinflussen konnte. Ich dachte in dieser Phase: »O Gott, ist das schön!«

Rückblickend betrachtet kann ich sagen: Ja, es war wahnsinnig anstrengend, und ich brauchte meine ganze Konzentration und Kraft. Aber der Unterschied zu meinen anderen Geburtserfahrungen war so riesig, dass ich einfach nur glücklich war. Am faszinierendsten war für mich der Unterschied bezogen auf das Schmerzempfinden. Bei den anderen Geburten waren die Schmerzen überwältigend gewesen, genau wie es mir zuvor von Freundinnen und Verwandten erzählt worden war. Aber dieses Mal war es vollkommen anders. Zu meinem größten Erstaunen waren die Schmerzen nicht nur reduziert, sondern mir tat überhaupt nichts weh. Ich wollte nicht aus der Situation heraus, ich fühlte mich kraftvoll und gut. Ich hatte zwar ein starkes, ein existenzielles Gefühl von Druck und Dehnung, aber keine Schmerzen. Wie war das nur möglich?

Zu diesem fortgeschrittenen Zeitpunkt der Geburt wurde ich auch gefragt, ob das Wasser wärmer gemacht werden dürfe. Seit fast drei Stunden lag ich in der Wanne, und das Wasser war recht kühl geworden, was ich aber nicht wahrgenommen hatte. Durch diese scheinbar einfache Frage tauchte ich vollkommen aus meiner Trance auf, und augenblicklich war ein starkes Schmerzempfinden da. Ich verstand die Frage so, dass ich fühlen sollte, ob das Wasser zu kalt für mich wäre. Mit dieser Aufgabe war ich jedoch komplett überfordert. Ich benötigte meine volle Aufmerksamkeit für den Geburtsprozess, und diese Frage wich zu stark von meinem Fokus ab, als dass ich sie hätte beantworten können. Also sagte ich nur harsch »Nein«, was mehr der

Frage an sich galt als der Wassertemperatur. Bei dieser Welle hatte ich so heftige Schmerzen, wie ich sie auch von den anderen Geburten kannte. Danach sank ich zurück in meinen Trancezustand, und die Schmerzen waren augenblicklich wieder fort. Für mich war es die glasklare Erkenntnis, dass es eben dieser Zustand der Trance war, der mein Schmerzempfinden so stark veränderte.

Während meiner Vorbereitung auf diese Geburt hatte sich im Zusammenhang mit der Trance mehr und mehr der Wunsch gebildet, ganz leise zu sein, wenn es so weit wäre. Ich wollte unbedingt mein Kind »ausatmen«, so, wie ich es in den Wochen vor meiner Geburt immer wieder in einem Video gesehen hatte, in dem eine Frau ganz leise ihr Kind bekam. Diese Form von »Ehrgeiz« finde ich – im Nachhinein betrachtet – absolut nicht empfehlenswert, denn manche Geburten sind einfach laut, und solange es der Frau dabei gut geht, ist das auch völlig in Ordnung. Aber ich hatte mir das in den Kopf gesetzt, vielleicht symbolisch dafür, dass diese Geburt das Gegenteil werden sollte zu den lauten und verzweifelten Geburten meiner anderen Kinder. In der finalen Geburtsphase (Austrittsphase), in der sich das Baby durchs Becken dreht, belehrte mich mein Körper eines Besseren. Ich hatte einen übermenschlichen Pressdrang, den ich zu unterdrücken versuchte, indem ich meinen Atem kontrollierte. Aber ich konnte mich meinem Körper nicht widersetzen und musste mitschieben, mitpressen. Mein Kind »auszuatmen« war nicht möglich. Und da spürte ich regelrecht, wie sich mein Baby in meinem Becken drehte, wie es sich bei jedem von mir nachgegebenen Pressen ein großes Stück weiterbewegte. Nach nur wenigen Kontraktionen, die ich staunend und beeindruckt beobachtete, war meine Tochter unter Wasser geboren. Erst kam der Kopf, bei der nächsten Welle folgten Arme und Oberkörper, sodass sie im Wasser schon etwas »schwamm«. Erst mit der dritten Welle war sie vollständig geboren und wurde mir auf die Brust gelegt. Sie war mit ihren 4430 Gramm mein schwerstes Baby und lag nun ruhig und entspannt auf mir. Was für ein unbeschreiblicher Augenblick tiefer Dankbarkeit! Meine Söhne kamen wenige Minuten später ins Badezimmer und staunten. Sie waren ganz leise und schauten ihre Schwester an, als wäre Weihnachten. Das Erste, was meine Tochter sah, waren ihre Brüder.

Während ich mich bei den ersten Geburten wie im Krieg gefühlt hatte, war ich hier ganz im Frieden mit mir und meinem Körper. Das ist auch der Grund für den Namen meiner Methode. Bei den ersten Geburten kam ich mir schwach und ausgeliefert vor, dieses Mal stark wie eine Löwin und selbstbestimmt. War ich zuvor passiv bei der Geburt und nach außen orientiert gewesen, hilfesuchend und mich bewegend, so hatte ich jetzt das Gefühl, ganz aktiv zu gebären, obwohl ich äußerlich ziemlich unbeweglich erschien. Während ich aussah, als würde ich schlafen, war ich in Wirklichkeit in mich und meine Körperempfindungen versunken und dabei verbunden mit meinem Baby. Das Erstaunlichste war für mich, dass ich dieses Mal überhaupt keine Schmerzen hatte – abgesehen von der kurzen Störung durch die Frage nach der Wassertemperatur. Es kam mir vor wie die andere Seite der Medaille, eine vollkommen andere Perspektive auf das gleiche Naturschauspiel.

Mir ging es wie vielen Frauen: Ich habe erlebt, wie schlimm sich Geburten anfühlen können, und beim zweiten Mal war es sogar noch schlimmer als beim ersten Mal. Ich habe diese Geburten als traumatisch erfahren. Danach im Wochenbett habe ich mich schwach gefühlt und war mit Albträumen belastet. In der anstrengenden ersten Zeit mit Baby war ich letztendlich damit beschäftigt, das Erlebte zu verdrängen, weil einfach keine Zeit war, um es zu verarbeiten. Bei meiner letzten Geburt hingegen war alles anders, ich war glücklich bei der Geburt. Auch sie empfand ich als herausfordernd, keine Frage. Aber eher wie einen hohen Berg, den ich besteige und bei dem ich gleichzeitig glücklich über die Aussicht bin. Ich habe mich selbstbestimmt gefühlt und war auch nach der Geburt einfach nur entspannt. Eine meiner

Kursteilnehmerinnen sagte einmal zu mir, dass ihre Geburt natürlich anstrengend war, aber dass es sich für sie eher so anfühlte, als hätte sie eine Nacht durchgetanzt. Anstrengend, aber glücklich. Ich finde, sie hat dafür ein tolles Bild gefunden, das ich auch so bestätigen kann.

Den ruhigen und konzentrierten Blick, den wir bei Tieren während der Geburt beobachten können, konnte ich nach dieser Erfahrung ganz anders nachempfinden. Meine Augen waren zwar geschlossen, aber ich war körperlich entspannt und gleichzeitig hoch konzentriert, und meine Geburt hat sich tatsächlich friedlich angefühlt. Ich glaube, dass das Wunder »Geburt« bei allen Säugetieren, also auch bei uns Menschen, so oder ähnlich »gedacht« ist. Und das Schönste war für mich, dass ich ganz genau wusste, was ich gemacht habe, um es so erleben zu können. Es war kein Zufall, sondern eine spezielle Technik, die mich in den Zustand tiefer Trance versetzt hat, und genau darum war für mich schon während der Geburt klar, dass ich dieses Wissen unbedingt verbreiten muss, um andere Frauen vor traumatischen Erfahrungen zu schützen.

Jahre später, als ich bereits meine Seminare zur mentalen Geburtsvorbereitung gab, zeigte mir einmal ein Paar eine Videoaufnahme ihrer Geburt in einem Krankenhaus, die mich sehr beeindruckte. Auch hier sah die Frau aus, als würde sie schlafen. Sie lag mit Kopfhörern in der Wanne. Von außen war nicht zu erkennen, dass sie gerade mitten unter Geburt war. Eine wunderschöne friedliche Atmosphäre ging von ihr aus, obwohl sie in einer großen Klinik geboren hat. Die meisten meiner Teilnehmerinnen erleben ihre Traumgeburten in Krankenhäusern. Es ist eben nicht die Hausgeburt der entscheidende Faktor, sondern der Zustand tiefer Trance, der meine und andere Geburten zu dem gemacht hat, was sie sind.

WIR MENSCHEN BRAUCHEN TRANCE

Wahrscheinlich bist du beim Lesen mittlerweile neugierig geworden, was dieser Zustand der Trance, in den auch Säugetiere natürlicherweise bei der Geburt gehen, nun eigentlich genau ist. Es ist spannend, sich diesen Bewusstseinszustand etwas genauer anzuschauen und ihn verstehen zu lernen, denn auch wenn du es dir jetzt vielleicht noch nicht vorstellen kannst: Auch du bist eine Meisterin der Trance. In unserem Alltag brauchen wir sie, weil unser Gehirn dabei regenerieren kann und muss. Das menschliche Gehirn ist nämlich ein echter Energiefresser. Obwohl es nur etwa zwei Prozent unseres Körpergewichts ausmacht, benötigt es etwa zwanzig Prozent der Energie, die uns durch Nahrungsaufnahme zur Verfügung steht. Wenn sich ihm also die Möglichkeit bietet, weniger Energie zu verbrauchen, dann nutzt es sie sofort. So hat unser Gehirn einen sehr effizienten Mechanismus entwickelt, um nicht alles neu auswerten und analysieren zu müssen. Es erkennt schnell Muster und entwickelt Routinen, die das Arbeiten erheblich erleichtern. Gleichzeitig bekommt es auch sehr gut mit, wenn es eine Abweichung vom normalen Ablauf gibt, und passt seine Reaktionen entsprechend an. Immer dann, wenn unser Gehirn auf eine Gewohnheit zurückgreifen kann, tut es das besonders gerne, denn für neue Gewohnheiten braucht es mehr Energie, als wenn es einfach die alten Pfade nutzt. Das kann interessant sein, wenn du mal versuchst, eine Routine zu ändern. Dann wirst du vermutlich feststellen, dass du ganz schnell in alte Verhaltensmuster zurückfällst, wenn du dich nicht bewusst konzentrierst.

Unser Gehirn ist ein sehr komplexes Organ, mit dem sich unter anderem die Neurowissenschaften beschäftigen. Viel wird in diesem Bereich erforscht und entdeckt, es gibt ständig neue wissenschaftliche Erkenntnisse. Dennoch steckt die Hirnforschung gemessen an dem, was unser Gehirn alles so macht und kann, noch in den Kinderschuhen. Wir können deshalb davon ausgehen, dass in den nächsten Jahren und Jahrzehnten immer wieder Aspekte revidiert, ergänzt oder neu interpretiert werden.

In einem EEG (Elektroenzephalogramm) kann sichtbar gemacht werden, dass unser Gehirn in unterschiedlichen sogenannten Gehirnwellen schwingt, auch Oszillationen genannt. Vielleicht hast du schon mal eine EEG-Haube gesehen, die aus vielen kleinen, runden Elektroden besteht und auf dem Kopf angebracht wird, um Gehirnwellen zu messen. Diese Gehirnwellen folgen in ihrer Grundaktivität einem bestimmten gleichmäßigen Rhythmus. Einen Rhythmus können wir überall da erkennen, wo Leben stattfindet. Die Natur unterliegt dem Rhythmus der Jahreszeiten, das Meer hat mit Ebbe und Flut seinen Rhythmus, und auch unser Körper wird durch Rhythmen bestimmt, die uns wie Wellen bewegen. So gibt es den Herzschlag, unseren Atem und unsere Verdauung, die rhythmisch arbeiten. Genauso rhythmisch arbeitet auch unser Gehirn. Wir können die verschiedenen Gehirnwellen anhand der Schnelligkeit dieses Grundrhythmus tendenziell unterschiedlichen Bewusstseinszuständen zuordnen. In sogenannten Schlaflabors werden Patient*innen beispielsweise mithilfe von EEGs überwacht, damit man nachvollziehen kann, was im Gehirn während des Schlafs passiert. Je nach Grad der Wachheit oder Tiefe der Entspannung schwingen unsere Gehirnwellen tendenziell schneller oder langsamer. Die Schnelligkeit der Schwingungen wird dabei in Hertz (Hz) gemessen. Ein Hertz ist eine Schwingung pro Sekunde.

Wenn wir wach und aufmerksam sind, schwingen sie recht schnell in einer sogenannten Beta-Frequenz mit etwa 13 bis 30 Hz. Wir sind dann vornehmlich ganz »da«, im Hier und Jetzt, und nehmen unsere Umwelt bewusst wahr. Es ist der Zustand, der uns am bekanntesten vorkommt, weil wir ihn bewusst erleben. Hier analysieren wir, denken aktiv, planen vorausschauend unseren Tag und arbeiten To-do-Listen ab. Weniger Energie benötigt unser Gehirn, wenn es etwas langsamer schwingt, wir uns entspannen und vielleicht vor uns hinträumen. Dann sind tendenziell vermehrt die langsameren Alpha-Wellen aktiv mit Schwingungen von 8 bis 13 Hz. Wenn wir ganz tief versunken sind und beinahe oder tatsächlich schon schlafen, kommen die noch langsameren Theta-Wellen hinzu mit 4 bis 8 Hz. Unser Gehirn fährt sozusagen seine Aktivität herunter, die Gehirnwellen schwingen langsamer, es regeneriert dabei und spart Energie. Im Tiefschlaf entstehen die noch langsameren Delta-Wellen unter 4 Hz. Hier sind wir dann ganz »weg«, wir träumen auch nicht mehr und können uns später nicht an diese Phase erinnern.

Abgesehen von den oben beschriebenen Gehirnwellen gibt es noch ein interessantes Phänomen, das etwas aus dem Rahmen fällt: die extrem schnellen Gamma-Wellen mit Schwingungen ab 30 Hz. Bei sehr hoher Konzentration, bei intensiven Lernprozessen und »Aha«-Erlebnissen schwingt unser Gehirn für kurze Zeit in einer Frequenz von bis zu über 100 Hz. Und nicht nur in diesen Fällen ist das so, sondern es konnte nachgewiesen werden, dass Gamma-Wellen auch bei buddhistischen Mönchen beim Meditieren entstehen. Dies konnte in Untersuchungen mit Mönchen gemessen werden, die über 10 000 Stunden Meditationserfahrung hatten. Bei ungeübten Meditierenden wurden allerdings keine Gamma-Wellen nachgewiesen. Dieses schnelle Schwingen entsteht also nicht nur bei höchster Konzentration, sondern auch dann, wenn durch langes Meditationstraining der Geist »geweitet« wird. Vielleicht wird daher im buddhistischen Kontext auch gern von »Erleuchtung« gesprochen, weil es so scheint, als könne man in diesem Zustand eine höhere Bewusstseinsebene erreichen.

Keine Sorge, um eine Geburt positiv zu erfahren, musst du nicht jahrelang auf einem Meditationskissen üben, die Gamma-Wellen brauchen wir hierfür nicht. Für einen tiefen Trancezustand bei der Geburt sind Alpha- oder Theta-Wellen entscheidend.

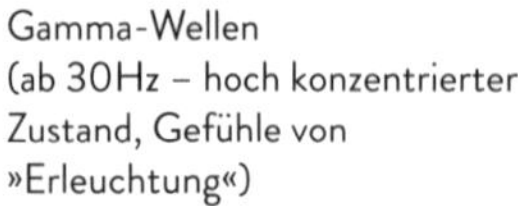

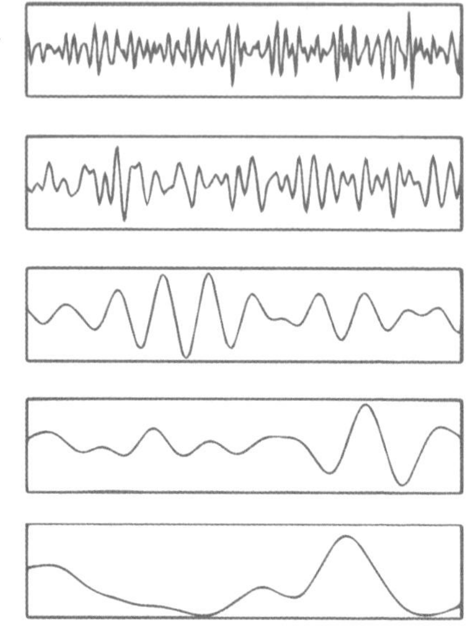

Gamma-Wellen (ab 30Hz – hoch konzentrierter Zustand, Gefühle von »Erleuchtung«)

Beta-Wellen (12,5–30Hz – wacher Zustand, Aufmerksamkeit auf die äußere Welt gerichtet)

Alpha-Wellen (7,5–12,5Hz – »stand by«, schwebende Gedanken, regenerativer Zustand)

Theta-Wellen (3,5–7,5 Hz – Dämmerzustand zwischen Schlaf und wach, Traumschlaf)

Delta-Wellen (0,5–3,5 Hz – Tiefschlaf)

An dieser Stelle möchte ich dir eine beispielhafte Situation schildern, in der wir natürlicherweise in Trance gehen. Stell dir einmal Kinder in einer Schulklasse vor. Die Lehrerin steht an der Tafel und erklärt die binomische Formel. Ein Junge sitzt in der vorletzten Reihe neben dem Fenster und schaut nach vorne. Plötzlich wandert sein Blick nach draußen, er schaut in die Bäume, sein Blick wird glasig. Er ist in Gedanken ganz woanders, vielleicht an einem schönen Strand, an dem er mit seinen Freunden sitzt. Natürlich kann er theoretisch noch die Stimme der Lehrerin hören, aber in seiner Wahrnehmung ist es gerade ganz leise in ihm und um ihn herum, er ist nicht mehr wirklich anwesend. Vielleicht spürt er den Sand regelrecht unter den Händen und hört das Lachen seiner Freunde. Dieser Zustand, in den der Junge da gerade gleitet, ist für ihn angenehm und erholsam. Wenn er nun wie aus weiter Ferne die Stimme seiner Lehrerin hört, die sagt: »Magst du noch mal kurz wiederholen, was ich gesagt habe, Luka?«, erschrickt der Junge vermutlich spätestens beim Hören seines Namens und wird unsanft ins Hier und Jetzt zurückgezwungen. Der Tagtraum verschwindet augenblicklich, vom regenerativen Trancezustand wird Luka in die Realität katapultiert, Stresshormone werden ausgeschüttet, und vielleicht steigt ihm Schamesröte ins Gesicht, weil er überhaupt nicht mitbekommen hat, was die Lehrerin zuvor gesagt hatte. Sein Körper spannt sich an, seine Gehirnwellen schwingen wieder schneller, während er versucht, irgendwas Sinnvolles zusammenzustottern. Ein deutlicher Gegensatz zur Entspannung zuvor.

Wir alle kennen dieses Phänomen. Manchmal sind es andere Gedanken, die uns abgelenkt haben, manchmal waren wir auch einfach nur »weg«, unser Gehirn hat auf »Stand-by« geschaltet. Wir bemerken das häufig gar nicht, denn es passiert ganz automatisch mehrmals am Tag. Im Wechsel dieser Zustände bewegen wir uns wie in Wellen, denn es ist unser ganz natürlicher Rhythmus: Konzentration und Wachheit wechseln sich ab mit Phasen des Tagträumens, in denen wir manchmal sogar ein wenig das Zeitgefühl verlieren. Wenn wir konzentriert ein Buch lesen oder gemütlich einen Film schauen und Raum und Zeit in den Hintergrund treten, schwingen unsere Gehirnwellen langsamer. Vielleicht ist es dir auch schon mal passiert, dass du mit dem Fahrrad eine dir sehr bekannte Strecke gefahren bist und dich gewundert hast, weil du plötzlich schon angekommen warst? Was ist in der Zwischenzeit passiert? Solche »Zeitsprünge« erleben wir in unserem Alltag recht häufig – gerade warst du noch an der Ecke vor deinem Haus, jetzt bist du schon im Nachbarort, aber du kannst dich gar nicht richtig erinnern, abgebogen und das längere Stück auf der Straße gefahren zu sein, so sehr warst du »in Gedanken«.

Dieser erholsame Zustand, in dem du dich in solchen Situationen befindest, ist nichts anderes als ein Trancezustand, den es in unterschiedlichen Tiefen gibt. Sowohl ungerichtet schwebend wie vielleicht beim Spazierengehen auf bekannter Strecke als auch, wenn du einfach gedankenverloren deinen Hund streichelst. Deine Gedanken wandern umher, bleiben mal hier, mal da kurz stehen, um dann wieder weiterzuschweben. Und es gibt diesen Zustand auch in Form einer Art »Superkonzentration«. Sie entsteht, wenn wir uns auf eine bestimmte Sache intensiv einlassen, während wir alles andere um uns herum automatisch ausblenden. Das geschieht besonders dann, wenn wir unsere Aufmerksamkeit bündeln und bewusst fokussieren.

Von Wladimir Klitschko beispielsweise, Weltklasseboxer im Schwergewicht, ist bekannt, dass er sich intensiv mental auf seine Kämpfe vorbereiten ließ. Sein großer Erfolg lag also nicht nur an seinem körperlichen Training, sondern auch an seiner Fähigkeit, sich aufs Höchste zu konzentrieren bei gleichzeitigem Ausblenden störender äußerer Reize: »Wenn ich kämpfe, bin ich in einem Tunnel. Dann habe ich zwei, drei Masterpläne im Kopf, je nachdem, wie es läuft. Da ist es letztlich gleichgültig, ob einige Millionen oder ein paar Hundert Fans zusehen.«[2]

Wenn du keine Hochleistungssportlerin bist, so kennst du diesen Tunnelblick vielleicht aus einer Situation, in der du dringend noch einen bestimmten Zug erreichen musstest. Vielleicht bist du gerannt und hast deine Umwelt auf dem Bahnhof ausgeblendet, warst ganz fokussiert auf das Gleis und die Uhrzeit und hast vor deinem inneren Auge nur deinen Zug gesehen. Du bist also ganz eingetaucht in diesen Augenblick.

Trance ist, das sehen wir hier, nicht grundsätzlich mit einer körperlichen Entspannung verbunden, denn wir können auch in Trance sein, wenn wir sehr aktiv sind. Unser Gehirn kann sowohl bei sportlichen Höchstleistungen im »Tunnel« sein als auch dann, wenn wir gemütlich auf dem Sofa sitzen und einen Film ansehen. Sobald wir alle Sinne auf eine Sache ausrichten, entsteht diese »Superkonzentration«, und wir befinden uns in einem Trancezustand. Unser Körper folgt unserer mentalen Ausrichtung. Wir stellen uns vor, wie wir

2 Heinrichsen 2010.

den Zug noch erwischen, und unser ganzer Körper spannt sich an. Andersherum kann ich mir auch in einem unruhigen Krankenhaussetting vorstellen, wie ich zu Hause in meinem Bett liege. Daraufhin fährt mein Körper seine Aktivitäten automatisch herunter. Manchmal wird es auch »Flow« genannt, wenn wir dann Zeit und Raum um uns herum vergessen. Das kann uns genauso bei der Arbeit passieren wie bei einer kreativen Tätigkeit, in die wir versinken. Auch wenn ich bei mir zu Hause den Kamin anmache, ertappe ich mich häufig dabei, dass ich davor sitzen bleibe und für eine Weile einfach nur in die Flammen starre. Meine Konzentration ist auf die Bewegungen des Feuers gerichtet.

Sowohl dann, wenn unsere Aufmerksamkeit ungerichtet schwebt, als auch bei einer »Superkonzentration«, in der wir unsere Umwelt ausblenden und uns nur auf eine Sache konzentrieren, nutzt unser Gehirn die Gelegenheit, um zu regenerieren. Du merkst das häufig, wenn du nach einer solchen Phase des »Flows« wieder ganz da bist. Meistens fühlst du dich danach wacher und erfrischt, wie nach einem gesunden Schlaf.

Bei der Geburt geschieht noch mehr als das: Wir erleben im Zustand der gerichteten Trance unsere Geburt angenehmer und haben eine veränderte Schmerzwahrnehmung. Wir können mit dem Körpergefühl, das sich uns zeigt, besser umgehen, fühlen uns nicht ausgeliefert, sondern kraftvoll und selbstbestimmt. Das geschieht dadurch, dass sich diese »Superkonzentration«, die ich zuvor beschrieben habe, auf den Geburtsprozess selbst bezieht, auf das, was gerade in deinem Körper an Dehnung geschieht. Gleichzeitig wird im Idealfall deine Umwelt unbewusst ganz von alleine ausgeblendet, du bist also ganz bei dir und bejahst innerlich den Geburtsprozess in jedem Augenblick neu. In tiefer Trance ein Baby zu gebären bedeutet, dass du Zeit und Raum nicht mehr so recht wahrnimmst. Das ist ganz natürlich und wird von allen Säugetieren bei einer gesunden Geburt automatisch so erlebt. Du bist dann »ganz Geburt«, tauchst in jede Geburtswelle ein und genießt auch die Pausen dazwischen. Du bist verbunden mit deinem Körper und deinem Baby, mit diesem Rhythmus deiner Wellen, und erlebst dadurch dieses unglaublich beeindruckende Geschehen positiv und selbstbestimmt.

UNSER GEHIRN

WOZU DAS GEHIRN BEI EINER GEBURT GEBRAUCHT WIRD

Unser Gehirn ist ein unfassbar spannendes Organ, und wenn ich im Folgenden darüber schreibe, kann es nur eine Annäherung sein. In erster Linie möchte ich verdeutlichen, wie wir mit unserem Gehirn arbeiten und wie faszinierend es eigentlich ist. Oft gebrauche ich vereinfachende Bilder, um ein bestimmtes Phänomen zu beschreiben.

Evolutionsbiologisch haben wir Menschen den gleichen Ursprung wie alle anderen Tiere. Unser Gehirn hat sich nach und nach zu dem entwickelt, was es heute ist. Das bedeutet, dass wir entwicklungsgeschichtlich ältere und jüngere Anteile des Gehirns haben. Wir können uns das ein bisschen so vorstellen, als wenn wir über mehrere Generationen an einem schönen Haus bauen würden. So gab es vielleicht zu Beginn ein großes gemütliches Wohnzimmer, in dem die ganze Familie lebte. Später kamen weitere Räume hinzu. Es gibt Hirnstrukturen, die für alle Tiere überlebensnotwendig sind, dort wird unter anderem die Atmung gesteuert. Andere Tiere haben Räume »angebaut« und spezifische Prioritäten gesetzt. Bei den Vögeln ist beispielsweise das Kleinhirn besonders ausgeprägt, mit dessen Hilfe sie sich nicht nur flüssig, sondern auch in der Luft besonders koordiniert bewegen können.

Bei uns Menschen ist es der vordere Teil unserer Großhirnrinde, der sogenannte Präfrontalcortex, der stärker ausdifferenziert ist. Durch ihn können wir besonders gut planen, vorausschauend denken und komplexe Sachverhalte erfassen. Auch die anderen Teile der menschlichen Großhirnrinde, der äußeren Schicht unseres Gehirns also, sind größer als bei anderen Säugetieren und legen sich in so viele Falten, dass sie auseinandergefaltet vier DIN-A4-Blätter ausfüllen würden. Dieser Teil unseres menschlichen Gehirns beherbergt Milliarden von Nervenzellen, die permanent miteinander kommunizieren und sich austauschen. Leider können uns unsere Fähigkeiten im vorausschauenden Denken auch dazu bringen, uns die unterschiedlichsten Sorgen zu machen. Wir Menschen haben eine beinahe zu genaue Vorstellung davon, wie Geburt sein könnte, auch wenn wir noch nie ein Kind geboren haben. Das kann leicht zu einer Fehleinschätzung unserer Fähigkeiten und am Ende auch zu Angst führen, wovor Tiere durch ihren intuitiveren Zugang zu ihrem Körper eher geschützt sind. Das vorausschauende und planerische Denken, das unser Präfrontalcortex ermöglicht, hat also nicht nur Vorteile, in natürlichen körperlichen Prozessen kann es uns manchmal auch im Weg stehen.

Entwicklungsbiologisch ist unser **HIRNSTAMM** der älteste Teil unseres Gehirns. Er ist, um in unserem Bild des Hausbaus zu bleiben, unser Wohnzimmer und die Grundlage, die unser Leben ermöglicht. Der Hirnstamm ist eine wichtige Schaltzentrale, die wir mit allen Wirbeltieren gemein haben. Er übermittelt Signale und kontrolliert unsere Reflexe und Körperfunktionen. Atmung und Blutdruck werden hier reguliert und auch unsere reflexhaften Reaktionen. Er bringt uns dazu, schnell zu reagieren, wenn wir in eine Gefahrensituation geraten, und von der Straße zu springen, wenn plötzlich ein Auto mit quietschenden Reifen um die Ecke biegt. Wenn unser Kind im Begriff ist, etwas Gefährliches zu tun, reagieren wir umgehend, und auch wenn uns etwas herunterfällt, versuchen wir, es durch eine schnelle Reaktion noch aufzufangen. Ohne unseren Hirnstamm wären wir nicht lebensfähig, nicht vor Jahrhunderttausenden, nicht heute. Seine Fähigkeit zur blitzschnellen Signalweiterleitung ist beeindruckend. Da er tief an der Schädelbasis sitzt, tut er auch nach schweren Kopfverletzungen oft noch seinen überlebenswichtigen Dienst.

Darüber liegt das **LIMBISCHE SYSTEM**, das wir mit anderen Säugetieren gemein haben. Es steuert unter anderem unsere Gefühle wie Liebe, Freude und unseren Spieltrieb, und auch Sorge um den Nachwuchs und Ängste entstehen hier. Es hat, neben anderen Hirnregionen, auch Anteil an unserem Gedächtnis. Es liegt wie eine Art Bogen um den Hirnstamm herum und besteht aus verschiedenen Strukturen, ähnlich den unterschiedlichen Zimmern unseres Hauses, vielleicht Küche, Bad und Keller. Ohne das limbische System könnten wir Erinnerungen emotional nicht abspeichern. Wenn Teile von ihm durch eine Krankheit beschädigt sind, kann es daher passieren, dass die Emotionen zu unseren Erinnerungen fehlen oder dass wir uns überhaupt nicht mehr an bestimmte Situationen erinnern können. Das limbische System steuert außerdem unser Sexualverhalten.

Auch Teile des **THALAMUS** gehören zum limbischen System. Er ist eine Art Schaltstelle und kontrolliert, welche Sinneseindrücke zum Weiterverarbeiten an die Großhirnrinde geleitet werden und welche nicht. Er wird auch »Tor zum Bewusstsein« genannt, weil er wie ein Filter fungiert und nur manche Informationen an unser Bewusstsein weitergibt, andere hingegen im Unbewussten belässt. Interessanterweise werden olfaktorische Eindrücke über die Nase nicht erst im Thalamus gefiltert, sondern sie sind direkt mit unseren Erinnerungen und Gefühlen verbunden. Das nutzen übrigens viele amerikanische Immobilienmakler, um Häuser besser zu verkaufen. Sie bitten die Eigentümer, vor einer Besichtigung einen Apfelkuchen zu backen, weil unser Gehirn diesen Duft mit einem wohligen Gefühl von Zuhause verbindet, dem wir uns kaum erwehren können. Die Besucher*innen malen sich dadurch unwillkürlich aus, wie glücklich sie wären, wenn sie einziehen würden. Auch in der Produktion von Puppen aus Plastik wird das Prinzip »sell with smell« genutzt, sie riechen häufig nach Vanille. Da auch die Muttermilch nach Vanille duftet, fühlen sich Kinder zu diesen Puppen besonders hingezogen, und auch viele Erwachsene fühlen sich geborgen oder getröstet, wenn sie zum Beispiel Vanilleeis essen oder ein Hauch von Vanille in der Luft liegt. Das erklärt wohl auch, warum so viele Parfums und Körperpflegeprodukte eine Vanillenote haben. Der Spruch »Ich kann dich nicht riechen« kommt nicht von ungefähr, sondern spiegelt genau diese Tatsache: Ein Sinneseindruck, den wir über unsere Nase aufnehmen, führt schnell und ohne dass wir Einfluss darauf hätten zu einer starken Reaktion. So spüren wir beispielsweise augenblicklich, ob ein Mensch für uns als Partner*in infrage kommt oder wir lieber einen großen Bogen um ihn machen sollten.

Umschlossen ist das limbische System von unserem Großhirn mit der **GROSSHIRNRINDE**, auch *Cortex* (lateinisch für »Rinde«) genannt, die aus »grauer Substanz« besteht und ein bisschen so aussieht wie die Oberfläche eines riesigen Walnusskerns. Sie ist die äußere und entwicklungsgeschichtlich jüngste Schicht unseres Gehirns und bedeckt dieses wie eine Art Helm. Bei uns Menschen ist sie besonders ausgeprägt und beherbergt durch ihre starke Fältelung deutlich mehr Nervenzellen als beim Schimpansen.

Rund ein Drittel unserer Hirnmasse zählt zum Cortex. Dieser Teil des Gehirns ist ein komplexes neuronales Netz, hier werden Informationen über Sinneseindrücke verarbeitet, nachdem sie das »Tor zum Bewusstsein«, den Thalamus, passiert haben. In der Großhirnrinde wird vorausschauend gedacht und analysiert, hier entstehen Zukunftsvisionen, und Informationen aus der Umwelt werden verwertet. Es findet ein permanenter Austausch zwischen den unterschiedlichen Bereichen statt. Ziemlich mittig in der Großhirnrinde befinden sich Areale, die für die Schmerzwahrnehmung mitverantwortlich sind. Hier liegt der sogenannte sensorische Cortex, der Empfindungen bewertet, gleich daneben der »motorische Cortex«, der Bewegungen steuert. Zusammen werden sie auch als »sensomotorischer Cortex« oder »somatosensorischer Cortex« bezeichnet, und

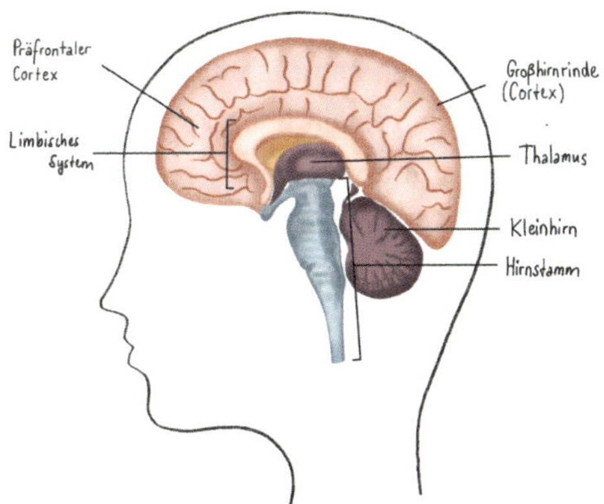

sie spielen optimal zusammen, wenn ein Schmerzreiz im Gehirn ankommt.

Bezogen auf unser Bild von einem Haus könnte die Großhirnrinde Schlaf- und Kinderzimmer sein oder aber auch ein Hobbyraum, eine Terrasse und ein schöner Garten. Ausgestattet wären diese Räume vielleicht mit Zeichentischen und Musikinstrumenten, To-do-Listen, Terminplanern und Rechenblöcken, Fahrrädern und Kochbüchern.

Besonders spannend ist der beim Menschen stark ausgeprägte **PRÄFRONTALE CORTEX**, der direkt hinter unserer Stirn liegt und ein wichtiger Teil unserer Großhirnrinde ist. Er ist unter anderem für gerichtete Aufmerksamkeit zuständig, die Organisation komplexer Handlungen, Planung und vorausschauendes Denken. Ohne ihn wären wir den Tieren wohl insofern ähnlicher, als dass wir nicht konkret wüssten, dass wir schwanger sind und uns eine Geburt bevorsteht. Wir würden dieses Naturereignis instinktiver erfahren und automatisch mit unserem Körper intuitiver zusammenarbeiten. Das analytische Denken und Auswerten findet zu großen Teilen hier im Präfrontalcortex statt. Wir gebrauchen dieses Hirnareal besonders intensiv jeden Tag. Es macht uns in gewisser Weise zu dem, was typisch für uns Menschen ist, mit all seinen Vor- und Nachteilen.

Weil unser Gehirn so ein komplexes Organ ist, sind die einzelnen Hirnbereiche und Aufgaben natürlich nicht so stark voneinander getrennt, wie ich es hier dargestellt habe, sondern sie beeinflussen einander, kommunizieren und verarbeiten regionsübergreifend. Um zu erklären, wie unser Gehirn unser Schmerzerleben beeinflusst, reicht aber dieses vereinfachte Modell.

WIE WIR SCHMERZEN VERARBEITEN

Welche Einflüsse während der Geburt zu Schmerzen führen können, habe ich ja bereits im Kapitel *Der Geburtsschmerz* ausführlich beschrieben. Hierzu zählen die Dehnung am Muttermund, unsere Erwartungshaltung, Angst, ein Ortswechsel, mögliche Komplikationen und Ablenkung. Aber was passiert bei Schmerzen eigentlich im Gehirn?

Schmerzen entstehen nicht an dem Punkt unseres Körpers, wo wir die Ursache des Schmerzes finden können. Erst im Gehirn kommt es zum Schmerzimpuls und einer Schmerzreaktion. Vereinfacht können wir uns den Weg des Schmerzes so vorstellen: Angenommen, du stößt dir den Fuß an einem Tischbein. Dieser Schmerzreiz erzeugt ein Signal in Schmerzrezeptoren im Fuß, das nun über die Nervenbahnen deines Beins bis zum Rückenmark wandert. Von dort aus wird die Information, dass du dir den Fuß gestoßen hast, zum Gehirn weitergeleitet. Das geschieht über den Hirnstamm und andere Hirnregionen bis zum sensorischen Cortex auf deiner Großhirnrinde. Dort werden deine Empfindungen verarbeitet, und du »spürst« daraufhin den Schmerz. Direkt neben dem sensorischen Cortex liegt der motorische Cortex, der für unseren Bewegungsapparat zuständig ist. Er empfängt den Befehl, auf einem Bein zu hüpfen und mit der Hand deinen Fuß zu halten, damit der Schmerz nachlässt. Das alles geschieht in einer unglaublichen Geschwindigkeit, sodass du den Eindruck gewinnen könntest, dass beide Reaktionen gleichzeitig stattfinden. In Wirklichkeit ist es aber eine Reaktionskette.

Es geschieht sogar noch mehr, denn vom sensomotorischen Cortex aus wird sofort die gesamte Großhirnrinde aktiviert. Diese verarbeitet und bewertet vor allem in einem bestimmten Teil des Gehirns, dem sogenannten anterioren cingulären Cortex (ACC), das Schmerzsignal. Stelle dir das in deinem Gehirn wie einen Empfangstresen vor, der den vorgetragenen Schmerz annimmt und bewertet, um dann eine Reaktion zuzuordnen. Der Schmerz wird sozusagen einsortiert, und je nachdem, wie schwer die Verletzung ist, wird die Empfindung des Schmerzes angepasst. Das ganze Gehirn ist in Alarmbereitschaft und »untersucht«, was genau passiert ist, welche Körperregionen betroffen sind, und entscheidet dann, welche Schonhaltung oder Handlung jetzt angemessen ist. Bei einem Knochenbruch hätten wir vermutlich nicht den Impuls, auf diese Stelle zu drücken, aber wenn wir uns nur den Fuß an einem Tischbein gestoßen haben, fassen wir wahrscheinlich hin und drücken fest zu, weil dieser Gegendruck angenehm ist. Bei Kindern können wir deutlich feststellen, dass auch das Sehen eine Rolle spielt, denn wenn ein Kind hinfällt und keine Wunde entstanden ist, beruhigt es sich schneller, als wenn es blutet. Blut versetzt uns in der Regel automatisch in Alarmbereitschaft.

Angenommen, du siehst einen Topf auf einer Herdplatte, der zuvor im Schnee stand und entsprechend eiskalt ist. Bei der Berührung könnte es passieren, dass du im ersten Augenblick erschrickst, weil du denkst, er wäre nicht kalt, sondern heiß. Das liegt daran, dass sowohl große Hitze als auch große Kälte unseren Körper verletzen und daher »Alarm« auslösen können, und manchmal braucht das Gehirn eine Weile in seinem Einsortierungsprozess, um zu erspüren, um was es sich gerade handelt. Hierbei wird auch unsere Erfahrung miteinbezogen, und da Töpfe meistens eher heiß als kalt sind, wird hier schnell vorsichtshalber einmal die Hand zum Wegzucken gebracht. Beim Selbstschutz geht unser Körper also kein Risiko ein.

Zusammengefasst können wir sagen, dass es entwicklungsgeschichtlich ältere und jüngere Hirnstrukturen gibt. Die älteren regulieren eher unsere Instinkte und können unserem Unbewussten zugeordnet werden. Jüngere Anteile des Gehirns steuern unser Bewusstsein und Denken. Hier, in unserer Großhirnrinde, werden auch unsere Schmerzen verarbeitet, sie entstehen also letztendlich nicht am Ort der Verletzung selbst, sondern in unserem Gehirn. Das ist besonders interessant, wenn wir uns nun der Geburt zuwenden.

WIE UNSER GEHIRN EINE FRIEDLICHE GEBURT ERMÖGLICHT

Wir haben ja schon gesehen, dass Tiere meistens friedlich gebären. Aber auch sie erfahren natürlich eine starke Dehnung am Muttermund. Das bedeutet: Die körperlichen Ursachen für Schmerzen sind gegeben. Warum erleben sie dann offensichtlich ihre Geburten so anders? Es ist sehr wahrscheinlich, dass der Unterschied in der veränderten Hirnaktivität während der Geburt liegt. Tiere begeben sich offensichtlich instinktiv in einen Bewusstseinszustand der Trance, den auch wir Menschen kennen. Unser Gehirn verbraucht in Ruhe einen großen Teil der Energie unseres Körpers, etwa 20 Prozent. Kein Wunder, dass es, wann immer möglich, Energie spart und in eine angenehme Trance abgleitet. Wenn unser Körper also viel Energie für andere Dinge benötigt, wie bei einem Kampf, bei einer sportlichen Aktivität oder auch bei der Geburt, ist es sinnvoll, wenn er auf der anderen Seite weniger Energie durch Gehirnaktivitäten verbraucht.

Dieser Zustand der tiefen Trance ist deshalb so faszinierend, weil unsere Großhirnrinde hier gewissermaßen ihre Tätigkeit herunterfährt. Vereinfacht können wir sagen, dass unsere Gehirnwellen währenddessen langsamer schwingen. Es gibt verschiedene Trancezustände, und bei dem für uns interessanten – der, in den wir bestenfalls während der Geburt gleiten sollten – entsteht eine Art »Superkonzentration«. Die Aktivität wird in einem Hirnareal gebündelt, während der Rest des Gehirns seine Arbeit verlangsamt. Das kannst du dir so vorstellen: In deinem Alltagsbewusstsein, wenn vor allem Beta-Wellen schwingen, ist es ein bisschen so, als würden permanent viele kleine Lämpchen in deinem Gehirn aufleuchten und wieder erlöschen. Diese Metapher stammt von dem Diplompsychologen Ortwin Meiss vom Milton Erickson Institut Hamburg. Ein schnelles Wechselspiel, eine Kommunikation zwischen den Lämpchen findet statt, und es leuchtet mal hier, mal da auf, mal gleichzeitig, mal nacheinander.

Für die Geburt ist es ideal, in einen speziellen Trancezustand zu gleiten, bei dem – bildlich gesprochen – alle Lämpchen im Gehirn ausgehen bis auf ein einziges. Dieses Lämpchen leuchtet besonders hell, und es entsteht die schon erwähnte »Superkonzentration«. Sie ist es, die uns bei der Geburt hilft, das Schmerzgefühl zu verändern. Das funktioniert so: Wenn die Großhirnrinde ihre Arbeit »heruntergefahren« hat – die Lämpchen also alle ausgegangen sind –, wird das Schmerzsignal nicht mehr auf die gleiche Weise im anterioren cingulären Cortex (ACC) verarbeitet wie zuvor. Es bleibt in gewisser Weise stecken, kommt zwar noch im Gehirn an, aber die Reaktionskette läuft nicht mehr wie gewohnt ab. Das Gehirn feuert nicht mehr verteilt über die Großhirnrinde das nicht zu überhörende Alarmsignal »SCHMERZ«, sondern die Reaktionen sind weniger stark, »leiser«, und die Schmerzimpulse versickern auf dem Weg oder kommen gar nicht mehr so recht an. Das bedeutet zusammengefasst: Durch den Trancezustand verändern sich in der Regel unsere Körperempfindungen. Wenn dann noch geeignete Suggestionen – von außen angebotene innere Bilder – hinzukommen, können Schmerzen weniger stark wahrgenommen oder sogar ganz ausgeblendet werden. Das liegt daran, dass das Schmerzsignal zwar zunächst in seiner vollen Intensität auf unseren somatosensorischen Cortex trifft, in nachgeschalteten Gehirnregionen wie dem anterioren cingulären Cortex (ACC) jedoch anders bewertet wird.

Denken wir noch einmal zurück an die Rolle des ACC als »Empfangstresen« im Gehirn: Hier wird das Schmerzsignal normalerweise an die Bewertungsstelle weitergeleitet, wo geschaut wird, wozu es da ist und wie wichtig auch eine entsprechende Reaktion ist. Ob man beispielsweise lieber um Hilfe rufen sollte, oder ob es auch ausreicht, ein Pflaster zu holen. Genau hier zwischen Empfangstresen und Bewertungsstelle wird der Schmerz durch die »Superkonzentration« des Trancezustands am Tresen abgefangen und kann so nicht weiter vordringen und stören. Falls dort aber gleich klar ist, dass es sich um einen anderen Schmerz handelt, der wichtig ist, kann er trotz »Superkonzentration« weitergeleitet werden, es wird sich angemessen gekümmert. Du bist also nicht vollkommen schutzlos, sondern dein Körper entscheidet weise, mit welchem Schmerz er es zu tun hat. Besagt der Schmerz: »Hier wird Muskelgewebe außergewöhnlich stark gedehnt, aber es findet gerade keine Verletzung statt, nur eine Geburt«, kommt der Trancezustand ins Spiel und sorgt dafür, dass nicht das ganze Haus unnötig in Alarmbereitschaft versetzt wird. Das Körpergefühl wird dann als aushaltbar, völlig in Ordnung oder sogar als kraftvoll und positiv wahrgenommen. Dieses Phänomen hat Pierre Rainville bereits 1997 in einer Studie an der Universität Montreal im Fachgebiet experimentelle Neuropsychologie nachgewiesen.[3]

Ich habe ja bereits erwähnt, dass Tiere für ihre Geburten gerne in einen Trancezustand gehen und gleichzeitig tief entspannt zu sein scheinen. Es ist daher interessant, wenn wir uns neben den Gehirnwellen auch einmal ansehen, was im restlichen Körper passiert. In den Körpern von Tieren wie auch Menschen wechseln sich zwei Grundhaltungen je nach Anforderung ab: An- und Entspannung. Das Umschalten vom einen in den anderen Zustand können wir wunderbar bei Fluchttieren beobachten, die gemütlich grasen, dann lauschen

---

3 Rainville et al. 1997, S. 968–971.

und eine Gefahr wittern, um blitzschnell davonzurennen, wenn tatsächlich ein Feind in der Nähe ist. Auch bei Löwen ist das zu beobachten, die entspannt in der Sonne schlafen, bis sie hungrig werden und die Löwinnen losziehen, um zu jagen. Auch hier wechselt der Zustand von der Entspannung hin zur Anspannung, wenn auch nicht ganz so schnell wie bei einem Beutetier.

Gesteuert werden diese beiden gegensätzlichen Zustände durch das vegetative Nervensystem. Es reguliert viele unserer lebenswichtigen Körperfunktionen wie Blutdruck, Herzfrequenz und Muskelspannung und wird unterteilt in das parasympathische Nervensystem (Parasympathikus), das die Entspannung ermöglicht, und das sympathische Nervensystem (Sympathikus), das uns angespannt sein lässt und in eine Kampfhaltung bringt.

Wenn der Sympathikus anspringt, sind wir in der sogenannten Fight-or-flight-Reaktion, die der Physiologe Walter Cannon 1915 in seinem Buch *Bodily Changes in Pain, Hunger, Fear and Rage* erstmals beschreibt. Es gibt dann eigentlich nur Flucht, Verteidigung oder Erstarren – komplexes Denken wird schwierig. Das liegt daran, dass wir auch hier in einen Trancezustand geraten, der aber nichts mit Entspannung oder Tagträumerei zu tun hat. Unsere Großhirnrinde fährt ihre Tätigkeit herunter, während gleichzeitig eine sehr gerichtete Aufmerksamkeit entsteht. Wenn du irgendwann einmal in deinem Leben in einer Gefahrensituation warst, hast du dieses Phänomen sicher schon erlebt. Mir selbst ging es einmal so, als ich nachts durch einen Wald lief. Ich wusste, dass es in dem Wald Wildschweine gab, und als ich plötzlich ein lautes Rascheln und Grunzen neben mir hörte, bekam ich sofort Angst und spürte, wie mein Herz pumpte. Ich hörte meinen Puls laut in meinen Ohren, und meine Sinne schärften sich. Mein Körper geriet sofort in Anspannung, ich dachte schnell und zielgerichtet nach, was ich machen sollte. Alle anderen Gedanken waren wie weggeblasen und auch nicht mehr abrufbar, alles fokussierte sich auf die potenzielle Gefahr und darauf, möglichst schnell laufen zu können, falls es nötig sein sollte. Erst als ich den Weg verließ und in eine Straße abseits vom Wald einbiegen konnte, wurde ich wieder ruhiger. Mein Nervensystem konnte sich entspannen, und mein Parasympathikus wurde wieder aktiv.

Auch bei einem Unfall, beispielsweise wenn wir mit dem Fahrrad auf Blättern ausrutschen, kennen wir das Phänomen, dass in Sekundenbruchteilen diese »Superkonzentration« entsteht. Wir fallen wie in Zeitlupe, sehen Details viel genauer in kürzerer Zeit, und die ganze Aufmerksamkeit richtet sich auf den Sturz und unsere Bewegungen, um ihn möglichst gut überstehen zu können. Interessanterweise nehmen wir in einer echten Gefahrensituation häufig auch Schmerzen nicht oder nur am Rande wahr und erkennen zum Beispiel erst zu Hause, dass wir uns beim Sturz verletzt haben. Das liegt unter anderem an diesem speziellen Zustand unseres Gehirns, das Schmerzen dann anders weiterleitet.

Wenn wir allerdings Angst vor etwas Bestimmtem haben, das uns Schmerzen bereiten könnte, beispielsweise beim Zahnarzt oder eben bei der Geburt, können sich Angst und Konzentration auf den befürchteten Schmerz selbst richten und ihn dadurch sogar vergrößern. Wie unter einer Lupe kann sich in der Zeit der »Superkonzentration« der Fokus auf etwas ausrichten und es verstärken. Wenn sich das Brennglas unserer Aufmerksamkeit hingegen nicht auf den Schmerz selbst richtet, sondern beispielsweise auf Bewegungsabläufe oder eine mentale Reise, wird der Schmerz ausgeblendet und weniger intensiv oder manchmal sogar gar nicht wahrgenommen.

Auch wenn wir uns im Alltag gestresst fühlen, ist unser Sympathikus aktiv. Wir schütten Stresshormone aus, denken nicht mehr besonders komplex, sind nicht mehr so empathiefähig wie wenn wir entspannter sind. Vielleicht kennst du das Phänomen, dass dir mehr und mehr die Argumente ausgehen, je wütender du wirst. Wenn du dich beispielsweise in deiner Partnerschaft streitest, kann es passieren, dass du irgendwann völlig irrationale Anschuldigungen vorbringst, kindisch reagierst und Dinge sagst, die du hinterher bereust. Das liegt an der veränderten Aktivität deiner Großhirnrinde in Trance, du reagierst nur noch, ohne vernünftig denken zu können.

Der Gegenspieler des Sympathikus ist der Parasympathikus, dank ihm geraten wir in den Entspannungszustand, der für eine Geburt optimal ist. Hier verbessert sich unsere Durchblutung, unser Muskelgewebe wird weich und entspannt. Das gilt auch für den Muttermund, der sich so viel leichter und vor allem angenehmer öffnen kann. Der Trancezustand entsteht in diesem Fall während wir uns wohl und entspannt fühlen. Er kann also sowohl im sympathischen Zustand als auch im parasympathischen vorkommen.

Wir können unsere Aufmerksamkeit positiv auf den Geburtsprozess lenken, das Körpergefühl der Wellen bejahen und uns innerlich auf unser Baby freuen. Das kann verhindern, dass sich unsere Konzentration auf den Schmerz setzt und ihn dadurch verstärkt. Im Gegenteil,

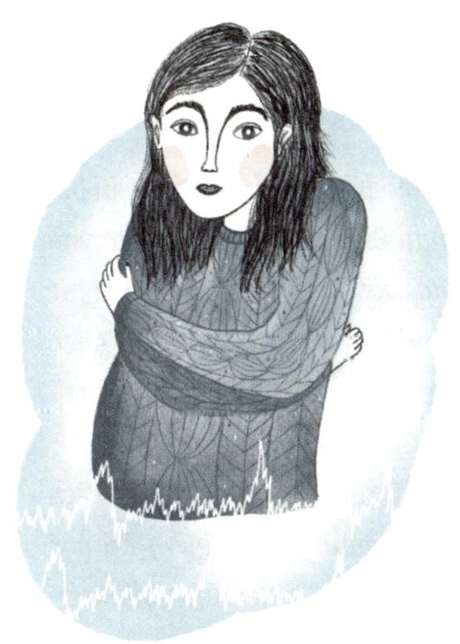

Sympathikus

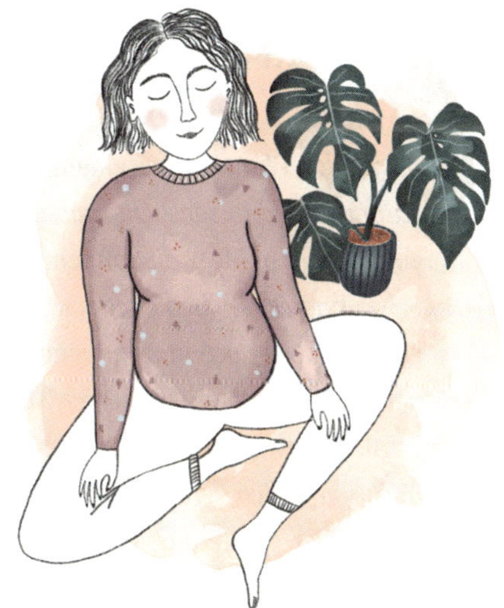

Parasympathikus

wir können die Geburt als etwas Positives erleben, das gut auszuhalten ist, wenn wir uns bewusst in einen Trancezustand begeben, der die Schmerzen reduziert und vielleicht sogar ganz ausschalten kann. Und genau diese positive Aufmerksamkeit auf die Körperempfindungen bei gleichzeitiger Entspannung ist es, was alle Säugetiere zur Geburt machen – und wir Menschen dürfen ihrem guten Beispiel folgen.

Viele Frauen können das mittlerweile bestätigen, und auch ich habe es erlebt: Eine Geburt fühlt sich im Zustand tiefer entspannter Trance vollkommen anders an als in Anspannung und Angst. Du fühlst dich selbstbestimmt und hast das Gefühl, diese Anstrengung gut meistern zu können. Natürlich bleibt eine Geburt eine körperliche und seelische Herausforderung, und du hast nicht alles in der Hand, aber du fühlst dich nicht ausgeliefert, sondern bleibst bei dir. Solltest du trotzdem Hilfe benötigen, kannst du jederzeit darum bitten. Wie eine Traumgeburt im Zustand tiefer Trance aussehen kann, kannst du in Katharinas beeindruckendem Geburtsbericht lesen.

GEBURTSBERICHT VON KATHARINA

Als ich den Wunsch nach einem zweiten Kind hatte, habe ich mir ein bestimmtes Bild ausgesucht und aufgehängt. Es ist ein schönes Foto von einer Frau am Meer im Sonnenuntergang. Das Bild hat mich durch die Schwangerschaft begleitet und meinen »inneren Ort« geprägt. Auch jetzt hängt es noch in Sichtweite und erinnert mich an die Geburt meiner zweiten Tochter, von der ich nun berichten möchte.

Als ich zwei Tage nach dem errechneten Termin aufwachte, fühlte ich mich körperlich verändert. Da war eine Spannung in meinem Körper, und ich vermutete, dass es bald losgehen könnte. Bei der Kontrolluntersuchung am Vormittag bestätigte sich dieses Gefühl. Mein Muttermund war bereits zwei bis drei Zentimeter geöffnet, und das CTG zeigte leichte

Wehen an, die ich als sanftes Ziehen im Bauch spürte. Juhu! Die Freude über die baldige Geburt meiner Tochter breitete sich wie ein Strahlen in mir aus.

Daheim richtete ich alles in Ruhe ein, und als meine Mama gegen 12:30 Uhr ankam, um auf meine Tochter aufzupassen, legte ich mich ins Bett, um mich zu entspannen und die Wellen zu beobachten. Das Ziehen war nun schon etwas stärker, und ich ging in die Trance, wie ich es geübt hatte. Manchmal kamen die Wellen kurz nacheinander, dann war wieder eine Weile Pause. Auf die Uhr gesehen habe ich dabei nicht. Während ich bei der ersten Geburt jede Wehe mit Uhrzeit notiert habe, interessierten mich die Abstände diesmal gar nicht. Mein Mann meinte, dass wir spätestens um 14 Uhr losfahren sollten. Ich stimmte zu, da die Klinik, in der 2016 schon meine große Tochter zur Welt gekommen ist, 65 Kilometer weit entfernt liegt. Ohne die Untersuchung am Morgen wäre ich sicher im Bett geblieben, da ich die Wellen nicht für muttermundswirksam gehalten hätte. Sie waren nicht unangenehm, sondern einfach da. Als ich mich zur Abfahrt bereit machte, bemerkte ich jedoch, dass die Wellen mich zunehmend in meinen Körper zogen und ich das Bedürfnis hatte, mich zu konzentrieren und die Augen zu schließen.

Hier können wir sehen, dass der Impuls, loszufahren, etwas später gekommen wäre. Katharina beschreibt, dass sie »wohl im Bett liegen geblieben wäre« ohne die Untersuchung am Morgen, weil die Wellen so angenehm waren, aber sie wurden ja stärker, als sie sich auf den Weg machte. Zu diesem Zeitpunkt hätte sie vermutlich dann auch zu Hause von sich aus den Impuls gehabt, ins Krankenhaus aufzubrechen.

Wir fuhren bei strahlendem Sonnenschein los, und es fühlte sich an, als ob es in den Urlaub gehen sollte. Ich setzte mich im Schneidersitz hin, steckte mir die Ohrstöpsel in die Ohren, schaltete die Audioaufnahme für die Geburt aus Kristins Kurs an und schloss die Augen. Obwohl mich

Licht beim Üben des Trancezustands immer sehr abgelenkt hatte, störte es mich nun gar nicht. Die Aufnahme war großartig. Sofort sank ich tiefer in die Entspannung. Während der einstündigen Fahrt wurden die Wellen intensiver und die Abstände dazwischen kürzer. Fasziniert beobachtete ich, wie sie kamen und gingen und wie die Muskeln arbeiteten. Ich spürte dabei einen starken Druck unterhalb der Rippen und im Becken ein Ziehen. Aber da war kein Schmerz. »Dem Gefühl, das die Welle auslöst, entgegenatmen« – das fand ich besonders hilfreich. Beim Einatmen dachte ich »tiiiiiiiief« und beim Ausatmen »tief hinab«, so hatte ich das für mich zuvor geübt. Ich nickte innerlich, wenn Kristin in der Aufnahme sagte: »Dein Körper macht das wunderbar.« Oder: »Du darfst dich ganz entspannen, während dein Körper für dich arbeitet.« Ich fühlte die ganze Zeit die strahlende Freude in mir. Bei besonders schönen Sätzen breitete sich das Strahlen auch als Lächeln auf meinem Gesicht aus.

Obwohl ich mich so wohlfühlte, verspürte ich gegen Ende der Fahrt den Wunsch, endlich anzukommen. Als wir ausstiegen, fühlte ich mich offen und verletzlich. Ich mied den Augenkontakt mit anderen Menschen, um ganz bei mir zu bleiben. Laufen ging gut. Langsam. Bei jeder Welle blieb ich stehen und schloss die Augen. Die Anmeldung überließ ich meinem Mann. Als er fertig war und ich gerade mit geschlossenen Augen dasaß, wurde mir ein Rollstuhl angeboten. Ich lehnte ab. Eigentlich hatte ich das Gefühl, dass sich schon viel getan hatte, aber sicher war ich mir nicht. Vielleicht waren die Wellen nur deshalb so angenehm, weil sie doch noch nicht stark waren? Mit leichten Wellen wollte ich nicht im Rollstuhl ankommen. Der Weg zog sich, weil ich alle paar Meter stehen blieb. Nun lehnte ich mich bei den Wellen an meinen Mann an. Das war angenehmer, als selber zu stehen.

Katharina hat es großartig gemeistert, ganz bei sich zu bleiben auf dem Weg durch die Klinik, der natürlicherweise eine Herausforderung für Gebärende darstellt. Sie blieb, so gut es ging, in Trance und überließ alles ihrem Partner, was er für sie erledigen konnte. Dadurch schaffte sie diesen Teil der Geburt so wunderbar.

Bei den Kreißsälen empfing uns eine sympathische junge Hebamme. Wir durften um 15:24 Uhr direkt in einen Kreißsaal, um dort das CTG zu schreiben. Leider war der Kreißsaal mit der Gebärwanne nicht frei. Ich fand das aber in dem Moment gar nicht schlimm, obwohl ich zuvor unbedingt wieder eine Wassergeburt wie bei meiner ersten Tochter wollte. Ich freute mich stattdessen, dass ich mich nach dem Laufen endlich hinlegen konnte. Im Liegen kann ich mich am besten entspannen und komme am tiefsten in die Trance. Die Hebamme legte mir den CTG-Gurt an.

Ich hatte immer noch die Kopfhörer in den Ohren und wollte direkt tiefer sinken, um mich auf den anstrengenden Teil der Geburt, besonders auf die Übergangsphase, vorzubereiten, da kam von 0 auf 100 eine schmerzhafte Wehe, die mein Körper ohne mein Zutun vertönte. Obwohl dieser Wechsel so plötzlich kam, fand ich ihn genauso ok wie die Zeit zuvor. Es war trotz des Schmerzes so, als würde ich alles aus der Entfernung beobachten. Mein Mann setzte mir den Berührungsanker, und ich fühlte, wie mich das in die Tiefe zog. Dann ließ ich los. Die nächste Welle nahm meinen ganzen Körper ein, es war, als würde ich innerlich glühen. Es war ein intensiver Schmerz, aber da war kein Widerstand in mir dagegen. Ich überließ mich einfach meinem Körper, und die Fruchtblase platzte.

Der Zustand der Trance kann das Schmerzempfinden verändern, was nicht immer bedeutet, dass der Schmerz vollkommen weg ist. Bei Katharina gab es hier einen Wechsel: Zuvor war sie schmerzfrei gewesen, dann folgte ein Schmerzimpuls, den sie allerdings so empfand, als würde sie ihn »aus der Entfernung beobachten«. Diese distanzierte Empfindung ist ein ganz typisches Phänomen, das während einer Trance auftreten kann. Es ist ein wunderbarer Effekt. Katharina sträubte sich nicht gegen den Schmerz, sie ließ ihn ganz zu und gab sich ihrem Körper hin. Frei von Angst konnte sie so auch diesen Teil der Geburt so positiv erleben.

Zum Glück hatte ich nur einen Rock an, denn die Hebamme konnte mir gerade noch aus der Unterhose helfen, mein Mann hielt mein Bein, und mit der nächsten Welle war der Kopf meiner Tochter geboren. Dann kam der Körper hinterher. Um 15:32 Uhr, also nur acht Minuten, nachdem wir den Kreißsaal betreten hatten, lag meine Tochter in meinem Arm. Ich konnte es kaum fassen, aber ich fand es toll und lachte laut, sagte »Danke«, begrüßte meine Tochter und lachte weiter.

So hielt ich sie im Arm, bis eine halbe Stunde später die Plazenta da war. Dann erst durchtrennte mein Mann die Nabelschnur. Später kamen meine Mama und meine große Tochter auch zu uns in den Kreißsaal, um die Kleine gleich zu begrüßen. Ich kann noch immer kaum glauben, wie einfach diese Geburt war. Doch das Wundervolle daran war der Zustand von Freude und innerem Frieden.

DIE HYPNOSE

WAS IST HYPNOSE?

Vielleicht ahnst du schon die ganze Zeit, dass diese besondere Trance, diese »Superkonzentration«, die ich so ausführlich beschrieben habe und die uns während der Geburt so sehr unterstützen kann, ein hypnotischer Zustand ist. Viele Menschen, die das Wort »Hypnose« hören, reagieren spontan skeptisch. Hypnose hört sich irgendwie nicht seriös an – Hokuspokus, Esoterik, wenn nicht gar Scharlatanerie vermuten viele. Manchmal sagen mir werdende Väter, dass sie an »so was« nicht glauben. Schon im Mittelalter gab es auf Jahrmärkten »Magier«, die Menschen in Hypnose versetzten. Die Annahme, dass der hypnotische Bewusstseinszustand in irgendeiner Weise übernatürlich sei, hat eine lange Tradition. Auch wenn bereits im 18. Jahrhundert durch die Arbeit von Franz Anton Mesmer versucht wurde, Hypnose in der Medizin zu etablieren, ist die »Showhypnose« doch nie ausgestorben. Und so gibt es auch heute noch zwei Strömungen: Hypnose zum Staunen oder zur Belustigung des Publikums während einer Show auf der einen und die therapeutische Nutzung der Hypnose, auch Hypnotherapie genannt, auf der anderen Seite.

Die sogenannte Showhypnose oder Bühnenhypnose wird ähnlich wie Zauberei vermarktet. Deshalb haben viele Menschen den Eindruck, dass dieser Zustand etwas ist, woran wir glauben können oder eben auch nicht. Wir haben das Gefühl, womöglich zum Narren gehalten zu werden, oder sind vollkommen fasziniert. Wenn es »funktioniert« und wir die Versuchsperson als fremdgesteuert wahrnehmen, ist uns das eher unheimlich. Manche »Magier« vermischen Hypnosetechniken mit Kartentricks, wobei wir alle wissen, dass ein Kartentrick ja eine Art kleiner Betrug ist. Auch das kann dazu führen, dass der Hypnose ein Beigeschmack anhaftet, der ihr nicht gerecht wird. Menschen wie der Hypnotiseur Ronny Welzel tragen dazu bei: Er behauptete in einer Fernsehsendung, dass er Menschen gegen ihren Willen manipulieren und sie dazu bringen könne, sich in einem Restaurant auszuziehen. Genau das ist es, was uns zu Recht suspekt ist, denn es ist moralisch höchst fragwürdig, Menschen der Lächerlichkeit preiszugeben. Abgesehen davon stimmt diese Behauptung nicht ganz: In einer Hypnose ist es nicht möglich, Menschen *gegen ihren Willen* zum Handeln zu bewegen.

Aber warum funktioniert das dann überhaupt in solchen Shows? Warum gackern Menschen wie Hühner auf der Bühne, können sich nicht mehr bewegen oder vergessen unter Hypnose ihre Namen? Es wird behauptet, dass ein Hypnotiseur Zugriff auf das Unbewusste von ihm wildfremden Menschen erlangen und sie dadurch manipulieren kann – aber so einfach ist das nicht. Wenn wir uns in einem hypnotischen Trancezustand befinden, sind wir verstärkt mit unserem Unbewussten verbunden, und der Teil unseres Verstands, der reflektiert und analysiert, ist weniger aktiv. Es entsteht eine hohe Konzentration auf einen bestimmten Punkt oder ein gewünschtes Verhalten, während alles andere ausgeblendet wird. Wir fühlen uns in diesem Zustand in der Regel wohl und lassen uns gerne führen und lenken. Wenn wir vertrauen, folgen wir bereitwillig. Der Hypnotiseur führt sein Gegenüber mithilfe geeigneter innerer Bilder (Suggestionen), die seine Vorstellung oder Empfindung beeinflussen können.

Wenn wir also in einer Bühnenshow in Hypnose versetzt werden, kann es dazu kommen, dass wir ganz entspannt auf einem Stuhl sitzen und uns mit der passenden Suggestion immer schwerer fühlen. Wenn dann gesagt wird: »Versuche einmal, deinen Arm zu bewegen, und je mehr du es versuchst, desto schwerer wird dein Arm, immer schwerer und schwerer«, kann unser Gehirn diese zwei unterschiedliche »Befehle« nicht gleichzeitig ausführen. Wird die Suggestion besonders stark angenommen, ist es viel einfacher, sich nicht zu bewegen und sich dieser Vorstellung der Schwere hinzugeben, als den Arm zu heben. Allerdings ist bei einem psychisch gesunden Menschen immer eine innere Instanz »wach«, die einen stoppt, bevor man etwas tut, das gegen die eigenen Wünsche verstößt. Wenn Menschen in einer Hypnoseshow also etwas Merkwürdiges tun, dann können wir davon ausgehen, dass das im Einklang mit ihren Werten geschieht.

Ist es denn nun tatsächlich real, was wir auf einer Bühne sehen? Schlafen die Menschen wirklich scheinbar ein und sind willenlos, wenn ein*e Hypnotiseur*in in einer Show mit dem Finger schnipst – oder tun sie nur so? Es gibt verschiedene Aspekte, die Menschen dazu bringen können, Anweisungen zu folgen. Zum einen werden sowieso nur sehr stark suggestible Personen, also solche, die offen, neugierig und der Hypnose gegenüber aufgeschlossen sind, auf die Bühne geholt. Das wird zuvor bei einer Gruppenhypnose für das gesamte Publikum getestet. Hinzu kommt, dass auf der Bühne ein sozialer Druck entsteht: Man möchte alles richtig machen. Die Angst, sich zu blamieren, und die Gruppendynamik tun ihr Übriges. Wenn alle den Worten des Hypnotiseurs folgen, möchte ich es nicht als Einzige*r nicht tun. Wenn nacheinander Leute zurück ins Publikum geschickt werden, die einer Anweisung nicht nachkommen, verstärkt sich die Versagensangst. Unbewusst entsteht ein gewisser Ehrgeiz, am längsten auf der Bühne zu bleiben, es »gut« und »richtig« zu machen. Manche Menschen gehen dafür über ihre Grenzen. Sie könnten theoretisch zwar jederzeit aussteigen, sind nicht wirklich ausgeliefert, entscheiden sich aber durch die Kombination aus wenig rationalem Denken in hypnotischer Trance, sozialem Druck, Gruppenzwang und der Angst, sich zu blamieren dafür, weiterzumachen. Der Eindruck, der durch solche Shows entsteht, ist, dass der hypnotische Trancezustand ein ganz außergewöhnliches Phänomen ist, das wir sonst aus unserem Alltag nicht kennen. Oft höre ich den Satz: »Ich war noch nie in Hypnose.« Dabei ist das tatsächlich gar nicht möglich, denn wie wir bereits gesehen haben, ist der Bewusstseinszustand der gerichteten Trance, den ich zuvor als »Superkonzentration« beschrieben habe, ein ganz normales Alltagsphänomen, das jede*r von uns sehr gut kennt.

Stell dir einmal vor, es gäbe einen Ort, der dich so beeinflusst, dass du ganz leicht in eine tiefe hypnotische Trance fällst. Dieser Ort ist dazu geschaffen, deine Gefühle und Gedanken zu manipulieren. An diesem Ort kannst du dich kaum entziehen, du starrst hypnotisiert geradeaus, sitzt unbeweglich in einem Sessel, und wenn der Hypnotiseur es möchte, bekommst du fürchterliche Angst oder du fängst an, wie ferngesteuert zu weinen. Wenn der Hypnotiseur es beschließt, musst du auch lachen, du kannst dich kaum dagegen wehren – du, mit all deinen wahren und echten Gefühlen, bist gar nicht mehr wirklich anwesend. Nur noch deine Hülle sitzt da und starrt gebannt auf die Wand vor dir. Würdest du diesen Ort freiwillig aufsuchen? Ich glaube schon. Wahrscheinlich hast du das sogar schon häufiger getan, und es hat dir großen Spaß gemacht. Vielleicht warst du mit deinen Freunden dort oder auch allein, denn ich spreche hier – vom Kino. Unser Hypnotiseur ist in Wahrheit ein talentierter Regisseur oder eine großartige Regisseurin, der oder die mit einem Team wunderbarer Schauspielerinnen und Schauspieler Geschichten erzählt, die dich tatsächlich, ohne dass es ihm oder ihr bewusst wäre, in Hypnose versetzen.

Durch die Dunkelheit im Kino wird das Ausblenden unserer Umgebung erleichtert, die Lautstärke trägt dazu bei, dass wir uns ganz auf die Inhalte des Films einlassen. Wir tauchen also ein in eine Geschichte, die uns »vorgesetzt« wird. Wie paralysiert sitzen wir da und starren nach vorne. Würden wir uns aus dem Kontext des Kinosaals herausnehmen, sähe das sicher merkwürdig aus. Hinzu kommen Emotionen, die durch diese »Reise« entstehen. Vielleicht erschrecken wir uns, lachen oder werden traurig. Vielleicht nehmen wir unsere Sitznachbarn nicht einmal mehr wahr. Das Knistern der Popcorntüten ist vielleicht am Anfang noch präsent, aber im Laufe des Films hören wir es immer weniger und irgendwann gar nicht mehr, so sehr sind wir verschmolzen mit der Handlung. Wenn wir nach einem sehr bewegenden Film aus dem Kino gehen, brauchen wir vielleicht einen Augenblick, um uns zu sammeln, können aber ohne Weiteres ins Alltagsbewusstsein zurückfinden. Es besteht nicht das Risiko, dass wir hinterher nicht mehr wissen, wer wir sind, oder in der Geschichte verhaftet bleiben und uns dementsprechend auffällig verhalten. Wie bei einem Kinobesuch ist also auch bei einer Hypnose die Angst, nicht mehr zu »erwachen«, unbegründet, weil der Zustand der gleiche ist.

Bei der therapeutischen Form der Hypnose, der »Hypnotherapie«, ist es so, dass gerade *kein* Gefühl der Ohnmacht in uns ausgelöst wird. Im Gegenteil, Hypnotherapie erzeugt ein Gefühl großer Selbstbestimmtheit. Normalerweise kommen alle täglichen äußeren Reize erst einmal in unserem Gehirn an und werden dann zum großen Teil automatisch verarbeitet. Sie führen zu Reaktionen, derer wir uns kaum bewusst sind, und wir handeln in unseren Gewohnheiten wie ferngesteuert. Durch eine geführte Hypnose können wir das Steuer selbst wieder in die Hand nehmen. Wir entwickeln auf leichte und angenehme Weise neue Reaktions- und Verhaltensmuster und werden wieder mehr und mehr Herr*in im eigenen Haus. Hypnotherapie wird aus diesem Grund unter anderem bei Prüfungsängsten oder einer Suchtproblematik mit großem Erfolg eingesetzt. So können ein unbewusster Griff in die Chipstüte oder der unbeschreibliche Drang, eine Zigarette rauchen zu wollen, durch hypnotherapeutische Sitzungen ausgetauscht werden: vielleicht in eine Lust, sich etwas Gesundes zu kochen, oder es entsteht das innere Gefühl, eine Wahl zu haben, die Zigarette einfach in ihrer Schachtel zu lassen und sich damit wohlzufühlen. So können wir endlich das gesündere Leben führen, das wir uns schon lange wünschen.

Auch bei einer Geburt haben wir viele Einflussmöglichkeiten. Durch Hypnotherapie kann Angst verschwinden und sich mehr und mehr in Vorfreude verwandeln. Wir können regelmäßig den Kontakt mit uns und unserem Baby im Bauch suchen und uns entspannen. Dadurch kann die Schwangerschaft viel angenehmer und positiver wahrgenommen werden. Wir können das Üben der Hypnose wie eine Entspannungsoase in unserem Alltag genießen und dabei ganz nebenbei eine Technik erlernen, mit der wir uns wirklich sinnvoll auf eine kraftvolle, selbstbestimmte und gleichzeitig friedliche Geburt vorbereiten können. Das »Training« ist nicht zu vergleichen mit einem Training für eine sportliche Höchstleistung: Es ist nicht anstrengend, sondern im Gegenteil angenehm und entspannend.

Wir kennen die Hypnose auch von routinierten, eintönigen Handlungen, wenn wir zum Beispiel spazieren gehen, beim Restaurieren eines alten Tisches mit immer gleichen Bewegungen die Platte abschleifen oder einen Berg Wäsche zusammenlegen. Dann freut sich unser Geist, ein wenig »herumschweben« zu können. Er sucht sich mal hier, mal da einen Gedanken, eine Erinnerung vielleicht oder einen Zukunftstraum, an dem er sich festhält, um später wieder weiterzuschweben. Solche Tagträume sind im Grunde auch eine Form der unbewussten Trance, dieser Zustand ist also etwas ganz Normales und Angenehmes.

Dass Hypnose Schmerzen lindern kann, war schon vor vielen Jahrhunderten bekannt. Vor der Entdeckung des Chloroforms und der Entwicklung anderer Narkosemittel wurde in Kriegen auf diese Weise operiert, und im Mittelalter wurden auf Bühnen unter Hypnose Zähne gezogen. Weil Narkosemittel mit weniger Aufwand und in kurzer Zeit denselben und vor allem einen sichereren Effekt erzielen konnten, geriet dieses Wissen später mehr und mehr in Vergessenheit. Mögliche Nebenwirkungen wurden und werden auch heute noch aus diesen Gründen in Kauf genommen.

In den letzten Jahren erlebt die Hypnose glücklicherweise als schmerzlinderndes Verfahren eine Renaissance. An vielen Unikliniken wird dazu geforscht, die Anästhesistinnen Fabienne Roelants und Christine Watremez aus Brüssel haben es einem Kamerateam von

Arte sogar ermöglicht, ihre Arbeit mit Hypnose in der Chirurgie zu begleiten. Als eine der Pionierinnen der medizinischen Hypnoseforschung gilt die Narkoseärztin Marie-Elisabeth Faymonville an der Uniklinik Lüttich. Sie forscht seit über 28 Jahren zur medizinischen Wirkung von Hypnose und hat bereits weit über 9000 Operationen mit dieser Methode begleitet. Vierzehn Anästhesistinnen und Anästhesisten gehören mittlerweile zu ihrem Team. Selbst schwere Eingriffe wie Schilddrüsenoperationen oder Operationen am offenen Herzen können so lediglich mit einer lokalen Betäubung durchgeführt werden. Gleichwohl verspüren die Patient*innen keine Angst, fühlen sich im Gegenteil ruhig und wohl. Vitalwerte und spätere Wundheilung sind signifikant besser, und die Nebenwirkungen und Risiken einer Vollnarkose entfallen. Der Psychiater Mark P. Jensen von der Universität Washington untersucht die Wirkung von Hypnose, er meint: »Wenn wir ein Medikament finden würden, das dieselben Auswirkungen auf den Schmerz hat wie Hypnose und das ihnen zusätzlich ein Gefühl des Wohlbefindens, Ruhe und Kontrolle gibt, wäre das ein phänomenaler Erfolg. (...) Die Hypnose liefert ihnen das alles gratis, wenn sie die Technik einmal gelernt haben.«[4]

Wie fühlt sich nun also ein Schmerz an, wenn wir ihn unter Hypnose erfahren? Wenn im hypnotischen Bewusstseinszustand ein Schmerzreiz auf unsere Großhirnrinde trifft, gibt es drei Möglichkeiten, wie wir darauf reagieren: Entweder wir erleben eine starke Schmerzreduktion, der Schmerz ist also viel besser zu meistern als ohne Hypnose. Oder wir haben das Gefühl, dass der Schmerz zwar da ist, aber nicht wirklich Teil von uns. Fast so, als wäre er hinter einer Nebelwand. Oder aber wir haben das Gefühl von Schmerzfreiheit. In diesem Fall spüren wir nur Druck oder Berührung, aber keinen Schmerz. Jede der drei Reaktionsmöglichkeiten ist wunderbar und erleichtert eine Geburt ungemein.

4 Tarcq 2017.

Lass dich überraschen, wie sich die Hypnose bei deiner Geburt entfalten und wie sie dich unterstützen wird.

IM POWERMODUS DES KÖRPERS: ANWENDUNG VON HYPNOSE IM MEDIZINISCHEN KONTEXT

Ein Text von Dr. Barbara Schmidt, Universitätsklinikum Jena

Die Fähigkeit zur Hypnose ist in jedem Menschen grundsätzlich angelegt. Der Zustand der Hypnose ähnelt dem Zustand kurz vor dem Einschlafen, einem Tagtraum oder während einer sehr konzentrierten Tätigkeit. Dabei kann man auch sehr aktiv sein. Jede Höchstleistung im Sport oder in der Musik findet in einer Trance statt, die dem Zustand unter Hypnose sehr ähnlich ist. So berichten Musiker beispielsweise nach einem gelungenen Konzert »Es hat gespielt« statt »Ich habe gespielt«, es lief also gefühlt alles mit großer Leichtigkeit und ganz automatisch ab. Dabei braucht man oft nicht einmal eine Anleitung, da sich dieser Zustand ganz natürlich einstellt.

Spannenderweise lösen bestimmte Situationen einen Trancezustand aus, der dann sehr nützlich ist. In körperlich extrem herausfordernden Situationen wie einer Geburt fällt unser Körper so zum Beispiel ganz von alleine in eine Trance. Wenn wir ihn lassen. Und das ist ein ganz wichtiges Merkmal von Hypnose, das Gefühl des Passieren-Lassens. Wir sind in unserer heutigen Welt sehr darauf gepolt, so viel wie möglich zu kontrollieren, Pläne zu machen, To-do-Listen abzuarbeiten. Dabei gibt es einen Zustand des Passieren-Lassens, in dem uns plötzlich alles ganz leicht von der Hand geht und wir von ganz allein die richtigen Entscheidungen treffen. Wie der Musiker im Konzert.

Diesen Zustand können wir in der klinischen Anwendung sehr gut nutzen. Wie bereits angemerkt, spielt uns dabei der Umstand in die Hände, dass Menschen in extremen Situationen ganz von selbst in Trance geraten. Als Hypnotherapeutin brauche ich dann nur noch eine leichte Hilfestellung zu geben, sozusagen die Patientin oder den Patienten an der Hand in die richtige Richtung zu führen, die das natürliche Wohlgefühl in der Trance noch weiter fördert. So habe ich in einer wichtigen und hochrangig publizierten Studie mit meiner Forschungsgruppe beispielsweise gezeigt, dass Patientinnen und Patienten, die auf der Intensivstation künstlich beatmet werden müssen, diese Beatmung mit Hypnose viel leichter annehmen können. Wir erzählten ihnen während der Beatmung, wie unterstützend diese Maßnahme für sie ist und wie gut sie mit der Beatmungsmaschine in Einklang kommen können. Dadurch nehmen die Patientinnen und Patienten die Hilfestellung auch wirklich so an, wie sie gewollt ist, und die Beatmungsmaschine unterstützt sie optimal bei der Atmung. Der gesamte Körper wird mit Sauerstoff versorgt, und die Entspannung und das Wohlbefinden sorgen dafür, dass das Herz ruhiger schlägt und die Atmung langsamer wird. All das trägt zu einem positiven Gesamtergebnis der Beatmung bei.

So ähnlich können Sie sich das nun auch bei der Geburt vorstellen. Sie lassen Ihren Körper in den natürlichen Trancezustand sinken und werden dabei von einer erfahrenen Hypnotherapeutin begleitet, entweder vor Ort oder über Kopfhörer. Wenn Sie vorher bereits mit der gleichen Hypnotherapeutin geübt haben, in Trance zu gehen, wird Sie alleine die Stimme schon in den Zustand begleiten. Die angenehmen Inhalte der Geburtshypnose bieten zudem die passenden Bilder an, mit denen Sie den Zustand noch vertiefen können. Das sind dann die sogenannten Suggestionen, also die konkreten Inhalte, die Sie sich vorstellen sollen. Es hilft dabei auch, alle Sinne miteinzubeziehen wie das Hören, das Sehen, das Riechen, das Schmecken und das Fühlen. Klassische Empfindungen während einer Hypnose sind ein Wärmegefühl und ein Schweregefühl.

Gehen Sie auf Entdeckungsreise in Ihrem eigenen Körper und erfahren Sie, welche Fähigkeiten in ihm stecken!

Manchmal kann es bei einer Geburt auch zu einem Verlauf kommen, der zu einer Bauchgeburt (Kaiserschnitt) führt. In meinem Kurs gibt es daher auch eine Hypnosesequenz als Audiodatei, die speziell auf diese Geburtsform zugeschnitten ist und währenddessen gehört werden kann, um auch in dieser Situation die Geburt im Zustand einer hypnotischen Trance zu erleben. Eine meiner Teilnehmerinnen wurde nach ihrer Bauchgeburt gefragt, welche Aufnahme sie denn da auf ihren Kopfhörern hatte, sie habe ausgesehen wie bei einer Wellnessbehandlung, und ihre Vitalwerte seien außergewöhnlich gut gewesen. Mehr und mehr weckt das Umsetzen von Hypnosen unter Geburt bei Ärzt*innen und Hebammen Interesse. Ein Anästhesist war einmal nach einem Kaiserschnitt so beeindruckt, dass er von einer Teilnehmerin unbedingt mehr darüber erfahren wollte, was sie da gemacht hatte. Er hatte zwar bereits einen Fachartikel über Operationen unter Hypnose gelesen, war aber nun ganz begeistert, das einmal live mitzuerleben. Ich freue mich über solche Entwicklungen sehr, sind sie doch zum Besten der Mütter und Kinder. Durch die praktische Umsetzung und das direkte Erleben der positiven Effekte entsteht in den

Krankenhäusern hoffentlich mehr und mehr Offenheit und Neugier gegenüber der klinischen Hypnose. Vielleicht ist es dann eines Tages ganz normal, dass Anästhesist*innen in dieser Technik ausgebildet sind oder Hebammen Frauen durch entspannende gesprochene Hypnosen bei den Geburten begleiten.

Dennoch reagieren nicht alle Beteiligten im klinischen Kontext positiv auf das Thema Hypnose. Obwohl die Erfolge an unterschiedlichsten Krankenhäusern weltweit beeindruckend sind, wissen noch immer viele Ärzt*innen nicht, dass die klinische Hypnose eine evidenzbasierte Methode ist, die neben vielen anderen positiven Effekten auch schmerzlindernd wirken kann.

Das liegt daran, dass leider nicht alle Studien zu allen Kliniken durchdringen können, dafür gibt es einfach zu viele wissenschaftliche Arbeiten in den unterschiedlichsten Bereichen. Hypnose ist kein Teil des Medizinstudiums, und nach dem Abschluss wird vor allem durch die Praxis gelernt, also von Vorgesetzten und durch den Klinikalltag selbst. Dieser ist leider häufig von Pflege- oder Ärztemangel, zeitlicher Überlastung und fehlender Kommunikation der verschiedenen Fachrichtungen untereinander geprägt. Natürlich gibt es Fachtagungen, in denen Studienergebnisse mitgeteilt werden, und es werden auch viele Fortbildungen angeboten, dennoch ist die Beschäftigung mit dem Thema Hypnose nicht verpflichtend, und je nach Interessenslage besuchen manche eher eine Fortbildung in diesem Bereich und andere weniger. Sicherlich tragen auch die bestehenden Vorurteile gegenüber Hypnose, die in unserer Gesellschaft noch immer kursieren, dazu bei, dass sich nicht alle für dieses Thema interessieren, und so kommt es, dass die eindeutige Studienlage bislang leider nur wenigen Ärzt*innen bekannt ist.

In der Zahnmedizin ist das Wissen um die angst- und schmerzmindernde Wirkung der Hypnose bereits viel weiter verbreitet, die positiven Effekte der Hypnose haben sich in diesem Fachbereich bereits herumgesprochen. Das liegt auch daran, dass es hier relativ häufig zu herausfordernden Situationen durch Phobien kommt. Menschen mit einer Zahnarztphobie verkrampfen häufig so stark bei der Behandlung, dass diese unterbrochen werden muss und dadurch länger dauert. Die Notwendigkeit, hier etwas anzubieten, was diesen Menschen hilft, ist entsprechend groß. Bei einer zahnmedizinischen Behandlung mit Hypnose ist häufig der Zahnarzt beziehungsweise die Zahnärztin selbst auch Hypnotherapeut*in. Er oder sie begleitet mit sanften Worten die eigene Behandlung, spricht zuvor freundlich mit den Patient*innen, führt sie in eine Traumwelt, in der sie sich wohlfühlen – vielleicht an einen Ort, der zuvor genannt wurde. Der Patient oder die Patientin liegt also auf dem Behandlungsstuhl und reist in der Fantasie vielleicht an einen kleinen Gebirgsbach, der mit seinem kühlen Wasser plätschernd über die Hände fließt. Auch während der Behandlung selbst wird weiter beruhigend gesprochen, immer wieder innegehalten und bei Bedarf eine besonders angenehme Suggestion verstärkt. Die Behandlung dauert kaum länger als ein gewöhnlicher Zahnarztbesuch.

Bei der Geburt haben sich die Erkenntnisse über die positive Wirkung von Hypnose noch nicht durchgesetzt, obwohl offensichtlich ist, dass Frauen in dieser Situation eine Unterstützung sehr gut gebrauchen könnten. Medikamente verändern im Gegensatz zur Hypnose den Geburtsprozess und greifen in das feine hormonelle Zusammenspiel des Körpers ein. So entstehen häufig aus dem Einsatz bestimmter Medikamente sogenannte Interventionskaskaden. Das führt häufiger zu ungewollten Verläufen. Ein Beispiel: Wird ein Schmerzmittel eingesetzt, lassen dadurch manchmal die Kontraktionen nach, worauf mit der Gabe eines Wehenmittels reagiert wird. So kommt es manchmal von einem Eingriff in den natürlichen Prozess zum nächsten. Die Hypnose hingegen ist eine natürliche Methode, selbstbestimmt zu gebären und Schmerzen weniger stark oder sogar gar nicht mehr wahrzunehmen.

Wenn diese positiven Wirkungen doch belegt sind: Warum hat sich

Hypnose bei einer Geburt noch nicht als Standard durchgesetzt? Frauen gebären unterschiedlich lang, und in den seltensten Fällen haben sie in einer Klinik außerhalb des Belegsystems eine Hebamme, die ausschließlich für diese eine Frau da ist. Seit vielen Jahren sind geburtshilfliche Stationen und Kreißsäle chronisch unterbesetzt. Hebammen haben viele Aufgaben, die sie parallel erfüllen müssen. So laufen sie oft von einer Gebärenden zur nächsten, müssen jeden Schritt genauestens protokollieren und haben häufig kaum Zeit, zwischendurch einen Happen zu essen oder einmal auf die Toilette zu gehen. Dass sie also selbst, als Hypnotherapeut*innen fortgebildet, eine Gebärende relativ konstant mit einer gesprochenen Hypnose begleiten, ist in der heutigen Situation an Kliniken kaum umsetzbar. Hinzu kommen auch bei einigen Hebammen die bekannten Vorurteile gegenüber der Hypnose, möglicherweise selbst erlebte traumatische Geburten und in den Familien tradierte Denkmuster, die suggerieren, dass »man da halt durchmuss, wenn man ein Kind haben will«.

Manchmal haben Hebammen leider auch unangenehme Erfahrungen mit Hypnose unter der Geburt gemacht. Das liegt daran, dass die Qualität der geburtsvorbereitenden Hypnosekurse stark variiert. Manchmal wird den Frauen zuvor suggeriert, dass sie unter Geburt keine Schmerzen empfinden werden, wenn sie lediglich keine Angst haben. Das führt häufig zu einer großen Enttäuschung und zu Versagensgefühlen, weil die Angstfreiheit allein die Schmerzen nicht ausschalten oder so stark herabsetzen kann, dass sie gut auszuhalten sind. Angstfreiheit ist eine wichtige Grundlage, und sie ist auch mir ein großes Anliegen, aber ich halte den natürlichen Trancezustand unseres Gehirns unter Hypnose für den entscheidenden Faktor, wenn es um den Einfluss auf das subjektive Schmerzerleben geht. Die Angstfreiheit allein kann in der Regel dieses Phänomen nicht erzeugen.

Bei Hypnosekursen zur Geburtsvorbereitung wird manchmal der Eindruck erweckt, dass wir grundsätzlich dem Klinikpersonal kritisch gegenüberstehen sollten. Ich verstehe diese Haltung, denn natürlich gibt es in Kliniken immer mal wieder auch interne Leitlinien und Routinen, die dazu führen können, dass auf Gebärende nicht so individuell eingegangen werden kann, wie wir uns das wünschen würden. Auch der Ton an einer Klinik, in der Hebammen und Ärzt*innen überarbeitet und gestresst sind, kann rauer sein als in einem Geburtshaus, in dem in der Regel eine Eins-zu-eins-Betreuung gewährleistet werden kann. Dennoch ist es meines Erachtens eine zu große Herausforderung für eine Gebärende, sich in einem als feindlich empfundenen Umfeld zu befinden und gleichzeitig für eine Geburt zu öffnen, für die unser Körper dringend ein Gefühl von Sicherheit und Geborgenheit benötigt. Dich darauf zu konzentrieren, dass auch in einem großen Kreißsaal alle das Beste für dich und dein Baby wollen, ist daher viel förderlicher. Diese bejahende Haltung zum – meist sorgfältig ausgewählten – Geburtsumfeld kann uns auf »das richtige Gleis« setzen, was die Geburt betrifft.

Eine Vorbereitung mit Hypnose kann während der Geburt schwerer umzusetzen sein, wenn in dem besuchten Kurs zu viele Methoden eingeübt wurden. Du bist dann vielleicht verwirrt und fühlst dich in keiner der Techniken richtig sicher, hast keine wirklich so tief verinnerlicht, dass sie auch in der herausfordernden Lebenssituation einer Geburt leicht abrufbar ist. Es kommt in der Vorbereitung auf deine Geburt mit Hypnose auch darauf an, dass sie gut durchführbar ist, damit du, ganz egal, wie der Verlauf deiner Geburt ist, eine Erleichterung durch diese Technik erfährst und dich selbstbestimmt fühlst. Auch auf Komplikationen sollte in der Vorbereitung unbedingt eingegangen werden, auf einen möglichen Kaiserschnitt oder auch auf den Fall, dass die Schmerzen doch so stark sein sollten, dass ein guter Plan B in Anspruch genommen werden sollte, beispielsweise eine Schmerzmedikation. Auch das kann vorkommen und muss deine Traumgeburt nicht gefährden. Ein Kind zu gebären ist eine Meisterleistung, und jeder Geburtsweg hat seine ganz eigenen Herausforderungen. Unterstützung in Anspruch zu nehmen ist manchmal Teil dieses Weges und kann zu einer schönen Geburt dazugehören. Manche Hebammen haben Angst vor einer großen Enttäuschung der Frauen, falls die Vorbereitung mit Hypnose nicht zu ihrer Traumgeburt führt. Genau deswegen ist es so wichtig, auch unwahrscheinliche Eventualitäten wie die Verlegung einer Hausgeburt ins Krankenhaus oder eine Bauchgeburt zuvor in Gedanken miteinzubeziehen.

Da die klinische Hypnose in der geburtshilflichen Arbeit noch nicht so richtig Fuß fassen konnte, ist es großartig, wenn du dich selbst in diesen so wertvollen Zustand höchster Konzentration bei gleichzeitiger tiefer Entspannung deiner Muskulatur versetzen kannst. Das gelingt am besten durch regelmäßiges Wiederholen, denn diese Fähigkeit, willentlich den ganz alltäglichen hypnotischen Bewusstseinszustand hervorzurufen, braucht Zeit und Übung wie das Trainieren eines Muskels. Es geht darum, es dann geschehen zu lassen, wenn du es möchtest, darum, deinen hypnotischen Trancezustand steuern zu können. Da eine Geburt häufig mit gewissen Störungen einhergeht – wie Ortswechsel oder Gespräche –, ist es gut, wenn dein Geist den Weg in die hypnotische Trance bereits so gut kennt, dass es dir ganz leichtfällt, diesen angenehmen Zustand überall abrufen und genießen zu können.

UMSETZUNG

In meinen Kursen nehme ich meine Teilnehmerinnen und gerne auch die Partner*innen an die Hand und zeige ihnen Schritt für Schritt einen speziellen Weg in den Zustand der Hypnose. Es gibt viele unterschiedliche Wege, diesen Bewusstseinszustand schnell oder auch langsam zu erreichen, in der Fachsprache wird das »Tranceinduktion« genannt. Für gewöhnlich sitzen sich dafür in einer klassischen therapeutischen Hypnosesitzung zwei Personen gegenüber. Die eine Person führt die andere mithilfe spezieller Sprachmuster, einer angenehmen, warmen Stimme und einem Sprachrhythmus, der besonders entspannend auf unser Unbewusstes wirkt, in den Zustand der Hypnose. Man nennt den führenden Part Hypnotherapeut*in oder Hypnotiseur*in und die lauschende Person Hypnotisand*in. Es gibt viele unterschiedliche Tranceinduktionen. Manchmal wird man beispielsweise angeleitet, auf einen Punkt an der Decke zu schauen oder einen Gegenstand mit dem Blick zu fixieren, der schräg über die Augen gehalten wird, bis der Blick müde wird. Dann dürfen die Augen geschlossen werden, und die Hypnosesitzung kann beginnen.

Bei einer Geburt verbringen wir im Idealfall zunächst möglichst viel Zeit zu Hause. In der Regel können wir viele Stunden alleine bleiben, bis die Geburt schon gut fortgeschritten ist. Das heißt, dass die körperlichen Empfindungen häufig bereits sehr intensiv sind, wenn wir uns auf den Weg zu unserem Geburtsort machen oder die Hebamme für eine Hausgeburt zu uns rufen. Wenn wir erst dann mit der Hypnose beginnen würden, wäre das viel zu spät, weil die Schmerzen zu diesem Zeitpunkt ohne Hypnose wahrscheinlich schon sehr stark wären und unser Gehirn Schwierigkeiten hätte, diese Schmerzinformation wieder herunterzuregulieren. Zumindest geht es mir so, wenn ich mit meiner leichten Phobie beim Zahnarzt bin und vergessen habe, mich frühzeitig in Hypnose zu versetzen. Dann schlägt mein vegetatives Nervensystem Alarm, es schaltet in den Sympathikus. Ich höre mein Herz laut schlagen, und mein Atem wird flacher. Wenn nun auch noch Schmerzen durch die Behandlung dazukommen, fällt es mir persönlich sehr schwer, mich jetzt erst in den entspannten Zustand einer hypnotischen Trance zu versetzen. Wenn mich allerdings meine behandelnde Zahnärztin in diesem Zustand durch beruhigende Worte und suggestive Bilder in Hypnose versetzen würde, würde ihr das interessanterweise nun sehr gut gelingen, denn in Stresssituationen sind wir besonders leicht hypnotisierbar. Wenn wir uns allerdings hilflos ausgeliefert fühlen und vor allem nicht angeleitet werden, fällt uns dieser Schritt hingegen häufig schwerer.

Für die Geburt ist daher meine Empfehlung, mit den ersten Wellen bereits in die Hypnose zu gleiten, um sich gemeinsam mit dem Körper optimal einzuschwingen und die Schmerzen gar nicht erst anzufeuern. Deine Geburtswellen haben ihren Rhythmus und ihre Pausen, und auch deine Gehirnwellen dürfen nun langsamer schwingen, dein Herzschlag ist kräftig und ruhig, und dein gesamter Körper findet mehr und mehr zu seinem ganz eigenen Rhythmus. Da du zu diesem Zeitpunkt in den meisten Fällen keine Hebamme an deiner Seite hast und auch keine andere Person, die dich hypnotisieren könnte, kannst du dich am besten selbst in diesen wohltuenden Zustand der Hypnose versetzen. Anders als bei einer hypnotherapeutischen Sitzung bist du also alleine und nutzt deine Technik der Selbsthypnose.

Hierfür gibt es unterschiedliche Möglichkeiten der Tranceinduktion. Wichtig ist, dass du in der Vorbereitung bei *einem* Weg bleibst und ihn regelmäßig wiederholst. In meinen Kursen ist es ein akustischer Weg, der über von mir eingesprochene Audioaufnahmen die Hörerin immer tiefer in Trance versetzt. Das ist eine besonders leichte Art, Selbsthypnose zu erlernen, weil du einfach einer Stimme lauschst und dich von ihr führen lässt. Suche dir am besten im Anschluss an dieses Buch eine*n für dich passende*n Lehrer*in, die oder der dich live oder online unterrichten kann. Es gibt auch Bücher, mit deren Hilfe man Hypnose lernen kann, ich persönlich finde das angeleitete Üben aber sehr viel einfacher. Im Kapitel *Wie finde ich den richtigen Kurs?* gebe ich ein paar Tipps, die dich bei deiner Suche nach einer passenden Begleitung unterstützen können.

MEDITATION UND HYPNOSE

Ich habe bereits ausführlich über den Zustand der Trance geschrieben und du weißt nun schon ziemlich genau, was dabei im Gehirn passiert. Doch was genau ist **HYPNOSE** und was ist dann – im Gegensatz dazu – Meditation? Tatsächlich verschwimmen die Grenzen beider Methoden in der Anwendung teilweise stark, weshalb es schwierig ist, sie scharf voneinander abzugrenzen.

Der hypnotische Bewusstseinszustand ist die nun schon bekannte »Superkonzentration«. Dadurch tritt deine Außenwelt in den Hintergrund, und du beleuchtest mit deiner Aufmerksamkeit wie mit einer Taschenlampe einen bestimmten Punkt, einen Gedanken beispielsweise oder eine Zukunftsvision. Bei der klassischen Hypnose versetzt dich jemand von außen absichtlich in diesen Zustand. Am besten geschieht das – mit einer verantwortungsvollen, seriösen Begleitung – zu deinem eigenen Wohl und nicht als Showeinlage. Dadurch kannst du in einer geschützten hypnotherapeutischen Sitzung dein Unbewusstes erreichen und Dinge in deinem Sinne verändern. Es ist möglich, dich auf besondere Momente in deinem Leben, wie eine Geburt, vorzubereiten und sogar auch traumatherapeutisch zu arbeiten, Ängste zu überwinden oder dein Selbstbewusstsein für die Zukunft zu stärken. Der Zugriff auf dein Unbewusstes birgt ein unglaubliches Potenzial, dein Leben zum Positiven zu verändern. Um dich möglichst leicht in den Zustand der hypnotischen Trance zu versetzen, werden hypnotische Sprachmuster genutzt. Sie »lullen« dich in gewisser Weise ein, und es ist sehr angenehm, ihnen zu folgen. Auch Suggestionen werden genutzt und Vergleiche gezogen, weil wir Menschen von Natur aus sozial und empathisch sind. Dadurch kannst du Schritt für Schritt in den wohligen Zustand der Trance sinken. Dein Vertrauen gegenüber dem Menschen, der dich hier anleitet, ist dabei essenziell, denn nur wenn du vertraust, möchtest du dich auch führen lassen. Den Zustand dieser »Superkonzentration«, den du im Laufe einer solchen Sitzung erreichst, nennt man Hypnose oder hypnotische Trance. Und auch das Ausführen, das Sprechen mit diesen Sprachmustern selbst, nennen wir Hypnose.

Es gibt **MEDITATIONEN**, die eher gesprochene »Traumreisen« sind, wodurch sie der Hypnose ähneln. Hier werden zwar in der Regel keine hypnotischen Sprachmuster gewählt, zumindest nicht bewusst, aber auch wenn du in einer Meditation beispielsweise an einen Strand reist, kann eine hypnotische »Superkonzentration« entstehen. Wenn wir es also ganz genau nehmen, wäre das keine reine Meditation mehr, sondern es wird ein hypnotischer Zustand erreicht. Das geschieht jedoch nicht gezielt. Bei einer klassischen, reinen Meditation hingegen geht es eher darum, nichts zu denken oder zu bewerten und einen Zustand der Leere und Weite zu erreichen – ein Einssein mit dem Leben und dem Universum. Während du dir also bei einer Hypnose etwas ganz Bestimmtes vorstellst, ist es bei der Meditation eher so, dass du auf deinen Atem achtest und übst, frei von ablenkenden Gedanken zu werden, sie vorbeiziehen zu lassen. Bei einer klassischen Meditation aus buddhistischer Tradition geht es darum, letztendlich durch die spirituelle Öffnung des Geistes eine Art »Erleuchtung« zu erfahren. Wenn wir ohne dieses Ziel auf ähnliche, klassische Weise meditieren, so geschieht das häufig, um zu entspannen und Stress zu reduzieren, einem Burn-out vorzubeugen, gesundheitlich für uns zu sorgen und zu uns zu kommen.

Das **MENTALTRAINING** hat im Gegensatz zur Meditation immer ein ganz konkretes Ziel. Ähnlich wie bei der Hypnotherapie nutzt du hier den Zustand der Trance, um etwas im Leben zu verändern. Du wählst ein bestimmtes Ziel, das du vor deinem geistigen Auge konkret visualisierst, und bündelst so die Aufmerksamkeit. Mentaltraining wird häufig im Sportbereich genutzt oder zur »Zielprogrammierung« für beruflichen Erfolg. Häufig nutzen Menschen hierbei die dir bereits bekannte hypnotische »Superkonzentration«, um ihre Ziele zu visualisieren. Das Mentaltraining ist also genau genommen eine selten fremd-, häufiger selbstgesteuerte Form der Hypnose, die weniger therapeutischen Charakter hat, sondern eher leistungsorientiert ist. Es lässt sich für viele Lernprozesse einsetzen, beispielsweise das extrem schnelle Lesen von Texten. Es geht dabei darum, den Geist so zu trainieren, dass er leistungsfähiger ist und im Einklang mit dem Unbewussten effektiver Ziele erreicht.

Du siehst, die Abgrenzung der verschiedenen Methoden ist gar nicht so leicht. Meines Erachtens ist die genaue Unterscheidung in unserem Zusammenhang auch nicht so wichtig. Es gibt viele Überschneidungen, und das ist auch in Ordnung so.

Ich selbst arbeite mit unterschiedlichen Techniken, die alle der Hypnose zugeordnet werden können. Die eingesprochenen Audioaufnahmen, die ich dafür nutze, werden zur **SELBSTHYPNOSE** gezählt, obwohl meine Teilnehmerinnen ja von mir angeleitet werden. Das liegt daran, dass sie selbst die Aufnahmen starten und so die Verantwortung für ihr selbstständiges Üben übernehmen. Außerdem ist es toll, wenn sich meine Teilnehmerinnen am Ende auch selbst in den hypnotischen Trancezustand versetzen können, ohne dass sie meine Stimme dafür noch brauchen. Es gibt auch Aufnahmen, die sie während der Geburt nutzen können, sie müssen es aber nicht. Ich selbst hatte mir bei meiner Geburt keine Hypnose eingesprochen, sondern bin selbstständig in den Zustand der Trance gesunken, was mir gut gelang, weil ich durch jahrelanges Mentaltraining darin sehr geübt war. Tatsächlich hatte ich erst kurz vor der dritten Geburt durch den Tipp einer Freundin plötzlich verstanden, dass ich all mein Wissen als Mentaltrainerin auch auf eine Geburt anwenden konnte. Ab dann wusste ich, was zu tun war. Und auch für dich ist dieser schnelle Weg in die Hypnose erlernbar, ähnlich wie du einen Muskel trainieren kannst.

Es kommt übrigens nicht darauf an, wie viel Zeit du zum Üben insgesamt hast, sondern wie häufig du es wiederholst. Du kannst also entweder zehn Tage nutzen, um jeden Tag einmal zu üben, oder du trainierst zehnmal an einem Tag – das Ergebnis ist das gleiche. Ich bekomme regelmäßig Anfragen von Frauen, die nur wenige Tage vor der

Geburt stehen, weil sie meine Arbeit erst so spät entdeckt haben. Auch ihnen mache ich Mut, denn die Geburtsberichte von Frauen, die in sehr kurzer Zeit die Hypnose intensiv geübt haben, sind in der Regel so positiv, dass es sich absolut lohnt, auch spät mit dem Üben zu beginnen. Schöner ist es natürlich, die Hypnosen über einen längeren Zeitraum zu genießen, denn sie sind wie eine Entspannungsoase in deinem Alltag. Sie sind also nicht nur für die Geburt selbst ein wunderbares Werkzeug, sondern sie bauen Stress ab, fördern eine positive Schwangerschaft, lassen eine große Vorfreude auf die Geburt entstehen, und du entwickelst in dieser Zeit eine innige Beziehung zu deinem Baby, die einfach guttut und auch das spätere Kennenlernen nach der Geburt leichter machen kann.

WARUM EINE GEBURT MIT EINEM MARATHON VERGLEICHBAR IST …

Wenn wir uns eine Geburt anschauen und auch wenn wir über Geburten sprechen, fällt oft das Wort »Anstrengung«. Eine Geburt ist definitiv eine Herausforderung – sowohl körperlich als auch geistig. Daher ist es sinnvoll, uns einmal andere körperlich und mental herausfordernde Tätigkeiten anzuschauen und auch, wie wir mit ihnen umgehen.

Ich vergleiche Geburten sehr gerne mit Hochleistungssport. Viele Sportarten sind geeignet, um vergleichend auf bestimmte Aspekte der Geburt einzugehen. Der Marathonlauf, ein extrem langer Dauerlauf von 42,195 Kilometern Länge, eignet sich hier besonders gut. Ihren Ursprung hat diese Sportart im alten Griechenland, wo der Legende nach der Bote Pheidippides von Marathon nach Athen gelaufen sein soll, um den Sieg über die Perser zu verkünden. Die Anstrengung und Ausdauer, die ein Marathon dem Läufer oder der Läuferin abverlangt, ist der Punkt, der für uns interessant ist. Feststeht, dass wir für die körperliche Anstrengung eines solchen Laufs viel Training benötigen, dass wir lernen müssen, uns zu stärken und unsere Kraft einzuteilen. Der große Vorteil beim Marathon im Vergleich zur Geburt ist, dass wir uns über Monate hinweg langsam steigern und ihn exakt so trainieren können, wie wir ihn auch im Wettkampf laufen würden. Das ist bei einer Geburt natürlich nicht möglich, weil wir nur »trocken« üben können. Ich möchte daher auf etwas anderes hinaus, das wahrscheinlich jeder Läufer und jede Läuferin schon einmal erlebt hat.

Stellen wir uns einmal Folgendes vor: Marie will einen Marathon laufen. Sie befolgt einen gut ausgearbeiteten Trainingsplan und trainiert mehrmals die Woche. Irgendwann weiß sie ganz genau, wie sie ihre Kräfte einteilen muss, um die 42 Kilometer in ihrer persönlichen Wunschzeit zu laufen. Marie läuft los. Ihre Gedanken und Sinne sind wach, sie nimmt das Zwitschern der Vögel wahr, den Untergrund, auf dem sie läuft, und auch eine kleine Sorge keimt in ihr auf, weil in den letzten Wochen immer mal wieder ihr Knie etwas gezwackt hat. Das spürt sie auch jetzt und hofft, dass es stabil bleibt. Marie läuft weiter, sie schaut auf die Uhr, macht sich noch mal klar, wann sie ankommen möchte, und freut sich schon auf das erfüllende Gefühl im Ziel. Langsam findet sie gut in einen regelmäßigen Atem- und Laufrhythmus, und ihre Gedanken schweifen ab. Sie denkt über die Arbeit nach und was sie morgen alles noch zu erledigen hat, denkt an ihre Beziehung, an ihre Kinder und erinnert sich auch an eine Situation aus ihrer eigenen Kindheit, über die sie schmunzeln muss. Weiter geht es im Rhythmus des gleichmäßigen Atmens, im Rhythmus ihrer Schritte. Mit den Kilometern und der Anstrengung fokussiert sich ihr Geist ganz von allein mehr und mehr. Wie in einem Tunnel ist sie, sie bemerkt nicht mehr viel vom Außen. Irgendwann ist da nur noch dieser immer gleiche Rhythmus ihrer Schritte und eine angenehme Stille in ihrem Kopf. Den leichten Schmerz im Knie spürt sie nicht mehr. Nur dieser eine Schritt, dieser Atemzug, der Weg vor ihr, sonst nichts. Es ist fast wie Fliegen.

Nach der Halbmarathonmarke ist Tobias, ihr Trainer, auf dem Fahrrad an ihrer Seite. Wenn Marie Wasser braucht, streckt sie ihre Hand aus, trinkt einen Schluck und gibt die Flasche zurück. Sie läuft dabei einfach weiter. Tobias erkennt irgendwann, dass Marie ihre Hände zu Fäusten ballt, und sagt: »Hände locker!« Marie setzt es um. »Mehr Armbewegung«, empfiehlt Tobias nun. Marie setzt es um. Sie bleibt ganz bei sich und ihrem Lauf. Die beiden sind ein gutes Team, und Marie nimmt Tobias gar nicht wirklich wahr. Sie spürt ihn an ihrer Seite, das ist ein gutes Gefühl, und dennoch bleibt sie ganz bei sich, in ihrem Rhythmus, hoch konzentriert – im Tunnel.

Die Kilometer 30 bis 35 sind in der Regel bei einem Marathon besonders hart. Genau in dieser Phase bekommt Tobias plötzlich eine SMS. Sie ist von Anton, Maries Sohn, der sich ausgesperrt hat. Er kann den hinterlegten Schlüssel nicht finden. Hat seine Mutter ihn versteckt oder einem Nachbarn gegeben? Tobias fragt also Marie: »Anton hat sich ausgesperrt, wo ist denn der Schlüssel?« Marie versteht im ersten Moment die Frage nicht. »Marie, Anton hat sich ausgesperrt und meint, du hättest irgendwo einen Schlüssel hinterlegt. Wo war das?« »Äh, weiß ich gerade nicht – ääääh, ich glaub, unter dem Stein links neben der Tür. – Nein, warte! Andrea hat ihn! Er soll eben zu Andrea rübergehen!« – Was passiert nun bei diesem kurzen Gespräch mit Maries Laufstil? Sie strauchelt kurz, wird langsamer, verliert ihren Fokus. Ihr Atem gerät aus dem Rhythmus, sie ist auf einmal unfassbar erschöpft, und zu guter Letzt tut auch noch ihr Knie plötzlich höllisch weh. Sie weiß nicht, wie sie die letzten zwölf Kilometer schaffen soll. Sie flucht! Musste das jetzt wirklich sein? Sie braucht nun eine ganze Weile, bis sie wieder hineinfindet in ihren Rhythmus. Atem, Schritte. Atem, Schritte. So kommt sie endlich erschöpft ins Ziel.

Wie wir in diesem Beispiel sehen können, entsteht das faszinierende Phänomen der Hypnose beim Sport häufig ganz von selbst. In Maries Fall wird durch die regelmäßige körperliche Bewegung und Anstrengung die Wahrnehmung immer fokussierter. Gleichzeitig blendet Marie automatisch mehr und mehr ihre Umwelt aus. Es scheint fast so, als würde sich ihre Konzentration bündeln, bei gleichzeitigem Ausschalten anderer Sinneseindrücke. Genau dieser Zustand ist gemeint, wenn wir von Hypnose sprechen.

Als Zuschauer wissen wir instinktiv, wie wir Menschen bei einer sportlichen Höchstleistung gut begleiten können. Wir wissen, dass es die Sportlerin aus dem Takt bringen würde, wenn wir fragen: »Ist es sehr schlimm?« Auch ein »Soll ich dich ein Stück auf dem Gepäckträger mitnehmen?« oder »Es tut mir furchtbar leid, dich so leiden zu sehen« wäre hier nicht hilfreich. Das liegt an unserer Erfahrung mit dem Phänomen dieses geistigen Zustands, welchen wir unbewusst während einer sportlichen Anstrengung erleben. Kindern fehlt dieser Zugang bis zu einem gewissen Alter. Es kann gut sein, dass ein Kind seinen Vater beim Gewichtheben beobachtet und fragt: »Papa, tut das weh?« Aber Erwachsenen ist klar: Diese Frage stört eher, als dass sie hilft. Für die Geburt bedeutet das, dass wir sehr wohl eine gebärende Frau begleiten und unterstützen können. Wir können ihr Wasser reichen und sie zur Toilette begleiten, die Hebamme könnte auch empfehlen, ihre Position einmal zu verändern. Ihr kann mitgeteilt werden, dass sie gleich untersucht oder ein CTG angelegt wird. All das kann im Zustand hypnotischer Trance am Rande wahrgenommen werden und bringt die Frau in der Regel nicht aus ihrem fokussierten Zustand. Ungleich schwieriger wird es, wenn man fragt, ob sie schon sehr starke Schmerzen hat oder ob man ihr irgendwie helfen kann. Es gibt also Kommunikation, die stört, und solche, die bestärkt. Und die gute Nachricht ist: Letztere lässt sich lernen.

... ODER MIT EINER BERGBESTEIGUNG

Im letzten Kapitel habe ich schon einen entscheidenden Unterschied zwischen Marathon und Geburt angedeutet: Beim Marathon weißt du, was kommt. Du hast die Streckenlänge trainiert, dich mit der Wegführung vertraut gemacht, du kennst die Verpflegungsstellen und Standorte deiner Unterstützer. Eine Geburt hingegen ist einzigartig. Sie ist wie ein Berg, den noch nie jemand vor dir bestiegen hat. Du ahnst vielleicht, wie der Pfad sich nach oben winden könnte, wenn du hinaufblickst. Aber letztendlich weißt du nicht, was auf dich wartet. Liegen vielleicht große Steine im Weg, und du musst deine Route ändern? Das wirst du erst später feststellen. Du weißt nur: Der Weg wird anstrengend, denn der Berg ist wirklich hoch. Es gibt auch ein paar Steilwände, an denen du wahrscheinlich hochklettern musst. Gleichzeitig hast du so gut trainiert, dass du dich auf diese Herausforderungen sogar freuen kannst, weil es zwar anstrengend sein wird, aber gleichzeitig gut machbar.

Wenn du endlich deinen Berg besteigst, spürst du die Herausforderung. Du hast gute Wanderschuhe an, deine Trinkflasche parat und auch ein Seil dabei. Du gehst Schritt für Schritt weiter hinauf, kletterst ein Stück, wanderst wieder. Irgendwann fühlst du dich erschöpft und gleichzeitig stark. Du bleibst auf einer kleinen Anhöhe stehen, drehst dich um und blickst über die Berge. Was für eine unglaubliche Aussicht! Die Natur in all ihrer Schönheit zeigt sich dir hier an diesem unberührten Ort, den du niemals entdeckt hättest, wenn du diesen Weg nicht auf dich genommen hättest. Du spürst, wie wieder mehr Kraft in deinen Körper fließt, und gehst weiter, Schritt für Schritt. Immer neue Herausforderungen begegnen dir, und für eine Steilwand kurz unterhalb des Gipfels brauchst du noch mal all deine Kräfte. Oben angekommen, fühlst du dich wie die Königin der Welt. Du bist es, die zu so einer unglaublichen Leistung fähig war. Ja, vielleicht musstest du zwischendurch auch mal einen anderen Weg nehmen, umdenken, vielleicht brauchtest du Hilfe durch ein Seil. Aber das alles macht gar nichts, wenn du am Ende hinunterschaust und siehst, was du Unglaubliches geschafft hast! Voller Stolz blickst du dich um, siehst die Berge und genießt diesen einmaligen Ausblick, den du dir selbst erarbeitet hast.

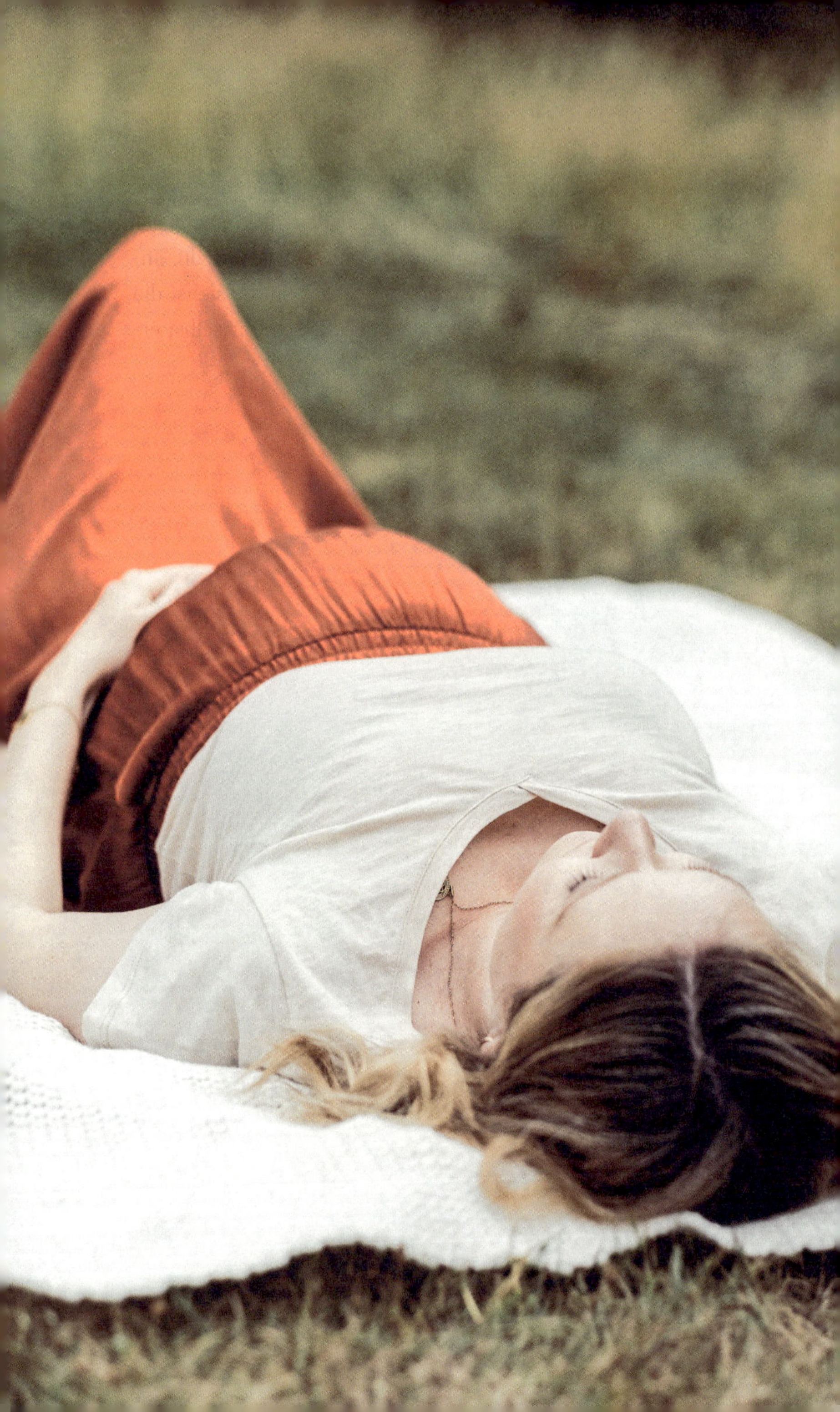

HYPNOSE UND GEBURT

◀ SASKIA (GYNÄKOLOGIN)

»Für mich war es sowohl während der Schwangerschaft als auch bei der Geburt toll, einen inneren Ruheort zu haben, wo ich mich auf mich und meine Tochter fokussieren konnte und mein Denken in den Hintergrund rückte.«

DAS UNBEWUSSTE

Viele unserer alltäglichen Handlungen sind uns bewusst. Wir können sie willentlich steuern. Gleichzeitig laufen die meisten Wahrnehmungen und Aktivitäten automatisiert ab. Wir reagieren auf äußere Einflüsse oft intuitiv oder so, wie wir es gewohnt sind. Diese Automatismen sind meistens sinnvoll, zum Beispiel bei der Partnerwahl. Wir können innerhalb kürzester Zeit instinktiv sagen, ob jemand zu uns passt oder nicht. Je länger wir darüber nachdenken und uns durch ein interessantes Gespräch, Komplimente oder anderes beeinflussen lassen, desto mehr verfälscht sich das Ergebnis, und wir treffen eventuell eine weniger gute Wahl.

Auch die meisten unserer Bewegungsabläufe geschehen wie von selbst. Wenn wir Fahrrad fahren, müssen wir nicht darüber nachdenken, was wir gerade genau machen. Dadurch werden Kapazitäten frei, sodass wir gleichzeitig entspannt mit jemandem sprechen oder über andere Dinge nachdenken können. Anders ist es, wenn wir das Fahrradfahren erst neu erlernen: Dann brauchen unser Gehirn und unser Körper Übung, bis die Bewegungsabläufe internalisiert, also zur Gewohnheit geworden sind.

Ebenso unbewusst wie die Reaktion auf Begegnungen oder Bewegungsabläufe sind oft innere Überzeugungen, die wir aus der Kindheit mitbringen. Ein Mensch, der aus einer Familie kommt, in der sich die Eltern einig waren, dass das Leben es nicht gut mit ihnen meint, hat es sicher schwer, andere, positivere Gedanken zu etablieren und sein Leben selbst in die Hand zu nehmen. Bei mir war es so, dass ich als Kind den Eindruck hatte, Arbeit sei eine lästige und anstrengende Pflicht. Ich habe zwar später immer nur das beruflich gemacht, was mich erfüllt und glücklich macht, merke aber, dass ich manchmal ein schlechtes Gewissen habe, weil ich denke, ich müsste mehr »leiden«, um

»richtig« oder »vernünftig« zu arbeiten. Oder ich denke, ich müsste meine Arbeitszeiten vor anderen rechtfertigen. Dann sage ich: »Ich muss noch arbeiten.« Statt: »Ich möchte noch etwas tun.« Unser Unbewusstes möchte, vereinfacht gesagt, immer für Deckungsgleichheit sorgen. Das, was wir denken und glauben, soll möglichst mit dem übereinstimmen, was wir sehen und erleben. Wenn ich also denke, »wer Geld verdienen möchte, muss sich zusammenreißen und hart arbeiten«, neigt mein Unbewusstes dazu, mich entweder Freude an der Arbeit erfahren zu lassen, dafür aber kaum von meiner Arbeit leben zu können, oder einen Job zu machen, der mich unglücklich macht, dafür aber genug Geld zur Verfügung zu haben.

Im Kapitel *Erwartungshaltung* habe ich dir von meiner Freundin berichtet, die sicher war, dass ihre Geburt positiv verlaufen würde, weil alle Frauen in ihrer Familie immer ganz leichte Geburten hatten. Mit diesen positiven Erzählungen ist sie aufgewachsen – und so war es dann auch bei ihr. Ihr Instinkt und Unbewusstes haben sie so gelenkt, dass sie genauso schöne Geburten erleben konnte wie ihre Mutter, ihre Oma und ihre Urgroßmutter. Und ihre Tochter hat nun auch schon zwei Kinder auf diese Weise zur Welt gebracht. Natürlich bedeutet das nicht, dass sie durch ihre innere Einstellung verhindert hat, dass es zu einer Komplikation hätte kommen können. Komplikationen kommen auch bei Tieren gelegentlich vor. Aber die allermeisten Geburten verlaufen von Natur aus komplikationsfrei. Wenn du dich unbewusst und bewusst auf deine schöne natürliche Geburt freust, ist die Chance sehr viel größer, diese auch zu erleben, wie mehrere Studien zu den psychologischen Aspekten einer Geburt nahelegen.[5]

Die meisten Frauen haben dieses tiefe Vertrauen, dass Geburten eine wundervolle Erfahrung sein können, leider nicht von Natur aus. Sie sind eher geprägt von dramatischen Geschichten und Filmen.

---

5 Hoffmann / Banse 2019.

Manche haben das sogar schon selbst erfahren und fanden so ihre Befürchtungen bestätigt und gefestigt. Die Frage ist nun, wie man diese einmal für richtig akzeptierte »Wahrheit« ändern kann. Dafür ist es hilfreich, unser Unbewusstes zu erreichen und an das anzupassen, was wir wirklich wollen.

Stelle dir vor, dein **UNBEWUSSTES** ist ein wunderschöner, großer Elefant, der sehr gut funktionierende Sinnesorgane hat. Er kann also besonders gut hören, riechen, fühlen – und hat ein großes Herz. Er ist empfindsam und verfügt über ein ausgezeichnetes Gedächtnis. Er ist mit »Wahrheiten« gefüttert worden, die er so verinnerlicht hat, dass er sein Verhalten und alles, was ihm im Alltag begegnet, darauf abstimmt und versucht, es mit seiner Umwelt deckungsgleich zu machen. Wenn dein Elefant (dein Unbewusstes) also denkt, dass sich deine Eltern an Weihnachten bestimmt wieder streiten und alle schlechte Laune haben, wirst du die kleinste Meinungsverschiedenheit als Streit interpretieren und alle Gespräche in diese Richtung deuten. Dieses Phänomen nennt man auch »Confirmation Bias« oder »selektive Wahrnehmung«.

Dein Elefant ist – wie bei allen Menschen – ein Teil von dir. Er begleitet dich treu durch dein Leben und achtet darauf, dass du recht behältst. Das heißt, auch Überzeugungen, die dir nicht guttun, werden tendenziell gerne bestätigt. Der Elefant will von Herzen, dass es dir gut geht, und ist häufig sogar klüger als dein Verstand. Er sieht Schwierigkeiten früher kommen und ist darauf bedacht, dich zu beschützen. Gleichzeitig möchte er auch, dass all das, was dich bisher gut durchs Leben gebracht hat, so bleibt, wie es ist. Wenn du als Kind häufig für deine Tollpatschigkeit belächelt wurdest und dir als Erwachsener häufiger mal was herunterfällt oder du dich an Möbeln stößt, denkst du womöglich: »War ja klar, dass mir das wieder passiert.« Alles ist beim Alten – und das mag dein Elefant. Klar sind weder Scherben noch Beulen schön, aber was neu ist und dem Alten widerspricht, könnte potenziell gefährlich sein. Vielleicht ahnst du schon, was dein Elefant nun braucht, um ein altes Muster zu ändern: viel Zeit, Geduld und Wiederholung.

Stell dir nun vor, dass auf diesem Elefanten eine kleine vor sich hin plappernde Maus sitzt. Sie denkt besonders schnell und analysiert, plant, rechnet und bewertet permanent, was du so erlebst. Sie steht für dein **BEWUSSTSEIN**. Diese Maus ist auf den Elefanten angewiesen, sie kann nicht unabhängig von ihm existieren. Er trägt sie sicher durch alle Unwägbarkeiten und schützt sie mit seinem großen Körper. Gleichzeitig ist sie bei den meisten Menschen »lauter« als der Elefant. Dadurch sind wir so mit unserem Verstand und Denken identifiziert, dass der Elefant ganz im Verborgenen bleibt. In unserem Alltag wird häufig nur die Maus befragt. Und weil sie kluge Ideen hat, fällt der Elefant gar nicht so sehr auf. Doch das System funktioniert nur mit dem Elefanten und der Maus. Nur die beiden zusammen haben es ge-

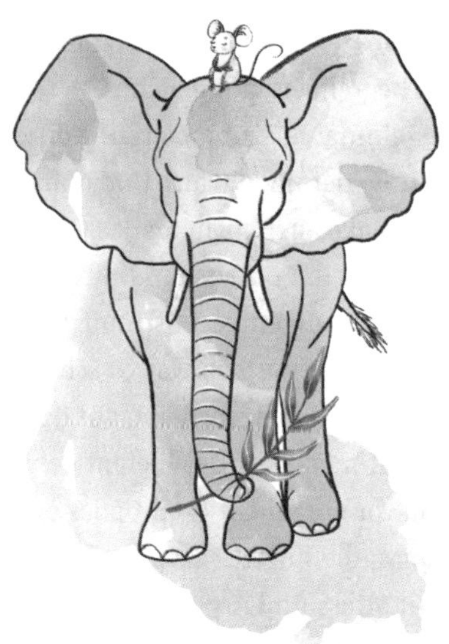

schafft, dass du alle Gefahren, die dir bislang in deinem Leben begegnet sind, so überstanden hast, dass du heute lebst.

Doch auch in den besten Partnerschaften verläuft nicht alles reibungslos. Ab und zu arbeiten Maus und Elefant gegeneinander. Das passiert nicht aus böser Absicht, sondern durch gewisse Verständigungsschwierigkeiten. Der Elefant kann zwar sehr gut hören, vor allem Musik, angenehme Stimmen und vielleicht das gemütliche Knistern von Feuer im Kamin mag er gerne, aber wenn die Maus ihre langen klugen Vorträge hält, schaltet er manchmal ab. Während einer Matheklausur in der Schule flüstert die Maus vielleicht zitternd: »O nein, hoffentlich krieg ich jetzt keinen Blackout!« Der Elefant – noch ganz in Gedanken, versteht leider nur das Signalwort: »Blackout!« Und nimmt all seine Kraft zusammen. Er weiß: Mit schlechten Mathezensuren hast du bislang überlebt. Die Maus hat ihn an die Blackout-Option erinnert. Sie stimmt – das weiß der Elefant – mit eigenen Erfahrungen und vielleicht auch dem Urteil der Mutter überein. Alles verläuft in alten Bahnen, alles wunderbar. Sogenannte Negierungen – »nein«, »kein«, »nicht« – sorgen beim Elefanten gern für einen Aussetzer. Diese Wörter begreift er häufig nicht.

Hast du Lust, es einmal auszuprobieren? Konzentriere dich kurz, nimm dir Zeit und atme tief ein und aus. Und nun denke bitte nicht an einen Kühlschrank. Denke auch nicht an das Geräusch, das der Kühlschrank macht, wenn du ihn öffnest, und nicht an den Duft von frischen Erdbeeren, der dir nun entgegenströmt. Ist es dir gelungen, an all das nicht zu denken? Vermutlich war es schwierig, oder? Die Frage ist also, auf was du dich konzentrierst, auf das, was du möchtest, oder das, was du nicht möchtest. Der Elefant geht dahin, was du dir vorstellst, egal, ob davor ein »nicht« steht oder ein »gerne«. Dass die schlechte Zensur in Mathe für die Maus jetzt gar nicht so toll ist und auch einhergeht mit Stress und Ärger, ist ihm nicht bewusst, wichtig ist nur, dass dein Bild über dich und die Welt mit deiner Erwartungshaltung übereinstimmt. Versorge deinen Elefanten also mit positiven

Überzeugungen, die du tief verinnerlichst. Was brauchen deine persönliche Maus und dein persönlicher Elefant, um gemeinsam Hand in Hand mit dir zu einer friedlichen Geburt aufzubrechen?

Zum Glück gibt es Möglichkeiten, wie die Maus so mit deinem Elefanten kommunizieren kann, dass er sie gut versteht und genau in die Richtung unterwegs ist, die du dir auch wirklich wünschst. Am schnellsten und einfachsten gelingt das mithilfe der Hypnose. Hier wird eine Sprache verwendet, die es deinem Elefanten leicht macht, der neuen Gedankenbahn zu folgen und dabei alles so zu verstehen und umsetzen zu wollen, wie du es möchtest. All deine Sinne werden angesprochen. Dein Gehirn verändert sich währenddessen in seiner Aktivität. So können neue Informationen abgespeichert werden und sich tief im Unbewussten verankern. Wenn du ganz im Wachbewusstsein wärst, bestünde nur wenig Kommunikationsmöglichkeit zwischen Maus und Elefant. Im hypnotischen Zustand hingegen kommunizieren sie ganz wunderbar miteinander. Auch dieses Buch kann dich darin unterstützen, dich mehr und mehr unbewusst auf eine schöne Geburt einzuschwingen und Vorfreude zu entwickeln.

Es birgt unglaubliches Potenzial, wenn dein Elefant den Trampelpfad in Richtung positive Geburt in der Schwangerschaft bereits so häufig geht, dass er zu einer breiten Landstraße wird. Darüber hinaus hilft es dir natürlich auch bei der Geburt selbst, in Hypnose zu gehen. Sie verbindet dich mit deinem Elefanten und dadurch mit deiner Intuition. Dein Elefant weiß ganz genau, wie dein Baby im Bauch liegt, welche Bewegung jetzt hilfreich ist oder ob du vielleicht etwas essen solltest. Der Zustand hypnotischer Trance steigert deine Kraft und dein Selbstvertrauen und schenkt dir ein Gefühl von Selbstbestimmung. Du wirst staunen, wie du dich durch die Hypnose von äußeren Störfaktoren abgrenzen und ganz bei dir bleiben kannst, egal, wie viele Menschen dich begleiten, egal, wie viele Geräusche und Gerüche auftauchen. Im Zustand der Hypnose kann dies alles in den Hintergrund treten, es wird unwichtig und umgibt dich wie eine wärmende Decke, während du dich ganz deiner Geburt hingeben kannst. Das geschieht gerade dann besonders leicht, wenn schon in deiner Schwangerschaft mögliche Geräusche oder andere Irritationen, die während der Geburt auftauchen könnten, durch Hypnosen umgedeutet wurden.

Wenn dich während der Geburt jemand anspricht und du darauf antworten möchtest, hilft dir die Maus, kurz »aufzutauchen«. Sie kann dann mitdenken und dich dabei unterstützen, eine Entscheidung zu treffen. Durch die Übung in deiner mentalen Geburtsvorbereitung kannst du die unterschiedlichen Bewusstseinszustände leicht wechseln. In der Wellenpause tauchst du – wenn nötig – kurz auf, antwortest, um dann möglichst vor der nächsten Welle schon wieder tief in den angenehmen Zustand der Hypnose abgetaucht zu sein. Abgesehen von diesen kurzen Momenten des Mitdenkens darf sich deine Maus auf den Kopf des Elefanten legen und entspannen. Sie hat zum Zeitpunkt der Geburt nur wenig zu tun, denn die ganze Weisheit steckt im Elefanten. Er gibt dir Impulse, dich zu bewegen, wenn es deinem Baby hilft, er arbeitet, wie alle Elefanten es seit Jahrmillionen tun, um Babys sicher auf die Welt zu bringen. Er ist im Augenblick der Geburt dein treuester Begleiter und weisester Freund.

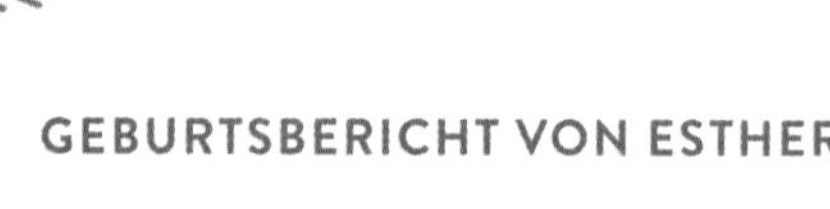

GEBURTSBERICHT VON ESTHER

Ich habe ungefähr vier Monate vor der Geburt meines zweiten Kindes Kristins Podcast entdeckt und mit wachsender Begeisterung einzelne Folgen angehört. Sechs Wochen vor der Geburt entschied ich mich dazu, mich mit dem Onlinekurs vorzubereiten. Für mich war es zum Teil schwierig, neben Arbeiten und Familienalltag mit dreijähriger Tochter regelmäßig die Hypnosen zu machen, und ich war mir nicht ganz sicher, ob meine Vorbereitung reichen würde, um den inneren Elefanten »umzupolen«. Wie sich dann aber bei der Geburt gezeigt hat, war ich super vorbereitet und konnte dank Hypnose und der Atmung mit den Wellen sehr gut umgehen.

Manchmal haben Frauen, die bereits ein oder mehrere Kinder haben, Sorge, dass sie nicht genug Zeit in die Geburtsvorbereitung investiert haben. Meistens ist das aber unbegründet, und sie können den Zustand hypnotischer Trance sehr gut abrufen, wenn es so weit ist. Die Atemtechnik, von der Esther spricht, vermittle ich in meinem Onlinekurs durch Videos und geleitete Audioaufnahmen. Sie wird in der Schwangerschaft regelmäßig geübt. Dadurch fand Esther ganz von allein zu Beginn der Geburt hinein.

Zwei Wochen vor dem errechneten Termin kündigte sich die Geburt langsam an. Vorwiegend nachts hatte ich zum Teil schon regelmäßige Übungswellen, auf die ich im Halbschlaf fast automatisch mit der Atemtechnik reagierte und die ich so noch einmal trainieren konnte. Das fühlte sich sehr gut an und beruhigte mich ein bisschen. Ich war nämlich mental und auch organisatorisch noch nicht bereit. Deshalb bat ich mein Baby, noch ein bisschen zu warten.

Am Tag der Geburt wachte ich nachts um ein Uhr wegen regelmäßiger Wellen auf. Ich war etwas unsicher, ob ich schon in Hypnose gehen oder lieber die Abstände der Wellen messen sollte. Ich entschied mich für die App und konnte so feststellen, dass die Abstände über eineinhalb Stunden hinweg durchschnittlich schon fünf Minuten betrugen.

Esther war unsicher, ob sie die Wellenabstände zu Hause tracken oder einfach in Hypnose bleiben soll. Sie hat sich für das Tracken entschieden, was für sie gut funktioniert hat. Hier besteht allerdings ein gewisses Risiko, den hypnotischen Bewusstseinszustand so nicht halten zu können, daher würde ich eher empfehlen, die Geburtsbegleitung die Wellenabstände messen zu lassen oder nach dem eigenen inneren Impuls zu gehen, wann du zum Geburtsort aufbrechen möchtest.

Ich rief im Geburtshaus an, und die Hebamme empfahl mir, in die Badewanne zu gehen. So genoss ich ein einstündiges Bad mitten in der Nacht im Kerzenschein. Ich fand es sehr romantisch, mich verbunden mit meinem Baby auf die Geburtsreise einzustimmen. Die Atmung und Tiefenentspannung klappten super, und ich kam sehr gut zurecht mit den Wellen, die in der Badewanne etwas leichter und mit größerem Abstand kamen.

Häufig empfehlen Hebammen beim ersten Anruf den Frauen, einmal in die Badewanne zu gehen, um zu prüfen, ob die Wellen intensiv bleiben oder wieder weggehen. Wenn sie wieder verschwinden, ist es nämlich in der Regel noch nicht nötig, zum Geburtsort aufzubrechen.

Bei einem erneuten Telefonat mit der Hebamme beschlossen wir, dass sie um sieben Uhr zu uns nach Hause kommen und uns je nach Befund des Muttermunds ins Geburtshaus mitnehmen würde. Für alle, die kein Auto besitzen, boten meine Geburtshaushebammen Hausbesuche und Abholservice an, was für uns echt toll war und viel Stress nahm. Der Muttermund war erst ein Fingerbreit offen, aber da die Intensität der Wellen trotz äußerer Einflüsse – Untersuchung, Ankunft meiner Mutter, Abschied von meiner größeren Tochter – nicht aufhörten, durften wir ins Geburtshaus fahren. Für diese äußeren Einflüsse begab ich mich bewusst in den äußeren Raum, danach tauchte ich auf der halbstündigen Autofahrt sofort wieder in die Hypnose ab. Die Wahrnehmung der Wellen war im Trancezustand wirklich erstaunlich und bestärkte mich, bei mir und meinem Baby zu bleiben.

Wenn die Wellen schon zu intensiv sind, fällt es den Frauen manchmal schwer, nach einer Unterbrechung wieder zurück in die Hypnose zu finden. Zum Glück klappte es hier sogar während der Autofahrt richtig gut.

Im Geburtshaus angekommen, durften wir nach einem Frühstück unser Wochenbettzimmer beziehen. Ich wollte nur wenig essen und war froh, mich ins Zimmer zurückziehen zu können. Die nächsten Stunden verbrachte ich auf dem Bett in Seitenlage mit einem Stillkissen zwischen den Beinen und Kristins Stimme im Ohr. Ich war ganz bei mir und meinem Baby und konzentrierte mich auf meinen wunderbar arbeitenden Körper. Ab und zu kam meine Hebamme, beobachtete mich, gab einen Input, massierte mit Öl sanft meinen Bauch, legte ein Wärmekissen auf die Leisten oder untersuchte meinen Muttermund. Mein Partner lag die ganze Zeit neben mir auf dem Bett, setzte mir, wie wir es zuvor geübt hatten, ab und zu einen hypnotischen Anker – nachdem ich auf dem Klo war, nach einem Positionswechsel, nach der Untersuchung –, ansonsten las er in einem Buch.

Hypnotische Anker können beispielsweise Berührungen, Geräusche oder Gerüche sein, die zuvor in entsprechenden Hypnosen mit einer bestimmten Reaktion verknüpft wurden. So kann man hypnotische Anker von seiner Geburtsbegleitung empfangen, die einen augenblicklich zurück in den wohligen Zustand der Hypnose bringen können, wenn man einmal rausgekommen sein sollte. Hypnotische Anker geben also der Begleitung ein tolles Werkzeug an die Hand, wie sie die Gebärende gut unterstützen kann. Zusätzlich können auch Hypnosen unterstützen, mit denen sich die Schwangere einen Anker selbstständig setzen können.

Um 15 Uhr war der Muttermund auf fünf Zentimeter geöffnet und die Fruchtblase noch intakt. Zu dieser Zeit waren die Wellen sehr intensiv. Ich war immer noch im tiefenentspannten Zustand und konzentrierte mich auf meine Atmung. Um 17 Uhr untersuchte mich die Hebamme nochmals und meinte, es sei alles ganz weich und bereit für die Geburtsphase, aber da die Fruchtblase so prall gefüllt und noch nicht geplatzt sei, könne das Köpfchen gar nicht in den Geburtskanal rutschen.

Sie empfahl mir aufzustehen und im Freien herumzugehen, damit die Blase platzte.

Ich konnte mir zu diesem Zeitpunkt fast nicht vorstellen, meine Position zu ändern, aber mithilfe meines Partners schaffte ich es, mich anzuziehen und den Spaziergang zu wagen. Es war für mich unmöglich, draußen im tiefenentspannten Zustand zu sein, und ich hielt mich an die Atemtechnik. Die frische Luft tat mir gut, aber der Umgang mit den Wellen war sehr schwierig, und ich benötigte die Hilfe meines Partners sehr stark, was schön für ihn war, endlich konnte er auch etwas »tun«. Gemeinsam baten wir unser Kind, jetzt doch bitte die Reise durch den Geburtskanal anzutreten.

Tatsächlich platzte kurz darauf die Fruchtblase. Das war eine riesige Erleichterung. Die danach folgende Untersuchung ergab, dass das Köpfchen tiefer getreten und in der richtigen Position war. Sofort gingen wir ins Geburtszimmer, und ich durfte in die Badewanne, wie ich es mir gewünscht hatte. Das Atmen half mir beim Bewältigen der Schlusswellen enorm. Bei jeder Welle stellte ich mir vor, dass ich sie von Beginn an auf einem Surfbrett emporreite. Meine Hebamme nahm dieses Bild auf und begleitete mich mit Sätzen wie »Bleib oben, ja, sofort wieder aufs Brett steigen, du schaffst das, super.« Ich empfand diese verbale Begleitung als sehr hilfreich. Die Geburtsphase in der Badewanne dauerte nur ungefähr 30 Minuten und war einfach überwältigend schön und intensiv.

Esther und ihre Hebamme haben wunderbar miteinander harmoniert. Die Hebamme übernahm sogar die inneren Bilder von Esther und verstärkte sie durch ihre Worte. Großartig! Es hätte auch sein können, dass Esther das eher rausgebracht hätte, dann wäre es wichtig gewesen, das kurz zu äußern. So, wie es war, war es allerdings für alle ideal.

Ich durfte im Gegensatz zu meiner ersten Geburt den Pressdrang und die unfassbar starke Kraft meines Körpers spüren und mitgehen. Das fand ich sehr befriedigend und toll. Ich konnte mein Baby Welle für Welle nach unten atmen und in meine Hände schieben. Das war eine unglaubliche und sehr stärkende Erfahrung für mich. Unser kleiner Sohn kam ganz entspannt auf die Welt, öffnete die Augen und schaute neugierig umher. Ein riesiges Wunder! In den folgenden Stunden blieb für uns die Welt stehen, und wir bestaunten ganz verzaubert unser perfektes kleines Baby.

Mir ging es im Wochenbett sehr gut. Ich hörte auf meinen Körper, ließ mich umsorgen, und wir hatten bewusst nur wenig Besuch. Die Rückbildung ging schnell vonstatten, und die kleine Schürfung heilte super. Ich bin unendlich dankbar, dass ich durch Kristins Methode das Vertrauen in meinen Körper (wieder)gefunden habe und ein absolut selbstbestimmtes und positives Geburtserlebnis haben durfte. Diese Erfahrung hat mich als Frau so bestärkt und ist ein unvergesslicher Höhepunkt in meinem Leben. Ich wünsche allen Frauen, dass sie mit Vertrauen in die Natur und unseren wunderbaren Körper eine selbstbestimmte und friedliche Geburt erleben dürfen.

DEIN SICHERER ORT FÜR DIE GEBURT

Wie du bereits im Kapitel *Erwartungshaltung* erfahren hast, möchte sich unser Körper instinktiv zurückziehen, wenn wir Kinder bekommen. Wenn wir unser Baby im Krankenhaus oder auch in einem Geburtshaus zur Welt bringen und zuvor einen Weg dorthin zurücklegen müssen, ist es für unsere kraftvolle Körperintelligenz schwierig, dieses Verhalten als »sicher« einzustufen. Denn unser Elefant fühlt sich vor allem in unserem Schlafzimmer wohl und beschützt, er versteht nicht, warum du aufbrechen möchtest. Unser Zuhause während der Geburt zu verlassen, macht ihn nervös, weil er im Außen Gefahren vermutet. In dieser Überzeugung greift der Elefant auf ein uraltes Programm zurück, denn unser weiser, alter Elefant möchte uns vor feindlichen Tieren oder fremden Menschen in der hilflosen Situation der Geburt beschützen. Unsere Maus hingegen sieht das wiederum vielleicht ganz anders und schätzt die Klinik als idealen Geburtsort ein.

Das ist natürlich ein Dilemma. Mir begegnen immer wieder Frauen, die sich fragen, wie sie diesen Widerspruch überwinden können. Gerade dann, wenn sie größere Zweifel haben, ob sie sich in einer Klinik wohlfühlen können, ist das eine Herausforderung. Zum Glück gibt es einen »Trick«, mit dem unsere Maus unserem Elefanten klarmachen kann, dass alles gut ist, selbst wenn wir uns mitten unter Geburt von unserem Zuhause wegbewegen: die Hypnose. Wir können mit ihrer Hilfe einen »inneren Ort« kreieren, der all das erfüllt, was wir für unser Gefühl von Geborgenheit benötigen. Es gibt also auf der einen Seite einen beschützten »inneren Ort«, der in unserer Fantasie existiert, und einen realen Raum um uns herum, den ich gerne als »äußeren Ort« bezeichne. Alles, was wir physisch mit unseren Sinnen erfassen, berechnen und objektiv beurteilen können, zählt zum »äußeren Ort«.

Sowohl unsere Umgebung als auch unser*e Partner*in und unser Körper sind Teil davon.

Unser »innerer Ort« hingegen ist ein nicht fassbarer Raum, an dem wir uns in unserer Fantasie aufhalten können. Das kann ein Ort sein, den wir kennen oder auch einer, den wir uns ausdenken. Im Zustand der hypnotischen Trance lässt er sich besonders leicht ausarbeiten und gestalten. Das ist die beste Voraussetzung, um ihn tief in unserem Unbewussten zu verankern. Dieses Verankern sollte möglichst in der Schwangerschaft geschehen, damit der »innere Ort« ganz leicht abrufbar wird. Er bleibt dann nicht einfach eine Art Erinnerung an etwas einmal Durchdachtes, sondern das Unbewusste, der Elefant, speichert diese Vorstellung so tief ab, dass sie uns immer wohl und geborgen fühlen lässt, wenn wir sie wieder hervorrufen.

Aber wie kann uns ein Ort ein sicheres Gefühl geben, an dem wir uns gar nicht wirklich befinden? Hier hilft uns ein faszinierendes Phänomen. Unsere Vorstellungen bei geschlossenen Augen können gerade im hypnotischen Bewusstseinszustand so real sein, dass unser Körper dazu passend reagiert. So können wir unseren »inneren Ort« an jeden erdenklichen Geburtsort mitnehmen. Der äußere Ort spielt dann nur noch eine untergeordnete Rolle.

Hypnotherapeut*innen machen sich dieses Phänomen häufig zunutze: Klient*innen werden innerlich an besonders schöne Orte geführt. Wenn man in einer Hypnosesitzung beispielsweise zu seinem letzten Urlaub reist und sich vorstellt, wie man entspannt am Strand liegt und dem Rauschen der Wellen zuhört, das Salzwasser auf den Lippen schmeckt und die warme Sonne auf der Haut spürt, dann schüttet der Körper unwillkürlich die passenden Hormone zu dieser inneren Reise aus. Der Körper »denkt«, dass man tatsächlich gerade im Urlaub ist, und gibt einem ein ganz ähnliches Entspannungsgefühl. Übertragen auf die Geburt bedeutet das, dass unser Körper Glückshormone und andere unterstützende Botenstoffe ausschütten kann, wenn wir uns an dem für uns passenden »inneren Ort« sicher und geborgen fühlen.

Abgesehen davon, dass die Hypnose unser Schmerzerleben beeinflussen und uns an einen imaginären Wohlfühlort mit allen dazugehörenden positiven Reaktionen versetzen kann, ermöglicht sie es auch, Reize, die uns eigentlich stören würden, umzudeuten, sodass wir anders auf sie reagieren. Das Schlagen einer Tür oder laute Stimmen, Geräusche des CTGs oder der Autoverkehr auf der Fahrt zum Geburtsort können in der Schwangerschaft durch hypnotherapeutische Sitzungen im Unbewussten neu verknüpft werden, sodass diese Geräusche danach als entspannend und beruhigend wahrgenommen werden. Ich selbst arbeite hierfür mit speziellen aufgenommenen Hypnosen, in denen bereits klassische störende Geräusche enthalten sind, andere Hypnotherapeut*innen verankern die neuen Informationen zum Beispiel in Einzelsitzungen.

Auch über die Geburt hinaus können wir einen gut etablierten und sicheren »inneren Ort« gut gebrauchen. Mein Mann begleitet mich schon lange in meiner Arbeit und kennt meine Hypnosen sehr gut. Er ist von Natur aus leicht hypnotisierbar, früher habe ich viele meiner Hypnosen an ihm ausprobiert. Mit der Zeit hatte er seinen »inneren Ort« automatisch verinnerlicht. Es ist ein Platz in Südfrankreich, an dem er als Kind häufig mit seinen Eltern war und an dem er sich immer sehr wohl und geborgen fühlte. Vor ein paar Jahren musste er beruflich fliegen. Er hat keine Flugangst, aber es war so stürmisches Wetter, dass große Luftlöcher entstanden und die kleine Maschine immer wieder viele Meter nach unten sackte. Um ihn herum wurden die Passagiere panisch und schrien, und auch er spürte, dass er Angst bekam. Doch dann erinnerte er sich an die Hypnose, schloss die Augen, dachte an meine Stimme und seinen »inneren Ort«. Er wurde augenblicklich ruhig, sein Herzschlag wurde wieder langsamer, und trotz der äußeren Turbulenzen ging es ihm ab diesem Zeitpunkt gut – er war ganz im Vertrauen. Nach der Landung rief er mich euphorisch an und erzählte mir begeistert von diesem Erlebnis. Als naturwissenschaftlich orientiertem Typ hat ihn diese Erfahrung – vor allem die körperliche Veränderung durch den hypnotischen Zustand – so beeindruckt, dass er noch heute davon spricht. Ich glaube, in diesem Moment wurde ihm erst so richtig klar, was für ein mächtiges Werkzeug die Hypnose sein kann.

HYPNOSE LERNEN

Meine Empfehlung für die Geburtsvorbereitung ist, dass du lernst, den Zustand tiefer Trance, der im Alltag natürlicherweise und unwillkürlich entsteht, bewusst und willkürlich hervorzurufen. Du wirst bald merken, dass du ihn mit der Zeit immer flexibler geschehen lassen kannst, wann immer du das möchtest. Im Idealfall kannst du bis zur Geburt gezielt innerhalb weniger Sekunden in diese Trance sinken. Das Schöne dabei ist: Üben kannst du, wenn du zu Hause bist oder in der Bahn sitzt, wenn die Herztöne deines Babys am CTG aufgezeichnet werden oder du beim Zahnarzt bist. Du kannst die Trance im Sitzen, im Liegen oder auch im Gehen probieren und hast dadurch ein richtig gutes Training. Mit der Zeit wird dir das Umschalten leichter und leichter gelingen, und so kannst du auch Momente im Alltag, die sonst vielleicht eher unruhig und stressig wären, entspannter erleben.

Unterschiedliche Menschen und Hilfsmittel können dir den Weg in die Hypnose beibringen. Es gibt Sachbücher, Online- und Gruppenkurse oder Einzelsitzungen bei Hypnotherapeut*innen. Es gibt manchmal sogar in Hypnose ausgebildete Hebammen und Doulas, die dich bei der Geburt persönlich begleiten können. Eine Doula ist eine Art unterstützende »Freundin« für dich, die sich nicht medizinisch um dich kümmert, sondern für dein seelisches Wohlbefinden sorgt. Mithilfe eines Hypnosebuchs ist es nicht ganz so leicht, eine gute Technik zu erlernen, aber mit Meditationserfahrung und einer gewissen Grundveranlagung könnte es dennoch funktionieren. Mein Buch *Die Friedliche Geburt* kann allerdings nicht dazu gezählt werden, weil ich meine Technik über meine Stimme, mit eingesprochenen Audiodateien anleite. Wenn es über die Geburtsvorbereitung hinaus darum geht, tief sitzende Ängste aufzulösen oder traumatische vorangegangene Geburten zu verarbeiten, eignen sich zusätzlich hypnotherapeutische Sitzungen vor Ort besonders gut. Dafür muss deine therapeutische Begleitung nicht dieselbe Person sein, die dir auch die Selbsthypnosetechnik für die Geburt beibringt.

In meiner Arbeit lege ich besonderen Wert darauf, dass du mithilfe von Audioaufnahmen den Weg in die Trance immer wieder und wieder erlebst und dadurch festigst. Wir üben gemeinsam im Gehen, mit Störungen und in Ruhe. In langen und kurzen Varianten genießt du den angenehmen Zustand der Hypnose. Es gibt Hypnosen für besondere Situationen wie Beckenendlage, Übertragung, Mehrlingsschwangerschaften, Ängste oder eine bevorstehende Bauchgeburt. Du kannst die Hypnoseübungen flexibel in deinen Alltag integrieren, so, wie du Zeit und das Bedürfnis nach Entspannung hast.

Recht viele Hypnotherapeut*innen haben sich mittlerweile auf Geburten spezialisiert und teilen ihr Wissen in Form von Online-, Audio- oder Präsenzkursen. Schau also, von wem und auf welche Weise du dich ganz praktisch begleiten lassen möchtest. Sympathie ist sicherlich ein entscheidender Punkt, damit du dich schnell wohlfühlst und dich ganz auf die Hypnose einlassen kannst. Auch die Stimme der Person sollte dir gut gefallen und dich leicht entspannen. Achte außerdem darauf, dass möglichst ein einziger, immer gleicher Weg in den hypnotischen Zustand eingeübt wird, sodass er dir ganz vertraut wird und fast wie automatisch abläuft. Eine Geburt ist ein Ausnahmezustand, der sowohl körperlich als auch seelisch und geistig eine Herausforderung darstellt. Je öfter du also zuvor auf ein und demselben Weg in Hypnose gegangen bist, desto leichter und sicherer kannst du deine Fähigkeiten auch in einer solchen besonderen Situation abrufen. Es ist wie eine Art Trampelpfad im Gehirn, den du anlegst. Wenn du ihn häufig gehst, wird aus ihm bald ein breiter Weg und eines Tages sogar eine solide Straße. Diese Straße hilft dir bei deiner Geburt sehr, dich wohl und geborgen zu fühlen, ganz egal, was geschieht. Du kannst so ganz bei dir und an deinem »inneren Ort« bleiben und dich auf das konzentrieren, was jetzt wichtig ist: deine Geburt.

Deine Hypnosefähigkeit zu trainieren funktioniert ähnlich wie ein Muskeltraining. Ich persönlich bin nicht besonders muskulös, und wenn ich jetzt aus dem Stand versuchen sollte, zehn Liegestütze zu machen, würde ich nach einem halben platt auf den Boden fallen. Niemand würde hingegen bezweifeln, dass ich nach einem Monat täglicher Übung sicher meine zehn Liegestütze hinbekommen würde. Wie du siehst, kommt es nur auf die Häufigkeit und Intensität des Trainings an. So ist es bei der Fähigkeit, einen hypnotischen Trancezustand willentlich abzurufen, auch. Natürlich gibt es Naturtalente, die es sehr schnell und leicht lernen können, anderen fällt es schwerer, und sie brauchen mehr Zeit. Doch auch jemandem mit einer schlechteren Grundkonstitution wird es mit einigem Training immer leichter gelingen. Das Tolle beim Üben der Hypnose: Es ist überhaupt nicht anstrengend und tut einfach gut.

In einem Interview sagte die damals elfjährige Laetitia Hahn, dass sie es nicht mag, wenn sie als »Wunderkind« bezeichnet wird, weil hinter ihren unglaublichen Fähigkeiten am Klavier viel Arbeit steckt. Das tägliche, stundenlange Üben würde zwar zu besseren Ergebnissen als bei weniger talentierten Kindern führen, aber bei diesem Pensum könnten auch andere zu sehr guten Ergebnissen kommen, sagte sie zu Recht. So ist es im Grunde auch mit der Hypnose – Übung macht irgendwann jeden zum Meister: Wir alle haben die Fähigkeit, uns selbst in Trance zu versetzen, weil es ein ganz natürlicher Zustand ist. Dennoch sind etwa zehn Prozent der Menschen höchstwahrscheinlich nur gering hypnotisierbar. Was ist damit gemeint? Bei einem Setting in einer Hypnosepraxis ist das Gegenüber sehr wichtig. Vertraue ich dem Menschen, der mich hypnotisieren möchte? Mag ich seine Stimme? Fühle ich mich in der Situation mit ihm wohl? Das sind alles Aspekte, die Einfluss auf die Hypnotisierbarkeit nehmen können. Und auch wenn ich meinem Gegenüber vertraue, ist es nicht für jeden Menschen einfach, sich der Stimme hinzugeben. Bei eingesprochenen

Hypnosen ist das für manche leichter, weil sich das selbstbestimmter anfühlen kann. Audioaufnahmen zählen wie schon erwähnt zur »Selbsthypnose«, weil du selbst den Zeitpunkt festlegen kannst, wann du die Aufnahme hören möchtest, sie jederzeit unterbrechen und in deinem Tempo üben kannst und nicht direkt geführt wirst. Egal, welche Option du bevorzugst, in jedem Fall kannst du auf diese Weise kleine Auszeiten in deinem Alltag genießen und dich gleichzeitig, fast wie nebenbei, wunderbar auf deine Geburt vorbereiten.

WIE FINDE ICH DEN RICHTIGEN KURS?

Vielleicht hast du nun Lust bekommen, dich auch praktisch auf die Geburt deines Kindes vorzubereiten, indem du dir regelmäßig Auszeiten durch Hypnosen gönnst. Selbst wenn du dich nicht für einen Menschen hältst, dem es leichtfällt, zu entspannen oder seine Gedanken langsamer werden zu lassen, möchte ich dir Mut machen. Wenn es dir bisher schwerer gefallen sein sollte, so liegt das womöglich daran, dass du bildlich gesprochen auf dem Trockenen geübt hast, eine Wasserrutsche herunterzurutschen. Ohne Wasser kann das mühsam sein, und du ruckelst und quietschst langsam um jede Kurve. Aber erinnere dich daran, dass die hypnotische Trance der natürliche Zustand bei der Geburt ist – es wird also Wasser in der Rutsche sein, und es wird dir daher viel leichter gelingen, dich den Windungen der Rutsche hinzugeben und loszulassen.

Bei der Suche nach einer für dich passenden Hypnosebegleitung könnten dich folgende Fragen unterstützen:

- *Ist dir die Kursleitung sympathisch und findest du sie vertrauenswürdig?*
- *Magst du die Stimme der Kursleitung? Findest du sie entspannend?*
- *Hat die Kursleitung eine seriöse Hypnoseausbildung absolviert?*
- *Wird der Weg in die Hypnose ausreichend trainiert (Beispielsweise durch Audioaufnahmen, die du dir zu Hause täglich anhören kannst)?*
- *Ist der Kursleitung ein positiver Umgang mit Hebammen und Ärzt*innen wichtig?*
- *Wenn du eine Geburt im Krankenhaus planst und auch für den Fall einer Verlegung: Bereitet die Kursleitung auch explizit auf eine Geburt im Krankenhaus vor?*

- *Gibt es spezielle Aufnahmen zur Vorbereitung auf einen Ortswechsel, zum Beispiel den Weg in die Klinik?*
- *Gibt es einen Plan B, falls du aus der Hypnose rauskommst oder es Komplikationen gibt? (Ist beispielsweise eine Schmerzmedikation eine Option?)*
- *Wirst du mit spezieller Hypnose auch auf einen möglichen Kaiserschnitt oder andere Komplikationen so vorbereitet, dass du deine Angst davor verlierst und weißt, was du in einem solchen Fall machen kannst?*

Wenn du diese Punkte alle mit »Ja« beantworten kannst, ist die Wahrscheinlichkeit hoch, dass du einen guten und für dich passenden Hypnosekurs gefunden hast. Außerdem ist es möglich, dass du eine nicht geburtsspezifische Hypnoseausbildung machst und die dort erlernte Technik der Selbsthypnoseinduktion mithilfe dieses Buchs auf deine Geburt überträgst. Auch in diesem Fall ist das Entscheidende, dass du dir regelmäßig Auszeiten mit Hypnosen für dich und dein Baby gönnst.

WAS DIE HYPNOSE STÖREN KANN

Kennst du das Phänomen, dass du unbedingt einschlafen möchtest, und es will einfach nicht gelingen? Du liegst im Bett, bist todmüde, aber es klappt einfach nicht. Häufig ist die Ursache, dass wir uns selbst Druck machen. Druck ist eine Form von Stress, der sich in Anspannung äußern kann. Der Gegenspieler ist Entspannung. Erinnerst du dich an Sympathikus und Parasympathikus? Dein vegetatives Nervensystem schaltet mit dem Druck automatisch in den Sympathikus und kommt in den Fight-or-Flight-Modus. Natürlich nicht so wie bei einem Angriff oder einer Gefahrensituation, aber es werden dennoch Stresshormone ausgeschüttet, die es dir erschweren, zur Ruhe zu finden. Erst wenn du den Druck aus der Situation herausnimmst, kann es mit dem Einschlafen gelingen. Dann, wenn du es geschehen lässt und dein müder Körper die Führung übernimmt.

Diese Erkenntnis ist gerade auch in der Schwangerschaft wichtig. Denn diese Zeit großer körperlicher, seelischer und äußerer Veränderungen ist prädestiniert dafür, dass du dich ruhelos im Bett herumwälzt. Wenn du hingegen in schlaflosen Nächten mit Hypnosen trainierst, kannst du dadurch schneller wieder einschlafen. Warum ist das so? Weil diese überflüssige Wachzeit nicht mehr zu Ärger und Anspannung führt. Stattdessen kannst du dir sagen: »Ach super, dann kann ich ja noch mal üben.« Indem der Druck verschwindet, weil die Zeit sinnvoll genutzt werden kann, kommt der Schlaf leichter. Und wenn er mal nicht kommt, hast du immerhin eine schöne Trainingseinheit in der Geburtsvorbereitung gehabt.

Auch für die Geburt spielt Druck eine Rolle. Wir wissen bereits: **DRUCK** kann den Zustand hypnotischer Trance stören und erschweren. Und natürlich kann er nicht nur durch negative Gedanken entstehen, sondern auch durch deinen Wunsch, eine positive Geburt zu erleben. Du fragst dich vielleicht: Mache ich auch alles richtig? Habe ich genug geübt? Was ist, wenn es nicht klappt? Möglicherweise hast du Angst zu versagen, nicht gut genug zu sein, einen Fehler zu machen. Ich empfehle dir daher, den Sinn oder Unsinn des Übens nicht vorrangig am Geburtserlebnis zu bemessen. Auch in der Schwangerschaft tun diese kleinen Auszeiten, die du dir durch das Üben der hypnotischen Trance schaffst, sehr gut. Erst kürzlich hat eine Frau mir erzählt, dass sie in keiner ihrer vorigen Schwangerschaften so eine intensive Verbindung zu ihrem ungeborenen Kind hatte wie dieses Mal mit den Hypnosen. Gerade weil die zweite, dritte oder vierte Schwangerschaft häufig fast wie nebenbei mitläuft und es den Frauen oft schwerer fällt, überhaupt ein Gefühl für den heranwachsenden Menschen in ihrem Bauch zu entwickeln, ist das beeindruckend. Mithilfe der Hypnoseeinheiten finden so insbesondere Mehrfachmamas wieder zu sich und lernen ihr Baby schon im Bauch gut kennen. Viele berichten mir, dass sie diese kleinen Oasen lieben und in vollen Zügen genießen. Eine junge Mama schickte mir letztens eine Karte und bedankte sich für ihre schöne Schwangerschaft. Sie schrieb: »Weißt du, Kristin, ganz egal, wie jetzt die Geburt wird, ich bin einfach nur dankbar, dass ich so eine glückliche und entspannte Schwangerschaft hatte.« – Dieses Loslassen kann ein wichtiger Baustein auf dem Weg zu deiner Traumgeburt sein.

Wenn du weißt, dass die Hypnose auch ganz allgemein gesundheitsfördernd ist, setzt du dich beim Üben ebenfalls weniger unter Druck. Dein Gehirn kann in Trance wunderbar regenerieren, du beugst sogar unterschiedlichsten Krankheiten vor, wenn du regelmäßig in Hypnose sinkst. Auch wenn sich die klassische Hypnose von der klassischen Meditation unterscheidet, so hat der Bewusstseinszustand der Trance, der bei beiden Techniken entsteht, doch eine ganz ähnliche Wirkung: der Blutdruck wird reguliert, Angstzustände werden gemindert, Schlaflosigkeit, Diabetes und rheumatische Arthritis können positiv beeinflusst werden. Außerdem gibt es – so der Wissenschaftsjournalist James Kingsland – Hinweise darauf, dass sogar der persönliche Alterungsprozess verlangsamt werden könnte. Du kannst die Schwangerschaft nutzen, um eine Routine zu entwickeln, die du, wenn dein Baby da ist, dann auch leichter wieder aufnehmen und in dein Leben integrieren kannst. So tust du etwas für deine seelische und körperliche Gesundheit. Auch im Wochenbett helfen Hypnosen, um effektiv und schnell zu regenerieren, dich trotz Schlafmangel ausgeruhter zu fühlen und dich entspannter in die neue Lebenssituation einzufinden. Der Mehrwert des Trainings ist also bereits in der Schwangerschaft so groß, dass du schon deswegen gerne regelmäßig den Zustand der entspannenden Trance genießt. Dadurch kann der Druck abnehmen, es »richtig« machen zu müssen, weil sich nicht alles auf die Geburt konzentriert. Die Geburt ist keine Prüfung, auf die man sich nur fleißig vorbereiten muss, und schon erzielt man sein erwünschtes Ergebnis, sondern sie ist ein einmaliges und höchst individuelles Erlebnis in deiner Biografie. Es liegt nicht alles in deiner Hand, sondern viele Faktoren spielen hier mit hinein, auch dein Baby.

Ich habe in einer Umfrage noch einen weiteren spannenden Aspekt herausfinden können: Nach einer Friedlichen Geburt sind viele Babys – natürlich nicht alle – besonders entspannt und ruhig.[6] Auch das kann motivieren, sich in der Schwangerschaft die Zeit für sich zu nehmen. Sieh die täglichen Hypnosen also vor allem als Entspannungsoasen, freue dich auf die Zeit mit dir und deinem Kind. Ist es nicht schön, dass du durch die Schwangerschaft auch einen guten Grund hast, einfach mal nichts zu tun, dich zurückziehen zu können und bewusst die Füße hochzulegen?

Ich habe mal gefastet, und da hieß es in der Fastenbegleitung immer wieder: »Nach der Anstrengung durch einen Spaziergang bitte hinlegen und nichts tun! Dein Körper braucht jetzt diese Zeit und Ruhe, nimm dir eine Wärmflasche und decke dich gut zu!« Was habe ich diese Auszeiten genossen! Endlich sagte mir mal jemand, dass ich mich entspannen »muss«, dass diese Zeit der Regeneration wichtig für mich ist. Ich konnte also »gar nichts dafür«, es wurde mir ja so vorgeschrieben. Es waren die erholsamsten Stunden seit Langem für mich. Vielleicht können die Hypnosen zur Geburtsvorbereitung genau so eine Oase für dich sein. So kannst du dich in andere Welten träumen, an wunderschöne Orte, an denen du dich wohl und geborgen fühlst, und kommst danach sogar erholter ins Hier und Jetzt zurück als nach einem Mittagsschlaf. Ganz nebenbei hast du all die positiven Effekte, fühlst dich wahrscheinlich mit der Zeit immer zufriedener, bist in Kontakt mit deinen Gefühlen, und eine Vorfreude auf die Geburt entwickelt sich mehr und mehr.

Kein Wunder, dass viele junge Mamas nach der Geburt weiterma-

---

6 Erhebung aus einer Umfrage unter 861 Teilnehmerinnen meines Kurses.

chen. Sie hören die Hypnosen im Wochenbett zum Stillen und nutzen sie regelmäßig zur Entspannung. Das unterstützt sie in ihrem Alltag, baut Druck und Stress ab – und die ganze Familie genießt die neue Ausgeglichenheit.

Neben Druck kann auch **MÜDIGKEIT** das Üben erschweren. Manchmal ist es schwierig, wach zu bleiben – und sobald du dich entspannst, sinkst du vielleicht in einen wohligen Schlaf. Es kann auch sein, dass du, sobald du eine warme Stimme hörst, die dich bereits mehrfach in Trance versetzt hat, schon nach kurzer Zeit einfach einschläfst. Es fühlt sich vielleicht so an, als wärst du zuvor hellwach gewesen, folgst du der Stimme jedoch einen Augenblick in die Entspannung, schläfst du ein, ohne es verhindern zu können. Am Zustand der tiefen Trance kommst du auf dem Weg in den Schlaf normalerweise nur kurz vorbei. Da du diesen Pfad in den Schlaf gewohnt bist, kann es passieren, dass du ganz automatisch »zu tief« rutschst, wenn du dich für die Trance entspannen möchtest.

Du kannst aber einiges tun, um das zu verhindern. Es gibt spezielle Hypnosen, die dich stärker fordern oder sehr viel kürzere Abschnitte haben. Sie holen dich immer wieder aus der Hypnose heraus und führen dich wieder hinein. Es gibt Hypnosen im Gehen und welche mit Herausforderungen (etwas trinken, Hintergrundgeräusche etc.), die du dann eher nutzen könntest. Variiere auch mit den Tageszeiten, um zu schauen, wann es dir leichter gelingt, wach zu bleiben. Und wenn du im Sitzen übst, ohne dich anzulehnen, wachst du spätestens dann wieder auf, wenn du bei der Übung zur Seite kippst.

Wenn gerade zu viele **GEDANKEN** in deinem Kopf kreisen, kann auch das den Weg in die Trance erschweren. Vor allem das Analysieren, ob du überhaupt oder tief genug in Hypnose bist, kann den Trancezustand behindern. Für diese Antwort benötigst du nämlich den präfrontalen Cortex und aktivierst damit deine Großhirnrinde, statt sie

»herunterzufahren«. Es ist ganz normal, dass wir, wenn wir etwas Neues lernen, kontrollieren möchten, ob wir es auch richtig machen. So sind wir es schließlich gewohnt. Aber in diesem Fall ist es kontraproduktiv. Du brauchst also das Vertrauen, dass das Üben schon helfen wird und du automatisch immer tiefer in die Trance sinken wirst. Es ist eher ein Geschehenlassen. Natürlich kommen auch mal ablenkende Gedanken, das ist ganz normal. Rufe dir noch einmal das Bild von der Maus auf dem Elefanten in Erinnerung: Es ist nicht das Ziel des Trainings, dass die Maus ohnmächtig wird und vom Elefanten kippt, sondern dass sie zwar hier und da etwas mitteilt, diese potenzielle Ablenkung aber egal ist und nicht groß beachtet wird. Die Maus plappert so vor sich hin, erinnert dich vielleicht daran, was du unbedingt noch einkaufen musst, aber das spielt für dich gerade keine Rolle. Aus dem Buddhismus kommt das Bild, dass Gedanken wie Wolken am Himmel sind, die einfach vorbeiziehen. Vielleicht schwebst du mal mit einer Gedankenwolke ein Stückchen mit, und sobald es dir auffällt, kehrst du einfach wieder zurück zur Stimme deines*r Hypnotherapeut*in oder deiner Hypnoseaufnahme. Ohne dich zu ärgern, denn das Denken ist vollkommen normal und natürlich. Je weniger du dich dafür verurteilst, desto größer werden mit der Zeit die Lücken zwischen den ablenkenden Gedanken sein. Im Idealfall bekommst du gar nicht mit, dass die Lücken größer werden, weil du sie eben nicht analysierst.

Meistens ist es so, dass gerade zum Ende der Schwangerschaft die Aufregung vor der anstehenden Geburt ein bisschen ansteigt. Dann tauchen auch die Gedanken häufig wieder vermehrt auf. Die letzten To-do-Listen kreisen jetzt in unserem Kopf umher und lenken uns immer wieder ab. Wenn das bei dir so ist, nimm dir einen Zettel und schreibe alles für dich momentan Wichtige einmal auf, bevor du mit einer Hypnose übst. Lege dir Zettel und Stift auch während des Trainings parat. Wenn ein Gedanke hochkommt, der dich rausbringt, dann notiere ihn und übe anschließend weiter.

Auch ein Kitzeln oder Jucken kann störend sein, wenn du gerade übst, in die hypnotische Trance zu gehen. Oder du verspürst ein Kratzen im Hals, das Gefühl, dein Herz stark zu spüren, oder dir wird vielleicht sogar etwas schwindelig. Mein persönlicher Ansatz ist, ohne groß darüber nachzudenken die **KÖRPERLICHE MISSEMPFINDUNG** »abzustellen«. Wenn mich etwas juckt, dann kratze ich kurz, ohne es zu bewerten, es zu hinterfragen oder mich lange zu entscheiden, ob ich mich jetzt kratzen soll oder nicht. Denn es ist vielmehr diese langwierige Entscheidung, die mich aus der Trance bringt, als das Kratzen selbst. Ich habe also den Impuls, mich zu kratzen, und gehe dem sofort nach. So kannst du es mit vielen Missempfindungen machen. Du sitzt während der Hypnose, und dein Bein schläft dir ein? Dann ändere deine Position. Dein Herz pocht heftig und ist dir unangenehm? Probiere auch dafür einen Positionswechsel. Wenn dir schwindelig wird, dann versuche es einmal andersherum und konzentriere dich auf diese Empfindung. Tauche ganz in sie ein. Frage dich: Mir wird schwindelig, wie fühlt sich dieser Schwindel an? Was ist, wenn ich ihn jetzt zulasse und mich sogar darauf konzentriere? Oft geht dann das Körpergefühl von selbst wieder. Eventuell kommt aber auch die Angst in dir hoch, in Ohnmacht zu fallen. Ohnmacht ist ein spannendes Wort, denn es bedeutet »ohne Macht« zu sein. Die Angst vor der Ohnmacht ist womöglich eine Furcht vor dem Kontrollverlust. Arbeite mit diesem Gefühl weiter, wie im Kasten *ERE (Emotional Relief Exercise)* im Kapitel *Umgang mit Angst* beschrieben. Das, was du weghaben willst, wogegen du dich auf dem Weg der Hypnose wehrst, wird wahrscheinlich eher größer und stärker werden. Setze dich also mit den Dingen auseinander, die sich dir besonders stark zeigen und nicht rasch zu beheben sind.

Natürlich können auch **GERÄUSCHE** von außen stören. Eine Tür, die plötzlich knallt, laute Schritte, ein Postbote, der klingelt, ein Kind, das etwas von dir will, eine Baustelle vor der Tür. Es gilt auch hier: Mach es dir so leicht wie möglich, gerade zu Beginn des Übens. Nimm dir Kopfhörer, die die Umgebungsgeräusche dämpfen, und sage deinen Familienmitgliedern, dass dies nun deine Zeit ist. Oder – noch besser – wähle eine Zeit, in der du alleine und ungestört sein kannst.

Zur Erinnerung: Eine der faszinierendsten Möglichkeiten, die die Hypnose bietet, ist das Umdeuten von Störfaktoren in etwas Positives. So kann im Prinzip alles, was eigentlich laut oder störend für dich wäre, zu etwas Angenehmem werden, das dich liebevoll umarmt. Es ist Teil hypnotherapeutischer Geburtsvorbereitung, solche Umdeutungen in deinem Unbewussten geschehen zu lassen. So können später bei der Geburt Störgeräusche im Idealfall sogar besonders entspannend auf dich wirken.

Das Umdeuten funktioniert übrigens nicht nur bei Geräuschen, sondern auch in anderen herausfordernden Situationen. Selbst bei medizinischen Untersuchungen kann sich dadurch deine Wahrnehmung verändern. Ich bin beeindruckt, wenn mir Frauen von Geburten berichten, die alles andere als leicht waren. Oft lese ich, dass die Geburt zwar nicht so war wie geplant, aber sie dennoch das Gefühl hatten, super versorgt, selbstbestimmt und glücklich über das Erlebnis zu sein. Ist das nicht faszinierend?

Wenn du nachts auf die Toilette gehst, vermeidest du vielleicht, das **LICHT** anzumachen, oder wünschst dir zumindest ein gedämpftes Licht. Warum ist das so? Weil wir durch Helligkeit wacher werden, sie regt unsere Großhirnrinde an. Die Natur kennt kein künstliches Licht: Es gibt den Tag und die Nacht und vielleicht noch gelegentlich Feuer. Unser uraltes Gehirn reagiert also auf Sonnenlicht oder helles künstliches Licht natürlicherweise mit einer erhöhten Aktivität, weil es für den Tag steht und wir tagaktive Säugetiere sind. Da wir bei der Geburt möglichst nicht zu wach, sondern in tiefer Trance sein sollten, liegt es also nahe, das Licht möglichst gedämpft zu halten. Manchmal ist das nicht möglich, in manchen Kreißsälen gibt es zum Beispiel keine Möglichkeit, den Raum abzudunkeln. In diesem Fall kann dich eine Schlafbrille sehr gut unterstützen.

Wenn du mit dem Üben beginnst, mache es dir gerne so einfach und angenehm wie möglich. Zu welcher Tageszeit fällt es dir besonders leicht, dich zu entspannen? Wann sind äußere störende Einflüsse am geringsten? Wie kannst du dir den Druck nehmen und dich von perfektionistischen Ideen lösen? Was brauchst du, um die Hypnose entspannt zu genießen, ohne ein konkretes Ziel vor Augen zu haben? Wenn es dir Freude macht zu üben und du es nicht als lästige Pflicht ansiehst, sondern wie eine Art Seelenmassage, die du dir gönnst, ist es viel leichter, dir täglich diese Auszeiten zu schaffen. Und wenn du Schwierigkeiten hast, einfach mal etwas nur für dich zu tun, dann tue es für dein Baby im Bauch. Seine Stressresilienz baut sich durch deine Hypnosen auf, und du hast eine erhöhte Chance auf ein ausgeglichenes Baby nach der Geburt.[7] Lohnt es sich nicht allein dafür schon?

[7] Bei einer Umfrage unter 861 Teilnehmerinnen meines Kurses gaben 778 an, dass ihre Babys »extrem entspannt«, »sehr entspannt« oder »mal so, mal so« sind.

KANN ICH AUCH ALS »KOPFMENSCH« HYPNOSE LERNEN?

Viele Menschen bezeichnen sich selbst als »Kopfmenschen«. Gemeint ist: Wir denken und planen viel. Unser Körper nimmt weniger Einfluss auf unser Leben, als es vielleicht noch vor tausend Jahren der Fall war. Selbst körperliche Grundbedürfnisse wie Schlaf oder Bewegung sind oft getaktet durch äußere Bedingungen. Nur ein Beispiel: Wenn wir unseren Wecker nicht stellen, kommen wir vielleicht zu spät zur Arbeit. Mit allen Konsequenzen. Unser Leben hat sich im Laufe der Zeit mehr und mehr von der Natur wegbewegt – unser Denken dominiert. Denken wurde mit der Zeit immer wichtiger, vor allem was das vorausschauende Planen und komplexe Spezialisierungen angeht, die wir durch Schule und Beruf erlernen.

Wenn wir nun unsere Augen schließen und versuchen, uns in Hypnose zu versetzen, merken wir natürlich, wie unsere Gedanken hin- und herflitzen, wie sie springen und ein – möglicherweise eher unentspanntes – Eigenleben führen. Das ist erst mal gar nicht schlimm und völlig normal. Es ist Übungssache, mit der Zeit seinen Geist immer ruhiger werden zu lassen. Wir brauchen hierfür einfach regelmäßige Wiederholung und ein wenig Geduld, um Erfolge wahrzunehmen.

Daher ist es für die meisten Menschen leichter, sich führen und an die Hand nehmen zu lassen, als es einfach selbst zu versuchen. Hierbei werden häufig beruhigende Worte und Wortkombinationen genutzt, um den Geist zu entspannen. Man bezeichnet sie als »hypnotische Sprachmuster«. Sie nehmen den Druck, irgendwas jetzt tun zu *müssen*. Wenn ich nichts mehr denken *darf*, dann kommen natürlich die Gedanken und schnattern wie verrückt. Wenn ich mich aber entspannen darf und die Gedanken gar nicht so wichtig sind, werden sie mit der Zeit immer ruhiger und können mehr und mehr in den Hintergrund treten.

Eine meiner Teilnehmerinnen hat mir erzählt, dass sie in ihrer Fantasie ihre »Maus« auf den Arm nimmt und streichelt, wenn sie zu viel denkt. Diese Art, sich liebevoll dem eigenen unruhigen Geist zuzuwenden, gefällt mir richtig gut. Die ernst genommene Maus kann dann irgendwann einfach entspannt auf dem Kopf des Elefanten liegen und mit halb geöffneten Augen in die Steppe hinausblicken, während der Elefant sich in der Hypnose mehr und mehr Richtung Traumgeburt bewegt.

Wenn du also die für dich passende Begleitung gefunden hast, bin ich davon überzeugt, dass du auch als »Kopfmensch« lernen kannst, ganz leicht in den wohligen Zustand der Hypnose zu sinken. Das erlebe ich täglich. Gerade die skeptischen Frauen sind häufig erstaunt, wie gut es ihnen nach einer Weile des regelmäßigen Praktizierens gelingt, den hypnotischen Zustand sicher abzurufen.

UMGANG MIT ANGST

Angst vor der Geburt ist ein ganz normales menschliches Phänomen. Die alten Ägypterinnen trugen in ihrer Schwangerschaft häufig ein Amulett mit dem Abbild der Schutzgöttin Taweret. Sie wird als ein Wesen dargestellt, das zur Hälfte ein Mensch und zur Hälfte ein Nilpferd ist. Speziell bei der Geburt sollte diese Göttin ihre schützende Kraft entfalten. In vielen Kulturen können wir ähnliche Schutzamulette oder Talismane für die Geburt entdecken. Die antiken Griechen schrieben Artemis die Kraft zu, Mütter bei der Geburt zu schützen. Im alten Rom trug diese Göttin den Namen Diana. Wir können also davon ausgehen, dass es schon seit vielen hundert Jahren Sorgen und Ängste vor der Geburt gibt – und das ist auch heute häufig noch der Fall. Ängste galten allerdings damals, vor den immensen Fortschritten in der Geburtshilfe, nicht vorrangig den Schmerzen oder dem Ablauf der Geburt, sondern der realen Gefahr, Mutter oder Kind könnten die Geburt nicht überleben. Das ist heute glücklicherweise extrem unwahrscheinlich. Trotzdem gibt es heute noch Ängste, und das ist auch in Ordnung. Es geht darum, sie zu erkennen und einen guten Umgang mit ihnen zu finden. Häufig lösen sie sich im Laufe der Schwangerschaft durch Hypnose sogar ganz auf, sodass die Frauen mehr und mehr Vorfreude auf die Geburt empfinden.

Generell ist Angst wichtig für dich und dein Leben, sie hat sich im Laufe der Menschheitsgeschichte als Überlebensvorteil erwiesen. Sie ist ein Teil deiner Persönlichkeit, der dich vor Gefahren warnt. Deshalb sollte Angst auch nicht generell verschwinden. Wenn du an den Rand einer Klippe gehst, will dir deine Angst mitteilen, nicht zu nah an die Kante zu treten, um nicht hinabzustürzen. Vielleicht hast du sogar schon mal erlebt, dass du ganz nah am Rand standest und dir plötzlich ganz ohne Anlass der Gedanke kam, du könntest stolpern. Deine Angst hat stets potenzielle Gefahren der aktuellen Situation im Blick und warnt dich. Manchmal gibt es jedoch auch Ängste, die uns unsinnig vorkommen: wie in einen dunklen Keller zu gehen, Fahrstuhl zu fahren oder einer Spinne zu begegnen. Das Unwohlsein, in einem leeren U-Bahn-Waggon auf eine Gruppe betrunkener, grölender Menschen zu treffen, kann hingegen berechtigt sein. Es gibt sinnvolle Ängste und solche, die weniger angebracht sind. Welche wir in uns tragen, ist von unserer Persönlichkeitsstruktur und unseren bisherigen Erfahrungen abhängig. Manche Menschen fürchten sich vor kaum etwas, andere entwickeln Angststörungen. Es ist gut, wenn wir Ängsten ihren angemessenen Platz einräumen.

Natürlich können auch in der Schwangerschaft Sorgen hochkommen: Wir fragen uns vielleicht, ob das Baby wohl gesund ist, ob wir eine gute Mutter sein werden oder ob wir das Leben aufgeben müssen, das wir bisher geführt haben. Rund um die Geburt entstehen häufig unterschiedlichste Gefühle. Wir können fürchten, dass es zu Komplikationen oder einer Geburtseinleitung kommt. Wir fragen uns, ob wir spüren werden, wenn es dem Kind nicht gut geht, sind womöglich unsicher, nicht den richtigen Geburtsort gewählt zu haben. Vielleicht haben wir Angst vor dem Gefühl, ausgeliefert zu sein, es nicht »gut genug« zu machen, vor Schmerzen oder einem Kaiserschnitt. Schwangerschaft und Geburt sind wie riesige Fußballfelder, auf denen sich unsere Ängste fröhlich tummeln können. Und auch andere Gefühle können uns in der Schwangerschaft herausfordern: Plötzliche Gereiztheit und Wut, Ungeduld, Trauer – viele Schwangere fühlen sich insgesamt verletzlich und sind »nah am Wasser gebaut«. Dieser unmittelbare Zugang zu allen Gefühlen, den unangenehmen wie auch den angenehmen, bietet uns die Möglichkeit, uns selbst nun noch einmal ganz anders kennenzulernen. Uralte Themen können in dieser Zeit hochkommen und an unsere innere Tür klopfen. Die gute Nachricht ist, dass wir gerade in der Schwangerschaft unsere Themen häufig besonders leicht bearbeiten und meistens auch lösen können. Es ist tatsächlich ein bisschen so, dass wir sie durch unsere Dünnhäutigkeit besser zu fassen kriegen. Wenn du unsicher bist, ob du die innere Auseinandersetzung noch gut allein bewältigen kannst oder Unterstützung brauchst, kläre das bitte vorsichtshalber immer mit einem*r Therapeut*in ab.

Ich vergleiche unangenehme Emotionen gerne mit kleinen Kindern, die unzufrieden werden, wenn man als Mutter gerade telefoniert. Vielleicht kennst du das auch: Du möchtest kurz am Telefon etwas besprechen, da kommt dein Kind, zupft an deinem Hosenbein und ruft: »Mamaaaa? Komm mal mit!« Wenn du jetzt nur knapp mit einem »Warte mal!« antwortest, wird das »Mamaaaaa?« immer lauter und lauter, bis du am Telefon nichts mehr verstehst. Erst wenn du deinem Kind zuhörst, dich auf Augenhöhe begibst und ihm wirklich deine Aufmerksamkeit schenkst, wird es ruhig und zufrieden. So ähnlich ist es auch mit unseren Sorgen. Sie werden immer größer, beängstigender und raumgreifender, je mehr du versuchst, sie zu ignorieren. Denn Gefühle sind da, um gefühlt und gehört zu werden. Gerade Ängste haben schließlich die Aufgabe, dich zu warnen. Darum ist es auch nicht vorgesehen, dass man sie rasch abschütteln kann. Es geht darum, sich ihnen zuzuwenden. Nimm also deine Befürchtungen ernst. Wenn du dabei nur mit dem Kopf arbeitest, wirst du den meisten Ängsten nicht gerecht. Ein Beispiel: Du sagst dir vielleicht »Mit dieser Angst vor einem Kaiserschnitt will ich mich nicht auseinandersetzen, weil ich ja weiß, dass ich auch in diesem Fall in guten Händen wäre«, dann ändert das gar nichts, die Angst bleibt da. Sie zeigt sich dir immer wieder, sobald deine Gedanken in Richtung Komplikation oder Bauchgeburt wandern. Das liegt daran, dass Gedanken in einem anderen Hirnareal entstehen als unsere Gefühle. Um deine Emotionen zu erreichen, benötigen wir eine andere Sprache, nämlich eine, auf die auch unser Unbewusstes reagiert. Wenn wir in der Sprache des »Elefanten« kommunizieren, können wir unangenehme Gefühle verändern und lösen. Davor brauchst du dich nicht zu fürchten, denn sobald du wirklich in Kontakt gehst mit deinen unangenehmen Gefühlen, setzt in der Regel schon diese Veränderung ein, und es geht dir besser. Unser Elefant reagiert besonders intensiv auf sinnliche Erfahrungen, sogar dann, wenn wir sie uns nur vorstellen. Der Elefant ist in unserem Bild ein sensibles Tier, das sehr gut einer bestimmten Melodie lauschen, einen Duft wahrnehmen, eine Umarmung spüren oder fühlen kann. Auch Bilder kann er sich gut vorstellen, und in Verbindung mit einem Gefühl können sich diese Bilder vor seinen Augen verändern, alles kann sich positiv wandeln.

Du kannst deinen Gefühlen auf unterschiedlichen Wegen begegnen. So zum Beispiel, indem du dich hinsetzt, deine Augen schließt und einfach nur dein Gefühl fühlst. Wo in deinem Körper kannst du es wahrnehmen? Was tut es dort? Alleine durch diese Übung kann es sein, dass sich dein Gefühl zu bewegen beginnt, sich verändert und löst. Das Wort »Emotion« stammt vom lateinischen Begriff *emovere* ab, was »herausbewegen« bedeutet. Eine Emotion bewegt sich also, sie ist nicht statisch und das kannst du vor allem dann feststellen, wenn du dich ihr zuwendest. Manche Emotionen brauchen mehr Unterstützung. Ich habe im Laufe meiner Arbeit die *Emotional Relief Exercise* (ERE) entwickelt, mit der ich sehr gute Erfahrungen gemacht habe. Dabei tauchen wir in die Bilder- und Gefühlssprache unseres Unbewussten ein und geben den Emotionen Raum. Dadurch, dass sie einmal wirklich da sein können, dass wir uns die Zeit nehmen und sie betrachten, können sich innere Bilder und somit auch unsere Gefühle wandeln und schließlich als das sichtbar werden, was sie wirklich sind: der Anteil deiner Psyche, der dich beschützen will, der möchte, dass du in Sicherheit bist und dass es dir gut geht. Meine Technik ist eine Mischung aus verschiedenen Ansätzen: Zum Teil kommen hypnotherapeutische Bilder zum Tragen, eine uralte buddhistische Methode der Gefühlsbewältigung und Ansätze aus dem »ThetaFloating« nach Esther Kochte.

Da wir bei der ERE ausschließlich mit Gefühlen arbeiten, ohne deren Auslöser beachten zu müssen, findet diese Technik auch mehr und mehr Anwendung im Bereich der Traumatherapie.[8] Wenn du allerdings ein Trauma erlebt hast und deine Ängste daraus resultieren, sei bitte sehr achtsam mit dir, wenn du ERE anwenden möchtest. Bitte mache diese Arbeit dann nicht alleine, sondern psychologisch begleitet, oder nimm die Hilfe einer traumaterapeutischen Einzelsitzung – zum Beispiel mit den Therapiemethoden EMDR, Wingwave oder Hypnose – in Anspruch.

Wenn dich gerade ein unangenehmes Gefühl belastet, mache die folgende Übung am besten Schritt für Schritt. Analysiere so wenig wie möglich, *was* du gerade tust. Es geht nur um dein *Gefühl*. Die Übung sollte von deinen Vorstellungen und Beurteilungen losgelöst sein. Du brauchst nicht zu verstehen, was genau passiert oder welches innere Bild für was genau steht, denn die Übung arbeitet mit deinem Unbewussten. Dafür gibt es andere Gesetzmäßigkeiten als die, die sich kognitiv erschließen lassen. Es funktioniert also auch dann, wenn vielleicht Bilder erscheinen, die dir rätselhaft vorkommen. Dein Unbewusstes versteht sie dennoch. Versuche, dich also einfach Schritt für Schritt einzulassen und mitzugehen. Im Anschluss an die Übung kannst du gern analysieren, was das alles wohl zu bedeuten hatte.

Die Übung hat Ähnlichkeiten mit einem Rollenspiel. Tauche am besten ganz in deine jeweilige Rolle ein und beantworte die Fragen immer von innen heraus und intuitiv. Wenn du meinen Kurs machst, findest du die ERE auch als Aufnahme im Audiobereich.

---

8 Fuchs 2021.

ERE (EMOTIONAL RELIEF EXERCISE) – EINE ÜBUNG

- Setze dich bequem und aufrecht hin. Schließe deine Augen und spüre in deinen Körper hinein. Wie fühlst du dich gerade?

- Was bereitet dir gerade Angst oder löst ein anderes unangenehmes Gefühl in dir aus?

- Du brauchst das Gefühl nicht zu benennen, spüre einfach, wo du im Körper eine Enge, eine Belastung oder vielleicht einen Druck wahrnehmen kannst.

- Falls du dieses Gefühl im Kopf spürst, wandere weiter hinunter und nimm noch einmal genau wahr, was in deinem Hals, deiner Brust, deinem Solarplexus oder deinem Bauch spürbar ist.

- Manchmal sind belastende Gefühle an einem Ort stark gebündelt, manchmal befinden sie sich auch ausgedehnt über mehrere Körperregionen. Wenn Letzteres der Fall ist, zieh einmal das Gefühl zusammen, so, als würdest du es an einer Körperstelle bündeln, fast so, als wenn es nun ein Gegenstand wäre, der in dir ist, vielleicht ähnlich einem Stein oder einem Ball. Spüre diesem »Gegenstand« nun einmal ganz intensiv nach, lass ihn da sein und ruhig noch stärker werden.

- Angenommen, dein Gefühl hätte eine Farbe, welche wäre es am ehesten? Und welche Form würde zu diesem Gefühl passen? Lass dir Zeit, um dies einmal in dir entstehen zu lassen.

- Wenn du das Gefühl in seiner Farbe und Form gut spüren kannst, dann stelle dir nun einmal vor, dass du es aus deinem Körper herauslösen und vor dich hinstellen kannst. Wie würde es aussehen? Hat es die Farbe, die du dir zuvor überlegt hattest? Oder vielleicht eher eine andere? Ist seine Form unverändert?

- Möglicherweise siehst du ganz klar einen Gegenstand vor dir oder ein Lebewesen, vielleicht ist es aber auch nur eine Ahnung. Beides ist gleich gut. Nimm einfach wahr, was sich dir von selbst zeigt.

- Stelle dir nun vor, was du vor dir siehst, wäre ein Lebewesen. Wie sähe es dann in deiner Fantasie am ehesten aus? Nimm dir auch hierfür Zeit und Ruhe. Es gibt kein »Falsch«. So, wie du es machst, ist es richtig und gut für dich.
  Vielleicht kannst du auch ein Gesicht entdecken.

- Nicht? Dann dreht sich das Wesen vielleicht einmal um, und dann siehst du sein Gesicht. Wenn du noch immer keinen Hauch eines Gesichts erkennen kannst, dann stell dir einmal vor, wie das Gesicht aussähe, wenn das Wesen eines hätte? Wie wäre es am ehesten?

- Nun wechsle einmal selbst die Position, schlüpfe in deiner Fantasie in das Lebewesen hinein und sieh dich selbst vor dir.

- Wie sieht die Frau aus, die da nun vor dir (dem Wesen) sitzt oder steht? Beschreibe sie in Gedanken einmal. Ist sie aus deiner Sicht groß und beängstigend? Sieht sie klein und verzagt aus? Wie groß bist du im Vergleich zu ihr? Lass sie auf dich wirken und nimm dir auch hierfür wieder Zeit. Auch wenn du vielleicht nur eine Farbe wahrnehmen kannst oder eine Ahnung hast, reicht das vollkommen aus.

- Nun kommt die entscheidende Frage: Warum bist du (das Wesen) bei ihr? Was möchtest du von ihr?
Möchtest du vielleicht wahrgenommen werden?

- Vielleicht willst du sie auch zerstören. Falls das so ist, warum willst du das? Was steckt hinter dem Zerstörungswunsch? Was ist deine größte Sehnsucht?

- Möchtest du, dass sie dich ansieht? Dass sie dir ihre Aufmerksamkeit schenkt? Vielleicht denkst du von dir selbst, dass sie dich ja nicht mögen kann, weil du dich selbst hässlich und bösartig findest. Aber wie wäre es, wenn sie dennoch die Arme ausbreiten und dich lieben würde? Wie würde es sich anfühlen, wenn die Distanz zwischen euch aufgehoben wird und wahre Nähe entsteht? Wie würdest du dich dann fühlen?

- Nun schlüpfe in deiner Fantasie zurück in deinen eigenen Körper und betrachte das Wesen vor dir. Hat es sich vielleicht verändert?

- Auch wenn es sich nicht verändert haben sollte, ist das vollkommen in Ordnung. Erinnerst du dich daran, wie das Wesen sich nach deiner Liebe gesehnt hat? Wie wäre es nun, wenn du ihm deine Liebe schenken könntest? Deine Liebe ist unerschöpflich.

- Wenn du Mitgefühl für das Wesen in dir wahrnehmen kannst, dann stelle dir nun vor, wie du dein Herz öffnest und wie deine ganze Liebe aus dir herausströmt und in den geöffneten Mund des Wesens hineinfließt.

- Wenn du deine Liebe gerade nicht spüren kannst, dann denke an eine Situation oder einen Menschen in deinem Leben, der Liebe in dir auslöst. Wenn diese Liebe eine Farbe hätte, welche wäre es dann? Lass deine Liebe, dieses farbige Licht, einmal in dich hineinfließen in dein Herz. Sei ganz erfüllt von dieser Liebe. Und nun probiere es noch einmal: Öffne dein Herz, und das Licht deiner Liebe kann nun hinausfließen auf das Wesen zu und in den Mund hinein, es kann deine Liebe trinken.

- Beobachte, wie das Wesen das Licht trinkt und wie es sich dabei verändert. Es verändert sich automatisch, du brauchst nichts weiter dafür zu tun. Lass einfach aus deinem Herzen dein Gefühl der Liebe fließen, und das Wesen wird nach und nach seine Form verändern. Vielleicht wird es kleiner oder größer, vielleicht verändert es auch seine Farbe. Nimm dir hierfür so lange Zeit, bis sich das Wesen nicht mehr weiter verändert.

- Manchmal wird es zu einer kleinen Perle, einer weißen Taube, einem Kristall oder einer Blume. Manchmal wird es so klein, dass es irgendwann verschwindet, und es bleibt nichts zurück. Und manchmal wird es riesengroß und löst sich irgendwann in Luft auf. Alles ist möglich.

- Wenn nun etwas übrig bleibt, das sich nicht weiter verändert, obwohl du weiter deine Liebe hineinschickst, dann nimm dieses Lebewesen oder diesen Gegenstand in deiner Fantasie in eine Hand und betrachte es. Wie fühlt es sich an? Meistens strömt nun dieses Etwas ein Gefühl von Schutz und Geborgenheit aus. Ist das auch hier so? Wenn es kein angenehmes Gefühl ist, dann hat es sich noch nicht zu Ende verändert, dann lass weiter deine Liebe einfließen.

- Fertig? Dann frage dich, wo du den Gegenstand oder das Lebewesen haben möchtest, das vielleicht noch übrig geblieben ist. Soll es sich an deinem Körper befinden? Vielleicht auf deiner Schulter sitzen oder in deiner Hosentasche sein? Eventuell möchtest du auch, dass es in deinem Herzen ist. Dann stell dir einmal vor, dass du es einatmest und es seinen Platz in deinem Herzen einnimmt und dich von hier aus beschützt.

- Spüre dem nach. Wie fühlt es sich an? Wie fühlst du dich jetzt? Genieße die Leichtigkeit, atme einmal tief ein und aus und öffne dann langsam wieder deine Augen.

Was wir an dieser Übung sehen können, ist, dass die Angst eigentlich eine Maske trägt. Wir demaskieren dieses Gefühl in unserer Arbeit, und es kommt am Ende das zum Vorschein, was es eigentlich ist: eine Schutzfunktion. Dann erkennen wir meistens ein Bild, das innerlich, also unbewusst, für Schutz steht. Dadurch fühlen wir uns tatsächlich sicher und beschützt. Was hattest du am Ende noch in deiner Hand? Und wo hast du es platziert, wo fühlte es sich gut an? Du kannst dich, wenn du magst, regelmäßig mit diesem Lebewesen oder Gegenstand verbinden und es auch in deiner Fantasie mit in deine Geburt nehmen. Es kann dann innerlich eine Stütze für dich sein, und immer, wenn du merkst, dass du ängstlich wirst, kannst du in deiner Fantasie diesen Gegenstand oder das Lebewesen wieder in die Hand nehmen und spüren, wie es dir ein Gefühl von Schutz und Geborgenheit schenkt. Wenn sich deine Angst komplett aufgelöst hat durch die Übung und nichts übrig geblieben ist, so ist das auch wunderbar. Genieße es gerne! Du kannst die Übung bei Bedarf auch wiederholen, lasse dafür aber mindestens ein paar Tage dazwischen Pause. Wenn du deine Angst auf diese Weise nicht lösen kannst oder dir die Übung nicht zusagt, könnte dir therapeutische Unterstützung helfen.

DAS KRANKENHAUS ALS POSITIVER ORT

Manche Menschen haben aus den unterschiedlichsten Gründen Angst vor Krankenhäusern. Vielleicht haben sie selbst schon einmal etwas Schlimmes erlebt, das sie mit dem Krankenhaus verbinden, oder allein die Bezeichnung »Kranken«-Haus passt für sie irgendwie nicht zu einer Geburt. Es stimmt natürlich, meistens benötigen wir für eine Geburt keine Klinik. Gleichzeitig ist es wichtig, dass uns im Fall der Fälle medizinisch geholfen werden kann. Wenn du also merkst, dass du Angst vor diesem Ort hast, schau dir am besten deine Angst einmal ganz genau an. Das solltest du auch dann tun, wenn du eine außerklinische Geburt planst, damit zur Not auch ein Wechsel in die Klinik für dich in Ordnung wäre. Nimm dir für diese genaue Analyse deiner Gefühle und Ängste wirklich einmal eine Stunde Zeit und Ruhe, in der du nicht gestört wirst. Gerne kannst du auch die eben beschriebene *Emotional Relief Exercise* (ERE) dazu machen.

Im nächsten Schritt kannst du beginnen, dich selbst positiv auf die Klinik einzustimmen. Was gefällt dir an diesem Ort besonders gut? Vielleicht, dass dir hier schnell geholfen werden kann, falls du oder dein Baby Hilfe brauchen? Dass das Krankenhaus Tag und Nacht für dich geöffnet hat und du jederzeit kommen kannst? Oder dass hier

Personen arbeiten, die gerne anderen Menschen helfen? Die bereit sind, viel für ihren Beruf zu tun, sich wirklich einzubringen? Eventuell spürst du auch Dankbarkeit, wenn du daran denkst, dass Hebammen nicht so gut bezahlt werden und dennoch einen Beruf mit einer so großen Verantwortung ausüben. Dass sie häufig in langen Schichten arbeiten und mehrere Frauen gleichzeitig betreuen. Dass sie diesen Beruf erlernt haben, weil sie Frauen in diesem sensiblen Prozess unterstützen möchten. Natürlich ist der Alltag einer Hebamme, eines Arztes oder einer Ärztin herausfordernd, und manchmal gibt es womöglich auch Momente, in denen sie gestresst oder unfreundlich sind. Aber in den allermeisten Fällen sind sie doch sehr nett und offen und werden dich liebevoll begleiten.

Achte darauf, dass du als Erstes deine Angst betrachtest und ihr Raum gibst. Wenn du möchtest, kannst du im Anschluss in einer geführten Hypnose die Gerüche und Geräusche der Klinik in deinem Unbewussten »umdeuten« und zu etwas Positivem für dich werden lassen. Das kann nur gelingen, wenn es keine grundsätzliche Angst mehr vor diesem Ort gibt. Wenn deine Angst zu groß ist, um sie selbst zu lösen, dann nimm unbedingt professionelle Hilfe in Anspruch, beispielsweise eine Einzelsitzung bei einem*r Hypnotherapeut*in.

AFFIRMATIONEN UND VORBILDER

Das Wort Affirmation bedeutet »Bejahung«. Affirmationen sind Sätze, die dir guttun können in deiner Schwangerschaft und auch während der Geburt selbst. Sie können dir helfen, bei dir zu bleiben und deinem Körper zu vertrauen. Sie können dir in der Schwangerschaft ein wohliges Gefühl verschaffen und dich während der Geburt motivieren und dir Kraft schenken. Die Affirmation »Jede Welle bringt mich meinem Kind näher« kann beispielsweise während der Geburt helfen, dich ganz in den Augenblick zu ziehen. »Ich vertraue meinem Körper« kann dich in der Schwangerschaft und auch bei der Geburt selbst beruhigen. Überlege dir gerne ein paar Affirmationen, die dir besonders guttun, und male sie auf Karten. Je mehr Zeit du dir für die Gestaltung nimmst, desto tiefer kann die Affirmation in dein Unbewusstes sinken. Achte darauf, dass du deine Affirmationen positiv formulierst und nicht verneinst. Schreib also nicht auf, was du nicht willst, sondern was du willst. Denke daran, dein Elefant, dein Unbewusstes, kann Bejahungen leichter verstehen.

Zusätzlich zu den Affirmationen kann es dir während der Geburt helfen, dich im Zustand der Hypnose mit einem weiblichen Tier oder einem vielleicht auch erdachten menschlichen Vorbild zu verbinden. In Südafrika gibt es uralte Höhlenmalereien von Geschöpfen, die halb Mensch, halb Antilope darstellen. Wir gehen heute davon aus, dass sich die Jäger vorgestellt haben, Antilopen zu sein, um längere Strecken zurücklegen zu können. Diese Malereien sind vermutlich frühe Hinweise auf Hypnosetechniken. Denn im Laufen entsteht, wie du bereits weißt, der hypnotische Trancezustand. Verbunden mit der Vorstellung einer Antilope bewirkt das, dass der Läufer schneller und kraftvoller wird. Der Körper folgt dem Geist.

Diesen Zusammenhang kannst du dir übrigens auch in deinem Alltag zunutze machen. Das kann Spaß machen und dir gewisse Dinge erleichtern. Vielleicht musst du deine Wohnung renovieren, hast aber überhaupt keine Lust, sie zu streichen. Dann stell dir vor, du bist jemand, der seine Erfüllung im Streichen findet und dem das unglaublich viel Spaß macht. Oft kennen wir ja auch Personen, auf die eine bestimmte Leidenschaft zutrifft. Ich mache zum Beispiel nicht gerne meine Ablage, sortiere nicht gerne Unterlagen weg und kümmere mich nur widerstrebend um die Steuer. Aber ich kenne Menschen, die alles immer supergut sortiert haben und denen das Herstellen äußerer Ordnung Freude macht. Wenn ich mir vorstelle, ich wäre wie sie, wird das für mich leichter, und ich kann sogar eine ähnliche Freude bei dieser Arbeit empfinden. Es ist fast ein bisschen so, als könnte man in die Haut von anderen Menschen – oder auch Tieren – schlüpfen.

Übertrage das gerne auch auf deine Geburt. Vielleicht faszinieren dich Wildpferde, dann könntest du für deine Geburt die Fähigkeit der Pferde, ganz friedlich und in tiefer Ruhe zu gebären, in deine Vorstellungswelt übernehmen. Schaue dir dazu vielleicht sogar in deiner Schwangerschaft eine Tierdokumentation an, damit dir die Übertragung noch leichter gelingen kann. Auch Frauen, die friedliche und schöne Geburten erlebt haben, könnten eine Inspiration für dich sein. Eventuell magst du auch den Gedanken, dich mit alten weisen Frauen aus der fernen Vergangenheit zu verbinden. Stelle sie dir gerne genau vor. Sowohl Affirmationen als auch die Vorstellung eines ganz persönlichen und für dich passenden Vorbildes können dich effektiv unterstützen und dir helfen, wenn du dein Baby auf die Welt bringst.

WARUM EINE GEBURT IN HYPNOSE AUCH DEINEM KIND GUTTUT

Nicht selten ist der Alltag für uns Frauen so herausfordernd, dass uns der Gedanke an ein zusätzliches To-do auf unserer Liste stresst. »Wie soll ich es denn schaffen, mit einem Kleinkind zu Hause auch noch die Zeit zu finden, regelmäßig 20 Minuten zu investieren, um Hypnose zu erlernen?«, fragst du dich (und mich) womöglich. Du bist nicht die Einzige, die daran zweifelt, dass dein Alltag Platz für diesen »Luxus« gewährt. Einer meiner Teilnehmerinnen ging es ähnlich. Sie hatte bereits eine kleine Tochter, deren Geburt für sie schwer war. In ihrer zweiten Schwangerschaft begann sie bereits in der zwölften Schwangerschaftswoche mit dem Üben, aber durch die Corona-Pandemie fiel die Kinderbetreuung weg, sie musste sich auf eine wichtige Prüfung vorbereiten und zog auch noch um. Sie schrieb mir: »Es gelang mir nicht, so oft in Hypnose zu gehen, wie ich es mir vorgenommen hatte. Wenn ich mir aber Zeit nehmen konnte, konnte ich die Hypnosen absolut genießen. Es waren meine Inseln im Chaosalltag, und im Nachhinein habe ich viele wunderschöne Erinnerungen an diese Momente.« Diese Zeit, die sie sich für ihre Geburtsvorbereitung geschaffen hat, hat ihr selbst unglaublich gutgetan. Das hat sich auch auf ihr Baby ausgewirkt. Unser Stresslevel wird im Zustand der Hypnose heruntergefahren, deshalb ist es wichtig, dass wir uns bewusst regulieren und uns diese Zeit nehmen, gerade wenn wir einen sehr fordernden Alltag haben. Allerdings nicht als Pflichtprogramm, als ein weiteres Muss auf unserer Liste, sondern als Auszeit, als »Insel für mich selbst«. Dadurch erfährt auch dein Baby, wie sich etwas verändert. Es wird mit Glückshormonen geflutet und lernt schon im Bauch, dass es unterschiedliche Zustände gibt, die wir regulieren können. Auf eine angespannte Phase folgt eine Entspannung, die über die Nabelschnur als

Hormoncocktail zum Baby fließt. Außerdem bin ich davon überzeugt, dass es schon im Bauch spürt, ob wir uns innerlich mit ihm beschäftigen oder nicht. Diese hypnotischen »Reisen« zu unserem Kind stellen eine Verbindung her, die wie eine Umarmung sein kann. Nicht nur du gönnst dir also eine Pause, sondern auch für dein Baby ist das eine schöne und wichtige Zeit mit dir.

Ungeborene Kinder reagieren auf die Hypnose im Bauch übrigens unterschiedlich. Manche werden ganz ruhig, fast so, als würden sie lauschen. Andere fangen an, sich nun intensiver zu bewegen. Weil häufig eine Veränderung der Aktivität des Babys im Bauch während der Hypnose entsteht, glaube ich, dass sie die Veränderung unseres Bewusstseinszustands wahrnehmen und beginnen, auf ihre Weise mit uns zu kommunizieren. Auch bei der Geburt selbst ist es für ein Baby unterstützend, wenn die Mama innerlich mit ihm in Verbindung ist und es mit Gedanken oder einem Gefühl von »Es ist alles gut« beruhigt. So weiß dein Baby, dass es nicht alleine durch dieses ungewisse Abenteuer muss. Für dein Baby ist eine Geburt ein großer Wechsel seines Lebensumfelds. Der schmale Weg durchs Becken ist eine riesige Herausforderung für den kleinen Menschen, der da zur Welt kommt. Wenn wir nun mit ihm und dem Geburtsprozess innerlich verbunden bleiben, kann er sich getragen und beschützt fühlen. Dieser Kontakt hilft gleichzeitig auch dir, weil ihr gemeinsam diese Geburt erlebt.

In der Hypnotherapie gibt es zwei Möglichkeiten: dissoziativ (lat. trennend) oder assoziativ (lat. verbindend) zu arbeiten. Manchmal begegnet mir die Frage, ob man nichts mehr von der Geburt mitbekommen könnte, wenn man in Hypnose ist, sich also richtig »wegbeamt« – das wäre eine Dissoziation. Damit arbeite ich allerdings nicht. Bei meiner Begleitung wenden sich die Frauen nicht ab, sondern tauchen ganz in die Vorgänge in ihrem Körper ein. Es handelt sich also um eine assoziative Arbeit. In Verbindung mit deinem Kind zu bleiben und nicht innerlich »weg« zu sein bei der Geburt ist das, was meine Methode ausmacht. Auch bei komplizierten Verläufen oder wenn dein Baby Stress bekommen sollte, kannst du ihm so innerlich zur Seite stehen, und ihr geht diesen Weg gemeinsam.

Besonders förderlich für eine gute Geburt ist es, wenn du in der Schwangerschaft bereits eine Verbindung zu deinem Kind aufgebaut hast, denn dann kennt ihr euch in gewisser Weise bereits. Auch wenn das Aussehen natürlich überraschen darf, hast du so doch ein Gefühl für diesen Menschen, und das erste Kennenlernen ist oft viel leichter. Das geht übrigens nicht nur Müttern so. Auch die werdenden Papas oder zweiten Mamas können während der Schwangerschaft mit speziell für sie erstellten Hypnosen zum Baby reisen, ihr Kind besuchen und es kennenlernen. Mir wird häufig berichtet, dass auch sie sich dadurch direkt nach der Geburt ihrem Kind ganz nah gefühlt haben. Ohne diese Form der Vorbereitung braucht es häufig eine gewisse Kennenlernzeit, bis diese Gefühle entstehen. Abgesehen davon tut es natürlich auch deinem*r Partner*in einfach gut, sich im Alltag Auszeiten zu nehmen. Wenn noch keine Geschwister da sind, klappt es vielleicht sogar manchmal, gemeinsam zum Kind zu »reisen« und es zu besuchen.

Manche Babys haben Schwierigkeiten, sich nach der Geburt an das Leben außerhalb des Mutterleibs zu gewöhnen. Sie können schlapp wirken, und ihre Hautfarbe braucht eine Zeit, bis sie rosig wird. Nach der Geburt wird ein sogenannter Apgar-Test gemacht, bei dem verschiedene Parameter bestimmt werden, die Aufschluss darüber geben, ob es dem Baby gut geht oder ob es vielleicht ein bisschen Unterstützung braucht, um auf der Welt anzukommen. Häufig hilft es schon, wenn das Neugeborene den direkten Hautkontakt zur Mutter spüren kann, also auf die nackte Brust gelegt wird. Wir nennen das »Bonding«. Manchmal wird auch mit sanften Massagen oder ein bisschen Sauerstoff nachgeholfen, um diese sogenannten Anpassungsstörungen auszugleichen. Mein Eindruck ist, dass es bei Kindern, die in Hypnose geboren wurden, viel seltener zu diesen Startschwierigkeiten kommt. Gerade auch wenn wir in Hypnose unser Baby durch eine Bauchgeburt begleiten, sind die Hebammen und Ärzt*innen oft erstaunt, wie schnell und gut sich das Baby auch in dieser speziellen Situation an die neue Umwelt anpasst.

Manchmal gibt es trotz Hypnose Anpassungsstörungen oder unruhige Babys, und es kann auch sein, dass du gerade nach einer besonders anstrengenden Geburt einige Zeit brauchst, bis sich deine Muttergefühle entwickeln können. Auch das ist normal. Jede Geburt, jede Mutter und jedes Kind sind einzigartig – und gerade das ist schön. So, wie es bei dir ist und sein wird, ist es genau richtig für eure gemeinsame Geschichte.

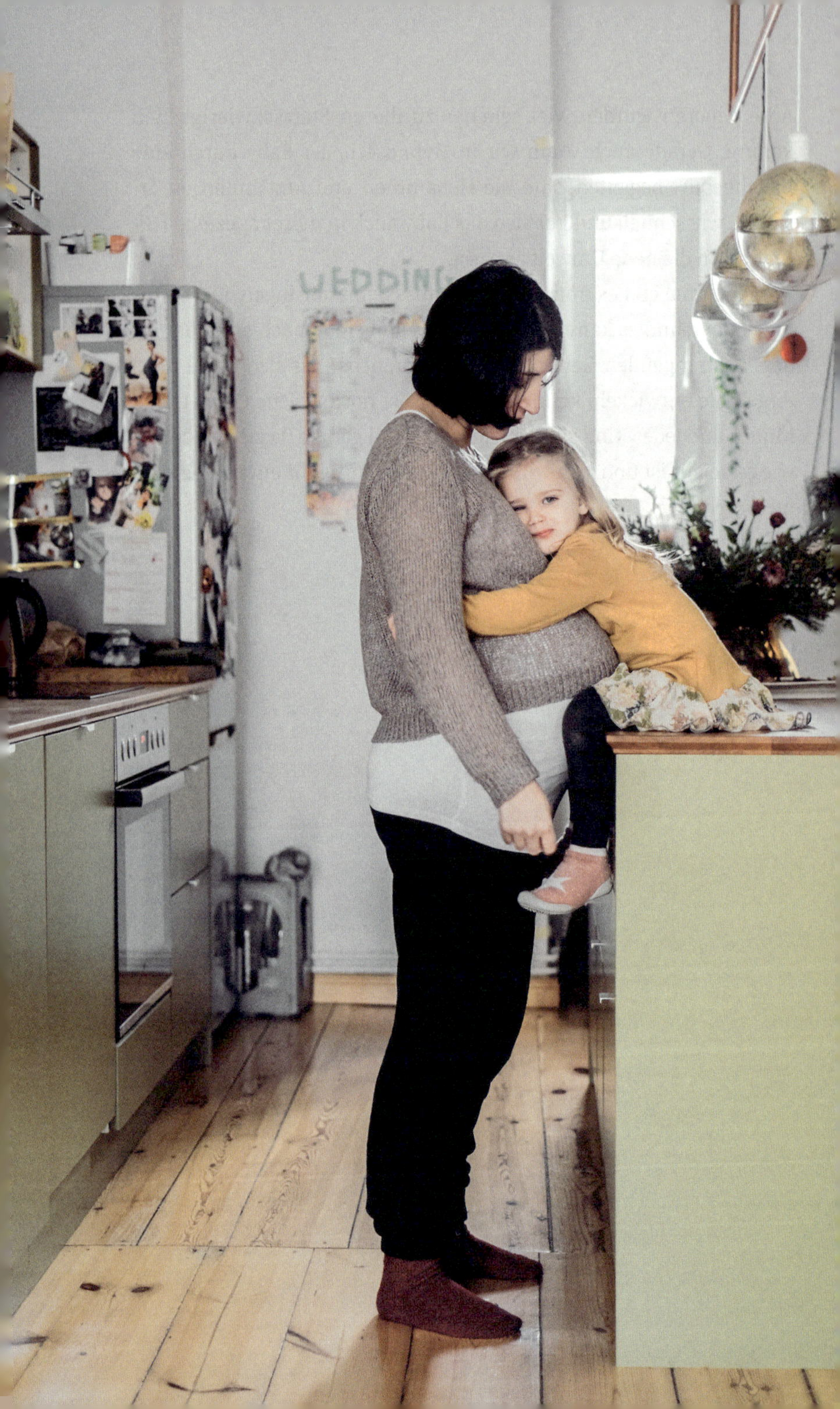

VOR DER GEBURT

◄ **TARA**

»Dank der Geburtsvorbereitung mit *Die Friedliche Geburt* konnte ich vor und besonders während der Geburt auf meinen Körper und meine Kraft vertrauen. Kristins Methode hat mich eine fast schmerzfreie Geburt erleben lassen.«

VORBEREITUNGEN

DEINEN TERMIN RICHTIG BERECHNEN

Wenn es möglich ist, sollte der Zeitraum deiner Geburt möglichst genau bestimmt werden. In deinem Mutterpass wird der sogenannte ET (errechneter Termin) eingetragen. Dieser Tag sollte drei Wochen nach Beginn und zwei Wochen vor Ende des wahrscheinlichen Geburtszeitraums deines Babys platziert sein. Dieses Datum festzulegen, gelingt gerade zwischen der achten und zwölften Schwangerschaftswoche besonders gut, weil sich in diesem Zeitfenster die Embryonen in aller Regel gleich schnell entwickeln und noch recht gestreckt sind. Das Schwangerschaftsalter kann dann Studien zufolge durch eine Messung des Abstands zwischen Scheitel und Steiß in einem Ultraschall auf 4,7 Tage genau datiert werden. Oftmals weiß man ja als Frau nicht exakt, wann die Befruchtung stattgefunden hat. Dann ist ein Ausmessen des Embryos in diesem Zeitraum hilfreich. Bei späteren Ultraschallterminen sollte dieses Datum möglichst nicht nachträglich korrigiert, vor allem aber nicht vorverlegt werden, weil das Baby im Bauch vielleicht schon recht groß ist. Kinder wachsen unterschiedlich schnell und in Schüben, sodass hier ein großes Fehlerpotenzial liegt.

Zu Beginn deiner Schwangerschaft bei den ersten Untersuchungen beim Gynäkologen oder der Gynäkologin ist die Geburt noch weit weg, und du machst dir wahrscheinlich noch keine Gedanken darüber, wann der ET ist oder was passiert, wenn du ihn überschreitest. Später wird diese Frage wichtig werden und kann für einigen Druck sorgen. Wenn der errechnete Termin zu früh angesetzt ist, kann es nämlich sein, dass dein Kind noch gar nicht geburtsbereit ist, wenn alle schon erwarten, dass es bald kommt. Ein Überschreiten des ETs ist nicht schlimm, solange es deinem Baby im Bauch gut geht. Sprich das immer mit deinem*r Gynäkolog*in ab, damit ihr auf der sicheren Seite seid. Es gibt im Grunde keinen Geburtstermin, sondern einen Geburtszeitraum. Dennoch entsteht ab ET ein gewisser Druck. Die »Uhr tickt«, auch wenn manche Babys einfach die vollen 42 Wochen im Bauch der Mutter für ihre Entwicklung benötigen. Vielleicht wird jedoch ab ET über eine Geburtseinleitung gesprochen, oder du denkst selber daran, und das kann dich möglicherweise unter Druck setzen.

Der Gynäkologe Sven Hildebrandt hat hierfür einen schönen Vergleich gefunden. Stell dir vor, du stehst vor einem Apfelbaum und sagst: »Diese Apfelbaumsorte verliert statistisch gesehen die meisten Äpfel am 29. Oktober.« Am 29. Oktober gehst du hinaus und wartest darauf, dass die Äpfel jetzt runterfallen – und zwar alle. Auf einmal. Wie wahrscheinlich erscheint dir das? Wenn wir sagen, die Äpfel müssten schon am 10. Oktober herunterfallen, weil wir den Termin falsch bestimmt haben, dann werden wir am 29. Oktober bereits sehr ungeduldig sein. So ähnlich ist es bei der Geburt auch: Der Zeitraum mag uns ein Gefühl der guten Orientierung vermitteln, der starre Termin ist eher dazu geeignet, uns unnötigen Druck zu machen.

Es ist richtig, dass auf Sicherheit geachtet wird. Damit meine ich: Eine Prüfung, ob es dem Baby gut geht, ob noch genug Fruchtwasser da ist und die Plazenta das Baby noch gut versorgen kann, ist angemessen. An vielen Kliniken gibt es aber recht starre interne Vorgaben, nach denen beispielsweise nur bis zum zehnten Tag nach ET gewartet und danach die Geburt medikamentös eingeleitet wird. Gerade deshalb sollte der ET möglichst nicht aus Versehen zu früh berechnet werden. Es wäre schade, wenn deine Geburt eingeleitet wird und man später feststellt, dass dein Baby gut und gerne noch ein paar Tage hätte in deinem Bauch vertragen können. Dein Kind soll die Zeit haben, die es benötigt.

DEINEN GEBURTSORT FINDEN

Ich dachte vor meiner ersten Geburt, dass der Geburtsort ausschlaggebend wäre für mein Erleben. Tatsächlich habe ich mich im Geburtshaus und bei meiner Hausgeburt wohler gefühlt als im Krankenhaus. Für mich war die geborgene Atmosphäre beruhigend, und ich konnte mich hier besser auf mich und meinen Geburtsprozess konzentrieren. Weil das vielen Frauen so geht, werden außerklinische Geburten häufiger positiv erfahren als Klinikgeburten. Entscheidend ist aber dennoch nicht der äußere Ort, sondern der Zustand tiefer Trance. Auch bei einer Hausgeburt kannst du durch Gespräche oder aktives Denken, durch Aufregung und Ablenkungen Schwierigkeiten haben, diesen Zustand zu erreichen. Und sogar in einer großen, turbulenten Klinik kannst du in tiefer Trance eine wundervolle Geburt erleben. Selbst einen grellgrün gekachelten Raum nimmst du hinter geschlossenen Lidern nicht wahr, und Geräusche von außen können dich beruhigen, weil du dich dadurch umsorgt und begleitet fühlen kannst. Der innere sichere Ort lässt dich entspannen, und der äußere Ort darf verblassen, in den Hintergrund treten und immer unwichtiger werden für dich, dein Baby und euer gemeinsames Geburtserlebnis.

Manchmal spielt uns unser Unbewusstes einen Streich. So hatte ich einmal eine Frau in meinem Seminar, die sich gewünscht hat, an einem höhlenartigen Ort ihr Baby zu bekommen. Sie hatte eine Krankenhausgeburt geplant, wollte aber am liebsten allein sein, ganz ungestört und in einem kleinen dunklen Zimmer. Und wo hat sie letztendlich geboren? Im Auto. Ihr »Elefant« hat ihren tiefsten Wunsch so umgesetzt, wie es für sie instinktiv optimal war. Nun ist eine Autogeburt nicht gerade der Wunsch der meisten Frauen, aber für meine Teilnehmerin war es perfekt. Im Nachhinein erzählte sie mir, dass dies – wenn auch unerwartet – ihre persönliche Traumgeburt war. Sie konnte sich ganz auf sich besinnen, war allein auf der Rückbank, ihr Mann war mit Fahren beschäftigt. Sie war ganz bei sich und ihrem Geburtsprozess. Als sie im Krankenhaus ankamen, war das Baby gerade geboren. Ich bin keine Verfechterin der Alleingeburt, weil ich sie für zu gefährlich halte, aber dieses Beispiel zeigt: Unser Unbewusstes findet manchmal merkwürdige Wege, um den Geburtsort zu realisieren, den wir uns insgeheim wünschen.

Wenn du bei deiner Geburt tief in Hypnose bist, ist der tatsächliche Geburtsort nicht so wichtig. Denn wenn du dich vollkommen in deinem »inneren Ort« aufhältst, versucht dein Unbewusstes nicht, den Ort äußerlich herzustellen, den du dir eigentlich wünschst. Der »Elefant« geht davon aus, dass du dich tatsächlich gerade an deinem sicheren Ort befindest, weil er nicht unterscheiden kann, ob deine Vorstellung real ist oder nur in deiner Fantasie existiert. Vielleicht merkst du bereits, dass dadurch die Frage danach, wo du dich äußerlich am wohlsten fühlst, weniger entscheidend wird, solange du deinen sicheren »inneren Ort« kennst und ihn bei deiner Geburt abrufen kannst.

Dennoch planst du natürlich deine Geburt und auch den Ort, an dem dein Baby möglichst zur Welt kommen soll. Wenn du dich hier sicher fühlst, kann dich das unterstützen. Daher möchte ich dir nun einmal die verschiedenen Möglichkeiten aufzählen, die du hast. Beim Gedanken an den Geburtsort solltest du dich möglichst wohlfühlen. Gegebenenfalls musst du dafür unterschiedliche Bedürfnisse abwägen. Auch wenn ein Krankenhaus sich also für dein Unbewusstes, deine Körperintelligenz, nicht gut und sicher anfühlt, kann es durchaus der beste Ort für deinen Verstand sein. Das ist vollkommen in Ordnung. Dann richte dich nach deinem Verstand in Kombination mit deinem Bauchgefühl. Dabei können dir die folgenden Informationen helfen.

Die größtmögliche äußere Sicherheit bietet dir eine **LEVEL-1-KLINIK**, also eine große Klinik, die mit allem ausgestattet ist, was auch bei Risikogeburten eingesetzt werden könnte. Ein solches Krankenhaus verfügt unter anderem über eine angeschlossene Kinderstation. Da in einer so großen Klinik auch Risikoschwangerschaften und schwierige

Fälle betreut werden, sind die Hebammen und Ärzt*innen auf alle Eventualitäten vorbereitet und können routiniert auch auf ungewöhnliche Komplikationen reagieren. Häufig sind hier zum Beispiel Beckenendlagengeburten vaginal möglich, weil das Personal entsprechend erfahren ist. Unter Umständen kann es aber auch zu vorschnellen Eingriffen kommen, beispielsweise einem Oxytocintropf, der die Wellen fördern soll, obwohl es vielleicht keine Notwendigkeit dafür gibt. Dennoch bemüht sich auch hier das Fachpersonal um natürliche Geburtsverläufe. Dieser Ort ist tendenziell lauter und unruhiger als eine kleinere Klinik oder ein außerklinischer Ort, dafür kann sehr schnell eingegriffen werden. Die angeschlossene Kinderklinik könnte im Notfall dein Baby sofort optimal versorgen. Eine solche Klinik ist vor allem dann sinnvoll, wenn du eine Risikoschwangerschaft hast oder dein Kind vielleicht Auffälligkeiten aufweist und man schon absehen kann, dass es vermutlich Hilfe braucht, nachdem es geboren wurde.

Eine kleinere **KLINIK** ohne angeschlossene Kinderstation bietet dir ebenso eine sehr große Sicherheit. Auch hier kann schnell eine Bauchgeburt durchgeführt und dein Baby bei Komplikationen gut versorgt werden. Wenn dein Baby umfangreichere Hilfe benötigen sollte, müsste es nach der Geburt in eine Kinderklinik verlegt werden. Du könntest als Mutter vielleicht nicht gleich mit, gerade nach einem frischen Kaiserschnitt. Wenn du eine gesunde Schwangerschaft hast und es deinem Baby gut geht, ist dieser Fall sehr unwahrscheinlich, und das »ganz normale« Krankenhaus sollte ausreichen. Hier ist es vermutlich etwas ruhiger als in einer Level-1-Klinik, eventuell ist auch der Betreuungsschlüssel durch die Hebammen etwas besser. Vielleicht hast du zeitweise sogar eine Eins-zu-eins-Betreuung. Es bleibt dennoch ein Krankenhaus mit seinen Rhythmen, Leitlinien, Zeitfenstern und Untersuchungen. Die sind von Klinik zu Klinik unterschiedlich, gemeinsam ist den meisten Einrichtungen: Du wirst in regelmäßigen Abständen untersucht, die Herztöne des Babys werden aufgezeichnet, vielleicht gibt es auch einen prophylaktischen venösen Zugang oder für die Plazentageburt ist ein klares Zeitfenster gesteckt. Dafür hast du die medizinische Sicherheit, dass im Fall der Fälle schnell gehandelt werden kann, und es besteht die Möglichkeit, dich die ersten Tage nach der Geburt auf der Wochenbettstation auszuruhen, wenn du das möchtest. Gerade wenn du als Solo-Mama ein Kind bekommst, plane mit ein, dass du vor allem im frühen Wochenbett gut versorgt wirst. Alternativ kann deine Familie oder ein toller Freundeskreis diese Aufgabe auch bei dir zu Hause übernehmen, dann kannst du bei einer komplikationsfreien vaginalen Geburt etwa vier Stunden später mit deinem Baby nach Hause gehen. In diesem Fall spricht man von einer ambulanten Geburt im Krankenhaus.

In vielen Kliniken haben einige Hebammen Belegverträge. Das bedeutet, dass du deine persönliche **BELEGHEBAMME** zur Geburt mit in die Klinik nehmen kannst. Du weißt dann bereits, welche Hebamme bei dir sein wird, hast vielleicht schon ein freundschaftliches Verhältnis zu ihr aufgebaut und vertraust ihr. Vielleicht hat sie auch einige deiner Vorsorgetermine übernommen, und ihr konntet euch schon gut kennenlernen. Deine Hebamme bleibt bei der Geburt an deiner Seite, bis dein Baby da ist. Allerdings muss sie auch Pausen einhalten, bei einer sehr langen Geburt könnte es zu einer zwischenzeitlichen Vertretung kommen. Das ist wichtig und gut für dich, damit du immer eine ausgeruhte Hebamme an deiner Seite hast. Vielleicht kann sie auch zu Geburtsbeginn bei dir zu Hause vorbeikommen und schauen, ob es schon Zeit ist, loszufahren. Wenn das für dich eine passende Option ist, kümmere dich am besten frühzeitig um eine Beleghebamme in deiner Nähe. Falls du merken solltest, dass du zwar das große Glück hattest, eine Beleghebamme zu finden, allerdings bei den ersten Gesprächen feststellst, dass du sie gar nicht magst und dich mit ihr unwohl fühlst, dann gib die Idee der Beleggeburt lieber auf und freue dich, dass du in der Klinik wahrscheinlich eher eine Frau antreffen wirst, die zu dir passt. Denn wenn du schon eine Beleghebamme hast, dann solltest du dich auch mit ihr wohl und in ihrer Anwesenheit in den besten Händen fühlen.

Manche Kliniken verfügen über einen **HEBAMMENGELEITETEN KREISSSAAL**, das bedeutet, dass ein*e Ärzt*in nur dann zur Geburt dazukommt, wenn es notwendig ist. Eine Geburt darf übrigens rechtlich zwar ohne Ärzt*in, nicht aber ohne Hebamme stattfinden. Sie sind die absoluten Fachfrauen auf diesem Gebiet. Erst wenn es zu Komplikationen kommt und medizinisch interveniert werden muss, kommen also in einem hebammengeleiteten Kreißsaal Ärzt*innen hinzu, und das reicht auch völlig aus.

Ein **GEBURTSHAUS** ist ebenfalls ein hebammengeleiteter Geburtsort, der meist wohnlich gestaltet und dadurch der Hausgeburt ähnlicher ist. Es ist für unseren »Elefanten« leichter, sich hier zu öffnen. Zwar ist es durch einen leicht abrufbaren, sicheren »inneren Ort« nicht mehr ganz so wichtig, wo du dich befindest, gleichzeitig ist es natürlich einfacher, in einem ruhigen Umfeld mit gedämpftem Licht in diesem Zustand zu bleiben, als wenn es im Außen unruhiger ist. Im Geburtshaus können auch Vorsorgeuntersuchungen durchgeführt werden, und es gibt viel Raum für Fragen und Gespräche. Während der Schwangerschaft lernst du die Hebammen des Geburtshauses kennen, sodass du von einem bekannten Gesicht während der Geburt betreut wirst. Manche Geburtshäuser arbeiten im Schichtsystem, dann weißt du zuvor zwar, dass du eine der Hebammen bekommen wirst, aber nicht welche. Manche arbeiten auch im Belegsystem, das heißt, dass du eine Hebamme hast, die dich vor, während und nach der Geburt betreut.

Im Geburtshaus ist es nicht möglich, stärkere Schmerzmittel zu bekommen, wie zum Beispiel eine PDA oder Lachgas. Dafür müsstest du in ein Krankenhaus wechseln. Oft liegen die Geburtshäuser in der Nähe von Kliniken, sodass du im Fall der Fälle leicht verlegt werden kannst. Ein großer Vorteil außerklinischer Geburtshilfe ist, dass du hier von einer Eins-zu-eins-Betreuung ausgehen kannst. Eine Hebamme ist also ausschließlich für dich zuständig und bekommt Veränderungen schnell mit. Meistens kündigen sich Komplikationen frühzeitig an, sodass eine Verlegung in eine Klinik mit dem Auto oder Taxi möglich ist. Selten wird auch ein Rettungswagen gerufen. Mich hat es in meiner ersten Schwangerschaft beruhigt zu hören, dass wir im Notfall so schnell in der Klinik wären, wie auch der Anästhesist oder die Anästhesistin bräuchte, um in den Kreißsaal zu kommen. Ein geringes Restrisiko bleibt dennoch, denn bei extrem seltenen Komplikationen kann hier durch die räumliche Distanz zur Klinik und zeitliche Verzögerung eine Gefahr entstehen.

Wenn dein Baby da ist, werdet ihr im Geburtshaus gut versorgt, du kannst hier duschen und die ersten Stunden mit deinem Baby kuscheln. Ihr habt in der Regel Zeit für euch zu zweit oder zu dritt, und eure Intimsphäre wird geschützt, sodass ihr euch in aller Ruhe beschnuppern könnt. Die Hebamme ist an deiner Seite, um dir beim ersten Stillen zur Seite zu stehen. Wenn es euch gut geht, dürft ihr wenige Stunden später nach Hause fahren.

Der große Vorteil bei der **HAUSGEBURT** ist der, dass du den Geburtsort wahrscheinlich nicht wechseln musst. Das heißt, dass du einfach zu Hause bleiben kannst, an dem Ort, der unbewusst von deiner Körperintelligenz als sicher wahrgenommen wird. Hier entsteht kein Spagat zwischen innerem und äußerem Raum. Du bist genau da, wo du dich automatisch wohl und geborgen fühlst. Das ist auch der Grund, warum viele Hebammen für sich selbst eine Hausgeburt bevorzugen, und das wiederum ist ein Hinweis darauf, dass die Risiken einer außerklinischen Geburt bei einem gesunden Kind und einer gesunden Mutter nicht allzu groß sind. Hebammen sind Fachfrauen, was Geburten angeht. Sie erkennen Risiken oder Komplikationen schnell und sicher, und eine Eins-zu-eins-Betreuung ist gewährleistet. Meistens hast du eine Hebamme, die du bereits in der Schwangerschaft gut kennenlernen konntest und die dich auch nach der Geburt betreut. Zum Ende der Geburt ist sowohl im Geburtshaus als auch bei der Hausgeburt in der Regel noch eine zweite Hebamme dabei. Auch hier ist eine stärkere Schmerzmedikation nicht möglich, dafür müsstet ihr in eine Klinik wechseln.

Es gibt Hausgeburtshebammen, die gleichzeitig einen Belegvertrag in einem Krankenhaus haben. Das ist mein persönlicher Favorit, denn dann kannst du, solange du möchtest, zu Hause bleiben, und – falls du dich unwohl fühlst oder es zu Schwierigkeiten kommt – mit deiner Hebamme zusammen jederzeit in die Klinik wechseln. Besprich mit deiner Hebamme, wie ihr vorgeht, falls du einen weiten Anfahrtsweg in eine Klinik hast. Hausgeburtshebammen sind sehr aufmerksam in ihrer Begleitung und erkennen oder erahnen daher ungewöhnliche Verläufe oder sich anbahnende Komplikationen in den allermeisten Fällen sehr früh. Aus Sicherheitsgründen in ein Krankenhaus zu wechseln ist für sie selbstverständlich.

Nach einer komplikationsfreien Hausgeburt ist die Hebamme diejenige, die dein Baby versorgt. Es werden Reflexe getestet, das Baby wird gemessen und gewogen, und die Hebamme kann dir bei den ersten Stillversuchen zur Seite stehen. Wenn du dich dann mit deinem Baby wohlfühlst, zieht sich die Hebamme zurück und kommt am nächsten Tag für den ersten Wochenbettbesuch wieder. Wenn du mit deinem Partner oder deiner Partnerin zusammenlebst, eine natürliche Geburt hattest und es dir und deinem Kind gut geht, brauchst du die Wöchnerinnenstation eines Krankenhauses in dieser Zeit nicht. Du bist zu Hause gut versorgt und kannst deine Hebamme bei Fragen und Unsicherheiten anrufen. Sie kommt in den nächsten Tagen und Wochen regelmäßig zu dir und begleitet euch in dieser spannenden ersten Zeit.

Leider gibt es nur sehr wenige Hausgeburtshebammen und auch immer weniger Geburtshäuser. Wenn du also mit einer außerklinischen Geburt liebäugelst, empfehle ich dir, dich möglichst früh, am besten direkt nach dem positiven Schwangerschaftstest, um eine Beleghebamme, ein Geburtshaus oder eine Hausgeburtshebamme zu kümmern.

Weil es in manchen Regionen oder zu einem späteren Zeitpunkt in der Schwangerschaft schwierig ist, eine Hausgeburtshebamme zu finden, gibt es einen gefährlichen Trend: die **ALLEINGEBURT**. Bei einer geplanten Alleingeburt wird auf die fachliche Begleitung einer Hebamme bewusst verzichtet, und die Schwangere bekommt ihr Baby mit oder ohne Partner*in alleine. Manche Frauen entscheiden sich für eine Geburt in der Natur, andere bei sich zu Hause. Sie versuchen sich zuvor meist selbst kompetent zu machen, indem sie viel über Geburten lesen und sich untereinander austauschen. Sie sind also meistens sehr aufgeklärt, aber das Fehlen einer fachlichen Betreuung ist meines Erachtens aus mehreren Gründen höchstgefährlich, weshalb ich von der Alleingeburt abrate: Sich selbst das Wissen aus einem Hebammenstudium autodidaktisch für die eigene Geburt anzueignen ist in dem Umfang nicht möglich. Selbst Hebammen gebären ihre Kinder nicht allein, sondern organisieren sich eine Geburtsbegleitung durch eine (meist befreundete) Hebamme. Zu viele Risiken könnten nicht erkannt werden. Abgesehen von diesem wichtigen Punkt ist es auch nicht ratsam, sich zu stark selbst zu beobachten und zu beurteilen, Gefahren abzuschätzen und innerlich durchzugehen. Denn eben das bringt dich in den äußeren Raum. Womöglich bist du innerlich dadurch bei der Geburt weniger mit deinem Baby verbunden, deine Großhirnrinde ist aktiv, und der hypnotische Zustand kann nicht erreicht oder aufrechterhalten werden.

Manche Hebammen beschreiben dieses Phänomen bei ihren eigenen Geburten, obwohl sie keine Alleingeburt anstreben. Es liegt daran, dass sie so viel über die Geburt wissen und es ihnen zum Teil schwerfällt, abzuschalten und ganz in den Geburtsprozess einzusteigen. Sie bleiben im Außen, beurteilen Herztöne, untersuchen mit, begleiten sich also während des Gebärens als Hebamme selbst. Das steht der Hingabe und dem Loslassen im Weg, der Trance und Hypnose.

Obwohl ich, wie gesagt, ganz deutlich von einer geplanten Alleingeburt abrate, gibt es etwas, das du von den Frauen lernen kannst, die sich hierfür entschieden haben: Die Schwangeren, die beschließen, ihr Baby ganz allein auf die Welt zu bringen, sind sich im tiefsten Inneren bewusst darüber, dass die Geburt ein Vorgang ist, den sie gemeinsam mit ihrem Baby vollbringen und bei dem sie in der Regel keinerlei Unterstützung von außen benötigen. Dieser Glaube an sich selbst und die Fähigkeiten ihres Körpers, ein Baby zu gebären, das Übernehmen der Verantwortung für den Geburtsprozess und das Gefühl, es ganz alleine zu schaffen und stark genug zu sein, ist bei der Geburt für alle werdenden Mütter wichtig. Denn in dem Moment, in dem du dies verinnerlichst, wächst dein Selbstvertrauen, du nimmst die Geburt zu dir und suchst nicht nach Hilfe oder Rettung von außen. Du lässt dich auf den Geburtsprozess ein und bejahst ihn. Wie bei einem Marathon macht dich diese Gewissheit stärker. Du bist überzeugt, dass du es schaffst und stark genug bist. Das ist günstiger, als wenn du dir die Strecke nicht zutraust und deine Trainerin immer wieder fragst, wie lange es noch dauert oder ob sie dir nicht etwas geben kann, damit es leichter wird. Für die innere Haltung und das Selbstbewusstsein musst du aber nicht so weit gehen, das Risiko einer Alleingeburt einzugehen. Eine erfahrene Hebamme an deiner Seite zu haben, während du ganz bei dir bist und deine Geburt meisterst, ist sicherer. Zudem kann sie in dir das Gefühl des Beschütztseins hervorrufen und dadurch das Hineingleiten in die tiefe Trance unterstützen.

Es gibt also unterschiedliche **GEBURTSORTE.** Du kannst und solltest sie dir anschauen, in dich hineinspüren, nachdenken und darüber sprechen, was für dich der passende Ort ist. Jeder der genannten Orte hat seine Vor- und Nachteile. Je nachdem, wie du gestrickt bist, passt der eine Ort besser zu dir oder der andere. So, wie jede Geburt einzigartig ist, sollte auch dein Geburtsort auf deine Bedürfnisse abgestimmt sein. Den »perfekten Ort« gibt es vielleicht nicht oder er steht nicht zur Verfügung, dann mach dir keine Sorgen, denn durch deinen »inneren Ort« bist du unabhängig und kannst dich letztendlich überall wohlfühlen.

BEWEGUNG IN DER SCHWANGERSCHAFT

Ich kann dir von Herzen empfehlen, dich in der Schwangerschaft zu bewegen, wenn gesundheitlich nichts dagegenspricht. Die meisten Sportarten können bedenkenlos weiter ausgeübt werden. Auch wenn du dich zuvor eher weniger bewegt hast, darfst du gern regelmäßige Bewegung in deinen Tag integrieren. Die Geburt ist nicht nur eine geistige, sondern auch eine körperliche Herausforderung. Körperlich fit zu sein unterstützt dich darin, sie zu meistern. Gerade wenn deine Geburt sehr lang sein sollte, reicht deine Kraft so dennoch bis zum Ende. Wenn du in hypnotischer Trance dein Baby bekommst, ist der mentale Zustand, in dem du dich befindest, extrem entspannend. Das bedeutet, dass dein Körper effektiv regeneriert und du viele Stunden, vielleicht sogar Tage gebären kannst, ohne zu sehr zu ermüden. Einmal erzählte mir eine Frau, dass sie sich nach ihrer sehr langen Geburt durchaus erschöpft fühlte, aber dass das kein Vergleich zu ihrem Mann war, der diese Tage weder geschlafen hatte noch in tiefer Trance war. Sie musste sehr lachen, weil es ihr absurd erschien, dass sie am Ende erholter aus diesem Erlebnis herausging als er. Du darfst also darauf vertrauen, dass dich der Zustand tiefer Hypnose tragen und unterstützen wird. Dennoch gibt es die Austrittsphase, manchmal auch »Pressphase« genannt, die noch einmal all deine Kraft benötigt. Es hilft, wenn du dafür körperlich nicht vollkommen untrainiert bist. Die Meisterleistung Geburt zu vollenden gelingt deinem Körper besser, wenn er dafür noch genügend Reserven zur Verfügung hat.

Mit meiner Aufforderung ist aber nicht gemeint, dass du ein hochgestecktes Sportprogramm absolvieren musst. Moderate Bewegung entsteht, wenn du spazieren gehst oder Treppen nimmst. Vielleicht fährst du gern Fahrrad, läufst in der Arbeit viel oder werkelst gern im Garten. All das sind hilfreiche Formen der Bewegung. Deinem Rücken tut Schwimmen sehr gut, und gezieltes Muskeltraining kannst du in speziellen Schwangerschaftskursen durchführen. Es gibt Kurse, bei denen du dich mit anderen Schwangeren zum Training treffen kannst. Wenn du kein solches Angebot findest oder du es zeitlich nicht einrichten kannst, regelmäßig einen Kurs zu besuchen, gibt es tolle Onlineprogramme, die von deiner Krankenkasse bezuschusst werden.

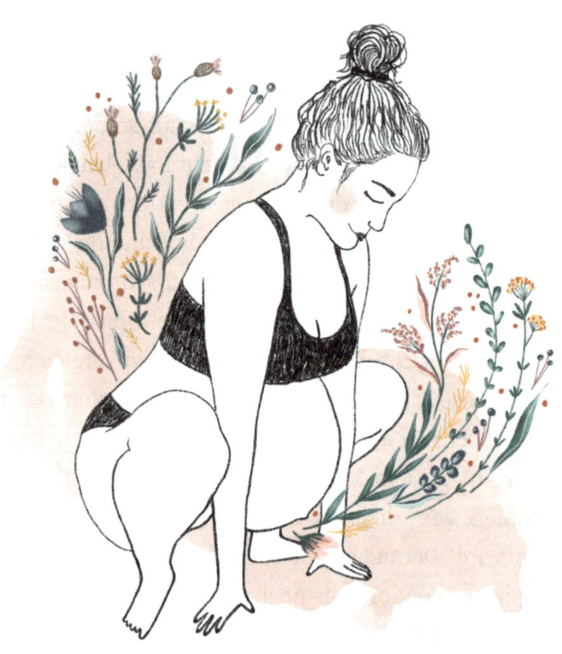

Es ist sinnvoll, wenn du zusätzlich im letzten Trimester deiner Schwangerschaft täglich in die tiefe Hocke gehst. Im Yoga wird diese Position »Malasana« genannt. Du stellst deine Beine dafür etwa schulterbreit auf, deine Fußspitzen zeigen dabei zur Seite. Dann gehst du in die Hocke, deine Arme und Hände sind zwischen deinen Beinen neben deinen Füßen oder du legst die Handflächen aufeinander wie zum Gebet. Deine Fußsohlen bleiben, wenn möglich, am Boden. Du kannst dich zum Üben auch an einer Wand anlehnen. Das muss noch gar nicht gut funktionieren, es geht eher darum, die Muskulatur zu trainieren und das Becken zu dehnen, sodass es dir leichter fällt, auch bei der Geburt diese Position einzunehmen. Es reicht, wenn du in die Hocke gehst, dort ein paar Atemzüge verweilst und wieder aufstehst. Das Ganze solltest du etwa drei Mal wiederholen. Diese Position ist für die allerletzten Wellen bei der Geburt großartig, und viele Frauen bekommen auf diese Weise ihr Kind. Der in vielen Kulturen verbreitete Gebärhocker ahmt diese Haltung nach.

Außerdem ist es hilfreich, wenn du vor allem zum Ende der Schwangerschaft hin dein Becken viel bewegst, damit es dein Baby leichter hat, sich gut für die Geburt zu positionieren. Das Kippen des Beckens von einer zur anderen Seite, das Hin-und-her-Schaukeln und das Kreisen helfen deinem Baby, schon zum Ende der Schwangerschaft die optimale Geburtsposition einzunehmen. Die »Beckenschaukel« erreichst du schon bei einem Spaziergang oder Bauchtanz. Wenn du sie regelmäßig praktizierst, hilfst du deinem Kind, dass sich sein Köpfchen optimal positioniert und dann während deiner Geburt leicht den Weg durch dein Becken findet. In seltenen Fälle kann das Baby während der Geburt diese optimale Einstellung noch mal verlassen. Wenn das bei dir passieren sollte, kann dir die Hebamme helfen, indem sie dir spezielle Geburtspositionen empfiehlt.

Ich muss gestehen, dass ich mich selbst vor der dritten Geburt eher wenig bewegt habe. Ich bin zwar regelmäßig mit dem Fahrrad an einen See gefahren und ein bisschen geschwommen, was ich sehr genossen habe, aber ich habe mich nicht wirklich angestrengt, es war eher eine angenehme, leichte Bewegung. Ich erinnere mich, dass ich noch bei der Geburt in der sehr kurzen und kraftvollen Austrittsphase dachte: »Oh, ein bisschen mehr körperliche Fitness hätte mir nicht geschadet, das ist jetzt aber schon ganz schön anstrengend.« Vor meiner ersten Geburt hingegen, die mich mit 17 Stunden vor allem körperlich gefordert hat, habe ich mich viel bewegt und war um einiges fitter. Dennoch war ich irgendwann extrem erschöpft. Ich bin mir sicher, dass ich vor allem durch einen tiefen Trancezustand Kraft gespart hätte. Gleichzeitig glaube ich auch, dass ich ohne das vorherige Training diese Geburt gar nicht ohne Hilfe geschafft hätte.

Ich bin überzeugt, dass es optimal ist, wenn du beides kombinierst: die mentale Entspannung und die körperliche Fitness. Da wir ja nicht wissen, wie lang oder anstrengend deine Geburt werden wird, bist du so am besten vorbereitet. Ganz abgesehen davon ist regelmäßige Bewegung an der frischen Luft auch ganz einfach sehr gesund für dich und dein Baby. Achte natürlich auf individuelle Besonderheiten und folge dem Rat deine*r Gynäkolog*in.

WAS GEHÖRT IN DIE KLINIKTASCHE?

Egal, welchen Geburtsort du für dich ausgewählt hast, das Packen einer Kliniktasche gehört in die Vorbereitungszeit. Denn du kannst vorher nicht wissen, ob du vielleicht auch im Laufe einer außerklinisch geplanten Geburt in ein Krankenhaus wechselst.

Für eine Krankenhausgeburt ohne Beleghebamme gibt es die klassischen Kliniktaschenlisten im Netz zu finden. Ein paar Dinge sind zwingend notwendig für die Geburt: dein Mutterpass, deine Versicherungskarte, deine Geburtsurkunde und die deine*r Partner*in, die Vaterschaftsanerkennung, wenn ihr unverheiratet seid, oder eure Heiratsurkunde und eure Ausweise. Es gibt darüber hinaus Sachen, die dir den Aufenthalt am Geburtsort angenehmer machen, beispielsweise bequeme Kleidung, Lippenpflege, Haargummi oder Haarspange bei langen Haaren, Getränke ohne Kohlensäure, Essen für dich und deine Geburtsbegleitung, Traubenzucker, warme Socken, Hausschuhe, eine Kamera, erste Kleidung für dein Baby, eine Babyschale fürs Auto, Wechselwäsche für dich, ein Still-BH, stillfreundliche Nachtwäsche mit weitem Ausschnitt oder Knöpfen, alles für deine Körperpflege, gemütliche Kleidung für den Heimweg und die Telefonnummer der Nachsorgehebamme.

Ich persönlich empfehle zusätzlich noch ein paar weitere Dinge, die ich dir hier gerne vorstellen möchte: Um dich so gut wie möglich auf deinen Geburtsprozess konzentrieren zu können, ist es hilfreich, wenn du deine Sinnesorgane – soweit es geht – abschirmen kannst. Keine Sorge, du bist trotzdem noch ansprechbar, aber du kannst dich dadurch einfach viel leichter auf dich konzentrieren. Dir kann eine *Schlafmaske* helfen, die dir angenehm ist und mit der du vielleicht auch zuvor schon geübt hast. Die Dunkelheit, die dadurch vor deinen Augen entsteht, gibt deinem Körper ein Gefühl von Nacht und Schutz, und du findest leichter in den hypnotischen Bewusstseinszustand. Außerdem ist es oft sinnvoll, die Ohren zu verschließen. Wenn du nicht sowieso schon ein Hilfsmittel hast, das du benutzt, um ruhiger zu schlafen, frage einmal in der Apotheke nach und teste die unterschiedlichen Produkte zum *Hörschutz*.

Die Hypnose kannst du durch das vorherige Üben auch selbstständig abrufen und brauchst zur Geburt nicht zwingend eine Aufnahme. Wenn du es aber möchtest, kannst du eine spezielle Geburtshypnose hören, wenn es so weit ist. Schau in der Schwangerschaft einmal, welche *Kopfhörer* dir am besten gefallen, die vielleicht sogar die Umgebungsgeräusche herausfiltern können. Und wie kannst du mit den Kopfhörern flexibel sein und vielleicht auch auf der Seite liegen, ohne dass sie dich stören? Es gibt beispielsweise Reisekissen mit einem Loch in der Mitte, die dafür infrage kommen könnten. Rechne auch damit, dass du bei der Geburt vielleicht keine Kopfhörer tragen magst, und habe für diesen Fall eine kleine *Lautsprecherbox* bei dir. Achte darauf, dass die technischen Geräte, die du dabeihaben möchtest, aufgeladen sind und du *Ladekabel* mitbringst. Bei Bluetooth-Kopfhörern wäre es sinnvoll, noch ein zweites Paar dabeizuhaben, damit du sie aufladen kannst, ohne auf deine Musik oder die gesprochene Hypnose verzichten zu müssen.

Übe zuvor, wie du in Hypnose trinken kannst. Welche *Flasche* gefällt dir? Brauchst du vielleicht ein Glas mit Strohhalm? Wie kannst du gut im Liegen trinken und so, dass es dich nicht stört? Die meisten Gebärenden haben keinen Hunger bei der Geburt. Trotzdem solltest du etwas für dich und deine Begleitung dabeihaben. Alles, was sich leicht schlucken lässt, ohne viel zu kauen, wäre für dich gut. Vielleicht hast du Lust, weiche Energiekugeln aus Nüssen und Trockenfrüchten vorzubereiten, oder du hast einen Smoothie dabei. Meine liebe Freundin und Mitarbeiterin Kati hat für meine Seminare ein Rezept für Energiekugeln entwickelt, das du hier finden kannst. Du kannst sie sowohl für die Geburt vorbereiten als auch später fürs Wochenbett.

Nicht zuletzt kannst du etwas mitnehmen, das Wohlbefinden in dir auslöst und dich entspannt. Vielleicht ist es ein weiches Kissen, das nach deinem Zuhause riecht, ein Duftöl, ein Foto, Talisman oder was auch immer du möchtest. Am besten sind Dinge, die du für deinen »Elefanten« mitnimmst, also etwas zum Riechen, Ansehen, Fühlen oder Hören. So kannst du ganz leicht in deinen »inneren Ort« sinken und wirst durch die passenden Sinneseindrücke unterstützt.

Gleichzeitig sind Geburten nur bis zu einem gewissen Grad planbar. Was ist, wenn du keine Möglichkeit hattest, deine Kliniktasche zu packen, wenn du etwas vergessen hast oder keiner dir deine Tasche bringen kann? Bereite dich mental auch auf diese Eventualität vor. Denn auch wenn ich zu Beginn geschrieben habe, was alles unbedingt notwendig ist, so ist es doch nicht so wichtig, dass es nicht auch ohne gehen könnte. Die Geburt ist und bleibt ein abenteuerliches Natur-

KATIS ENERGIEKUGELN

(etwa 40 Kugeln)

Für die Teigmasse:

- 400 g Haferflocken
- 400 g entsteinte Datteln
- 100 g geschälte Mandeln
- 50 g Walnüsse
- 50 g Cashewkerne
- 50 g Sonnenblumenkerne
- 1 EL Cranberrys
- 1 TL Goji-Beeren
- 4 EL Kakao
- 1–2 EL Erdmandelmehl
- 1 Prise Meersalz
- etwa 400 ml geschmolzenes Kokosnussöl

Toppings nach Belieben:

- Amaranth gepufft
- Quinoa gepufft
- Chiasamen
- Sesam
- Kokosraspeln
- Leinsamen geschrotet

Zubereitung:

Hacke alle Zutaten für die Teigmasse in einem Zerkleinerer in folgender Reihenfolge fein:

1. Haferflocken
2. Mandeln, Walnüsse, Cashewkerne, Sonnenblumenkerne
3. Datteln, Cranberrys, Goji-Beeren mit 2 EL flüssigem Kokosnussöl

Knete dann in einer großen Schüssel alles mit dem Kakao, Erdmandelmehl, Meersalz und Kokosnussöl zusammen und forme kleine Kugeln.

Die Kugeln kannst du nun in den Toppings wenden und in einen Behälter füllen. Lege dabei zwischen die einzelnen Lagen Backpapier. Bewahre die Energiekugeln anschließend bis zum Verzehr im Kühlschrank auf. Bon Appetit!

schauspiel, das sich in dir ereignet – dabei kommt es manchmal anders, als wir es uns hätten vorstellen können. In diesem Fall denke daran, dass du alles in dir trägst, was du für eine Geburt brauchst. Werde zur »Kuh auf der Weide« und sinke tief in deinen »inneren Ort« hinab. Vertraue auf deinen Körper und komme ganz in diesem einen Augenblick an. Nur diese eine Welle ist jetzt wichtig und dann diese eine Pause. Alles andere kann für dich organisiert werden oder du reichst es später nach.

ORGANISIEREN UND LOSLASSEN

Immer wieder begegnen mir werdende Mütter, die fürchten, eine Art Kontrollfreak zu sein. Oft sind es genau jene Menschen, die innerlich auch im Kapitel »Kann ich auch als ›Kopfmensch‹ Hypnose lernen?« schon genickt und sich wiedererkannt haben. Sie fürchten häufig, dass sie zur Geburt nicht loslassen oder die Kontrolle abgeben können. Ihre Angst davor, sich ausgeliefert oder ohnmächtig zu fühlen, ist groß.

Manchmal haben werdende Mütter Sorge, nicht in die Hypnose zu finden, wenn es ihnen im Alltag schwerfällt, Verantwortung abzugeben. Sie befürchten, dass es nur ihnen so geht. Aber dieses Phänomen kennen die meisten Frauen nur zu gut. Wenn du dich innerlich für die äußeren Umstände verantwortlich fühlst, wird es schwierig, dich gleichzeitig auf die Geburt einzulassen. Denn Kontrolle und planerisches Denken erschweren tatsächlich, dass du tief in den hypnotischen Trancezustand sinken kannst. Erinnerst du dich an das Modell des Gehirns mit seinen unterschiedlichen Arealen? Beim Analysieren und Planen werden Bereiche aktiviert, die auch das Schmerzempfinden regulieren. Bei der Hypnose können diese hingegen herunterfahren. Das ist nicht nur entspannend, sondern lässt auch während der Geburt die intensiven Körperempfindungen viel angenehmer werden.

Erinnere dich noch einmal an die Geschichte von Maries Marathon: Sobald sie innerlich auf Schlüsselsuche für ihren Sohn geht, ist sie aus der Trance heraus. Schwebende Gedanken, die einfach kommen und gehen, sind hingegen kein Problem. Aber wenn du deine Konzentration auf äußere organisatorischen Umstände lenkst und vielleicht sogar noch telefonieren musst, um diese Dinge zu besprechen, würde dich das sowohl beim Lauf aus deinem Flow-Zustand herausbringen als auch bei deiner Geburt.

Zum Glück kannst du **VORHER** alles organisieren! Ich würde dir sogar empfehlen, alles durchzuplanen, was dir einfällt. Jetzt – vor der Geburt – ist die richtige Zeit, um ganz in die Verantwortung zu gehen und dir alles genau zu überlegen. Wer soll den Hund versorgen, wenn du nicht da bist? Wo steht deine Kliniktasche? Weiß dein Partner oder deine Partnerin Bescheid, wo alles ist? Setzt euch zusammen, schreibt Listen. Erkläre ganz genau, was du dir wünschst und was nicht. Organisiere alles um dich herum und auch alles für die Geburt selbst – in dem Maße, wie du das für ein Gefühl der Kontrolle brauchst. Es kann sein, dass du auch die Telefonnummer des Taxiunternehmens, das dich in die Klinik fahren soll, notieren möchtest. Denke auch an deinen »Plan B«, den ich dir im gleichnamigen Kapitel vorstelle, denn er hilft dir, ein Gefühl der Sicherheit aufzubauen, und nimmt Druck von den Hypnosen. Wenn du all das getan hast, vertrau dir. Lass die Planung los und sei gewiss, dass du alles Wichtige bedacht hast. Vertrauen und Hingabe erleichtern dir die hypnotische Trance.

Während der Geburt solltest du die vorher organisierten Dinge dann am besten anderen überlassen. Ich hatte einmal ein Gespräch mit einer jungen Mutter, die Schwierigkeiten hatte, auf dem Weg ins Krankenhaus in Trance zu bleiben. Wir versuchten, gemeinsam herauszufinden, was der Grund dafür gewesen sein könnte. Sie berichtete mir, dass zu Hause alles prima funktioniert hatte. Dann hätten sie sich auf den Weg ins Krankenhaus gemacht und das erstgeborene Kind kurz zu ihren Schwiegereltern gebracht. Als ich sie nach der Übergabe fragte, meinte sie: »Das war ganz unspektakulär. Ich bin ausgestiegen, habe mich noch kurz mit meinen Schwiegereltern unterhalten, mich von meinem Kind verabschiedet und ihnen erklärt, wo sie alles finden, was es braucht. Dann sind wir auch schon weitergefahren.« Manche Frauen können nach einer solchen Unterhaltung und der kurzzeitigen Aktivierung der Großhirnrinde schnell wieder zurückfinden in die Trance, aber es ist eine große Herausforderung, die wir nicht unterschätzen sollten. Eigentlich sind es sogar drei Herausforderungen, denn Ortswechsel, Transport im Auto und die Organisation der Kinderbetreuung sind jeweils eigene Aufgaben.

Instruiere andere Menschen, was sie tun können, um dich zu unterstützen. Schreibe bei Bedarf alles ganz genau auf. Dein Kind muss zuvor noch zu deinen Eltern gebracht werden? Wer kann das für dich übernehmen, damit du dich weiter ausschließlich auf deine Geburt konzentrieren kannst? Ein wichtiger Brief muss heute noch raus? Habe es auf deiner To-do-Liste markiert, die gut sichtbar an der Pinnwand hängt, oder nutze eine geteilte »To-do«-App mit deinem Partner oder deiner Partnerin. Und dann: Lass los.

Ja, dein*e Partner*in wird vielleicht nicht alles richtig machen. Hier und da wird es vielleicht nicht so laufen, wie du es vorher aufgeschrieben hast. Dein Kind wurde ohne Frühstück bei deiner Mutter abgegeben und hat die Hose falschherum an? Der Brief wurde vergessen? Na und? Du bekommst ein Baby, und das hat jetzt oberste Priorität! Im Idealfall bemerkst du das alles gar nicht, weil du so tief in dir selbst versunken bist. Sollte der Gedanke doch in dir aufsteigen: Lass ihn los, denn davon geht die Welt nicht unter. Wenn dein Baby erst mal da ist, wirst du bald feststellen, dass es sowieso eine Illusion ist, die Kontrolle über alles behalten zu können. Deine Geburt kann eine gute Vorbereitung sein, ein erster Schritt, deinen möglicherweise vorhandenen Perfektionismus aufzugeben. Das wird dir im Wochenbett und auch später guttun.

GEBURTSPLAN

Wie soll deine Geburt verlaufen? Was wünschst du dir, und was möchtest du möglichst vermeiden? Während deiner Schwangerschaft kannst du dir Zeit nehmen, um in Ruhe über all das nachzudenken. Deine Wünsche kannst du dann in einem sogenannten Geburtsplan festhalten. Wenn du dich intensiv auch mit eher unangenehmen Themen auseinandersetzt, kann das zwar erst mal beängstigend sein, gleichzeitig glaube ich, dass es wichtig ist, dich selbst im Vorfeld so kompetent wie möglich zu machen, damit du auch in schwierigen Situationen gut zurechtkommen kannst. Das Gute ist, dass du nach dem Erstellen und der Besprechung deines Geburtsplans das alles auch wieder loslassen und dich auf eine natürliche Geburt freuen darfst. So kannst du sicher sein, dass deine Geburtsbegleitung Bescheid weiß, was du dir wünschst. Du selbst kannst dich ganz auf deine Geburt fokussieren. In deinem Geburtsplan darf auch stehen, was nur im Notfall unternommen werden soll oder was du auf keinen Fall möchtest. Je genauer du dir zuvor überlegst, was du möchtest und was eher nicht, desto besser können dich die Menschen, die dich begleiten, unterstützen. Arbeite also gern deinen ganz individuellen Geburtsplan aus und thematisiere ihn im Vorgespräch in deiner Klinik oder auch mit deiner außerklinischen Begleitung. Auch dein*e Partner*in sollte ihn gut kennen und zur Hand haben während der Geburt.

Möchtest du einen Ultraschall, wenn du im Krankenhaus ankommst? Oder ist es dir lieber, wenn nur dann ein Ultraschall gemacht wird, wenn es notwendig ist? Stört dich ein Dauer-CTG? Das heißt, dass du permanent einen CTG-Gurt trägst, die Herztöne deines Kindes dauerhaft überwacht werden und du dadurch eventuell in deinen Bewegungen eingeschränkt bist. Es gibt auch Funk-CTGs, die ohne Kabel und dadurch weniger hinderlich sind, und vielleicht wäre es dir recht, wenn der Ton leise gedreht wird, sodass du die Geräusche nicht immer hörst.

Vielleicht träumst du von einer Wassergeburt? Dann solltest du auch das unbedingt mitteilen und herausfinden: Wie viele Gebärwannen gibt es? Ist die Geburt deines Babys im Wasser für dich möglich?

Ich möchte dir von einer Intervention berichten, die meines Erachtens besonders beleuchtet werden sollte. Sie wird manchmal zum Ende der Geburt angewendet und nennt sich »Kristeller-Handgriff«. Wenn das Baby aus Sicht des medizinischen Personals nicht schnell genug kommt und Sorge besteht, dass es dem Kind nicht gut geht, versucht man hierbei, durch ein Mitschieben und Drücken auf den oberen Bauch die Geburt zu beschleunigen. Diese Praxis ist sehr umstritten und wird von der WHO nicht empfohlen, weil sie zu viele Risiken für Mutter und Kind birgt und es für ihren Erfolg keine Evidenz gibt. Gleichzeitig kenne ich Hebammen, die mir berichten, dass der Kristeller-Handgriff – achtsam angewendet – manchmal ganz zum Ende der Geburt hin die Frau unterstützen kann. Wichtig wäre hier, dass du vorher gefragt wirst und mit dieser Intervention aufgehört wird, sobald du mitteilst, dass es dir zu viel ist. Eine Saugglocke könnte eine Alternative sein. Vermerke also gerne, was dir für den Fall, dass dein Baby zum Ende der Geburt hin Unterstützung brauchen sollte, lieber wäre.

Häufig wird in Kliniken Oxytocin künstlich gegeben, wenn die Plazenta geboren werden soll. Möchtest du das? Oder möchtest du, dass erst bei Bedarf mit Oxytocin nachgeholfen wird? Soll nach der Geburt deines Babys die Nabelschnur auspulsieren? Wie lang kann sie auspulsieren, wenn alles gut läuft? Vielleicht möchtest du aber auch Nabelschnurblut einlagern wegen der Stammzellen, die darin enthalten sind? In diesem Fall kann sie nicht auspulsieren. Was wäre für dich wichtiger?

Vielleicht ist das alles noch sehr fremd für dich. Dann setze dich am besten mit deiner Hebamme zusammen und überlegt euch gemeinsam einen guten Plan. Die Hinweise einer Fachfrau im Bereich Hebammenkunde sind für diese Entscheidungen hilfreich. Daher lies dazu gerne passende Bücher (einige Empfehlungen habe ich dir im Anhang aufgelistet) oder höre dir zur Vertiefung beispielsweise meine Podcastfolge »Geburtsplan« an, in der ich mit der Hebamme Janine Krupp im Gespräch bin.

Wenn du deinen Geburtsplan ausgearbeitet hast, ist es toll, wenn du ihn an deinem gewünschten Geburtsort vorab besprichst. Manchmal möchte die Hebamme ihn auch gern sehen oder in deine Akte legen.

Dafür würde ich empfehlen, ihn schlicht und kurz zu halten. Hebammen haben in der Regel viel zu tun, und ein ausführlicher Plan kann nicht zusätzlich zur alltäglichen Arbeit durchgelesen werden. Wenn du magst, kannst du meine Geburtsplanvorlage als Inspiration verwenden. Du kannst ganz nach deinen Wünschen weitere Aspekte hinzufügen oder die, die dir verzichtbar erscheinen, weglassen. Suche dir das heraus, was dir wichtig ist.

In der Liste tauchen vielleicht Begriffe auf, die du noch nicht kennst, hier würde ich dir empfehlen, sie nachzuschlagen oder deine Hebamme zu fragen.

AUFNAHME

- ○ Ultraschall nur, wenn nötig
- ○ möglichst kurzes CTG
- ○ Zugang nur, wenn nötig
- ○ bitte nicht sagen, wie weit mein Muttermund auf ist, außer ich frage danach

IM GEBURTSRAUM

- ○ Wassergeburt
- ○ komplexe Kommunikation, wenn möglich, erst mal über meine/n Geburtsbegleiter/in
- ○ mich nur ansprechen, wenn nötig (lieber Vorschlag machen und auf Zeichen von mir warten)
- ○ so wenige Interventionen wie möglich, so viele wie nötig (CTG, Untersuchungen etc.)
- ○ möglichst leise (Anklopfen nicht nötig)
- ○ dunkel, gedimmtes Licht, wenn möglich
- ○ kein Dauer-CTG, wenn aber nötig, dann kabellos und stumm, am liebsten Dopton-Nutzung
- ○ Rückenlage als Geburtsposition vermeiden
- ○ wenn möglich, möchte ich mein Baby nach der Geburt selbst hochnehmen

FOLGENDE SCHMERZMITTEL KOMMEN FÜR MICH INFRAGE (nur bei Bedarf)

- O Wärme (Wärmflasche, Kompressen, Badewanne)
- O Homöopathie
- O Naturheilkunde
- O Aromaöl, Einreibungen
- O Akupunktur
- O Massage des Kreuzbeins
- O Fußmassage
- O Buscopan
- O Tens-Gerät
- O Meptazinol
- O Lachgas
- O PDA

KOMPLIKATIONEN

- O Kristeller-Handgriff nur bei absolutem Notfall (lieber Saugglocke)
- O lieber Dammriss als Dammschnitt
- O wenn möglich Hypnose während Kaiserschnitt (Kopfhörer oder Lautsprecherbox)
- O lieber Kaisergeburt statt Kaiserschnitt, wenn möglich

NACHGEBURTSPHASE

- O Nabelschnur auspulsieren, wenn möglich
- O Zeit geben für Nachgeburt/ Bonding
- O Oxytocingabe nur wenn nötig
- O Apgar während Bonding
- O Vaginale Nachversorgung: gerichtetes Licht (Baby schützen)

DIE NEUE LEITLINIE

Es gibt seit Januar 2021 die »S3-Leitlinie zur vaginalen Geburt am Termin«. Eine Leitlinie ist eine Empfehlung, nach der im medizinischen Kontext gearbeitet werden sollte, sie ist also eine Orientierung für medizinisches Fachpersonal mit klaren Handlungsanweisungen, die aber nicht rechtlich bindend sind. Eine S3-Leitlinie hat einen umfassenden Entwicklungsprozess durchlaufen und ist von besonders hoher Qualität. Bei dieser speziellen Leitlinie zur Geburtshilfe haben sich viele Fachleute und unterschiedliche Verbände zusammengesetzt, um ein fundiertes Dokument zu erstellen, das zwar kein Gesetz ist und damit nicht verbindlich an den Geburtsorten umgesetzt werden muss, aber auf den aktuellen wissenschaftlichen Erkenntnissen fußt und durchaus eine wegweisende Funktion hat. »S3« ist der größtmögliche Standard bei Leitlinien, er kann daher auf lange Sicht nicht ignoriert werden. Die »Leitlinie zur vaginalen Geburt am Termin« wird von vielen Hebammen als »Revolution in der Geburtshilfe« bezeichnet, weil hier etliches niedergeschrieben ist, was die meisten Hebammen schon immer wussten oder ahnten, wonach sie auch häufig bereits arbeiteten oder gern arbeiten würden. Manche der neuen Empfehlungen werden leichter umzusetzen sein als andere. Ich möchte dir hier einen kleinen Einblick geben, welche Hinweise die Leitlinie gibt, die für deinen Geburtsplan wichtig sein könnten. Deine Wünsche kannst du mithilfe der Leitlinie im Rücken noch besser untermauern.

Die folgenreichste Empfehlung ist die **EINS-ZU-EINS-BETREUUNG** durch eine Hebamme. Das bedeutet, dass jede Frau durchgehend eine Hebamme an ihrer Seite haben sollte, wenn sie in die Eröffnungsphase der Geburt eingetreten ist. Das ist der Fall, wenn ihr Muttermund auf etwa fünf Zentimeter oder mehr geöffnet ist. Es wird allerdings noch einige Zeit brauchen, bis dieser Punkt auch überall umgesetzt werden kann. Dazu braucht es vor allem ein politisches Umdenken und eine entsprechende personelle Ausstattung. Leider kannst du die Eins-zu-eins-Betreuung nicht einfordern. Wir haben schlichtweg zu wenig Hebammen, um das an allen Kliniken im Moment umsetzen zu können. Wenn du eine Beleghebamme hast, kannst du dennoch diese Eins-zu-eins-Begleitung genießen, und auch in der außerklinischen Geburtshilfe ist sie Standard. In Kliniken mit Schichtsystem ist das leider in der Regel noch nicht der Fall, da betreut eine Hebamme häufig mehrere Frauen gleichzeitig.

Der wichtigste Punkt, auf den du dich allerdings wirklich berufen kannst, ist, dass gemäß der Leitlinie Interventionen – Eingriffe von außen in den Geburtsprozess – nur dann stattfinden sollen, wenn sie medizinisch notwendig sind. An vielen Häusern ist es beispielsweise noch so, dass gleich zu Beginn im Kreißsaal erst einmal ein **VENÖSER ZUGANG** gelegt wird, ein Katheter, durch den Medikamente in die Vene und somit in den Blutkreislauf gegeben werden können. Mithilfe einer Nadel wird dabei ein kleiner weicher Gummischlauch in die Vene der Hand oder des Arms gelegt, verschlossen und mit einem Verband fixiert. Da dies bereits eine kleine Intervention darstellt, könntest du im Sinne der Leitlinie darum bitten, dass ein solcher Zugang erst dann gelegt wird, wenn auch Bedarf besteht. Gründe für diese Entscheidung könnten sein, dass dich der Zugang eventuell in bestimmten Geburtspositionen stören könnte und womöglich leichtfertiger ein Medikament gegeben wird, wenn bereits ein Zugang vorhanden ist. Du brauchst aber gar keine Begründung, die Leitlinie stützt deinen Wunsch auch so. Vielleicht ist dir auch ein venöser Zugang ganz lieb, weil er dir ein Gefühl von Sicherheit vermittelt, oder er stört dich zumindest nicht. Dann ist das natürlich auch in Ordnung.

Der Vorteil der Leitlinie besteht darin, dass du im Gespräch bessere Argumente hast. Wenn deine Klinik sagt, dass sie immer einen venösen Zugang legt, kannst du fragen, warum sie sich in diesem Punkt gegen die Empfehlungen der Leitlinie entschieden hat. Manchmal wird in solchen Fällen deutlich, dass mehr aus Routine gehandelt wird, als dass auf die einzelne Frau geschaut wird. Achte immer darauf, dass du höflich und respektvoll kommunizierst. Während der Geburt solltest du so wenig wie möglich diskutieren. Im Idealfall klärst du das alles im Vorfeld.

Wenn du dich für einen Geburtsort entschieden hast, musst du sicher das ein oder andere in Kauf nehmen, was nicht deinen Wünschen entspricht, denn alle Beteiligten sollen sich miteinander wohlfühlen. Es ist der Ort, an dem dein Baby sicher geboren werden kann, und es geht bei einem Geburtsplan nicht darum, dich gegen Mediziner*innen durchzusetzen, sondern darum, gemeinsam einen guten Weg für dich zu finden. Wenn eine Klinik zu sehr von deinen Wünschen abweicht, überlege dir lieber, ob dies wirklich der richtige Ort für dich und deine Geburt ist – oder ob es noch eine Alternative gibt.

Zusammenfassend lässt sich sagen, dass die Leitlinie untermauert, dass es häufig besser ist, die Gebärenden mit Ruhe und Geduld zu begleiten und so wenig wie möglich in den natürlichen Geburtsprozess einzugreifen. Dadurch wird sich sicher an den unterschiedlichen Geburtsorten in den nächsten Jahren einiges ändern, und es ist gut, wenn du das schon jetzt weißt. Wenn du also in eine Klinik kommst und den Wunsch äußerst, möglichst natürlich, in Ruhe und gemäß der neuen Leitlinie zu gebären, dann wissen alle, was du damit meinst, und sollten sich auch darum bemühen. In der Leitlinie ist explizit festgelegt worden, dass der Wunsch einer Gebärenden, Entspannungstechniken zur Geburt anzuwenden, unterstützt werden soll. Wenn du mehr über die Leitlinie erfahren möchtest, höre dir gern in meinem Podcast das Interview mit der Hebamme Prof. Dr. Christiane Schwarz mit dem Titel »Revolution in der Geburtshilfe? – Die neue Leitlinie« an.

Auch wenn diese beiden letzten Kapitel bei dir vielleicht erst mal viele Fragen aufwerfen und möglicherweise eine gewisse Unsicherheit in dir auslösen, so kannst du dich doch mit deiner Geburtsvorbereitung und -begleitung wohlfühlen und ihr vertrauen. Es ist nicht ganz einfach, auf Eventualitäten aufmerksam zu machen, ohne gleichzeitig möglicherweise Ängste zu säen. Ich wünsche dir sehr, dass du deiner eigenen Vorbereitung und den Menschen, die dich bei deiner Geburt begleiten, so tief vertraust, dass du dich wohlfühlen und ganz loslassen kannst. Wenn du unsicher bist, habe eine Person an deiner Seite, der du deine Sorgen mitteilen kannst und bei der du dich wohl und beschützt fühlst. Und gehe davon aus, dass du auch in einem unbekannten Setting mit fremden Hebammen und Ärzt*innen auf liebevolle Menschen treffen wirst, die das Beste für dich und dein Baby wollen, die dich beschützen, wenn es notwendig sein sollte, und aufpassen, dass alles gut geht.

WARUM DIE IDEE EINER FRIEDLICHEN GEBURT NICHT ÜBERALL GUT ANKOMMT

Manchmal stoße ich mit den Themen »positive Geburtsvorbereitung« und »Friedliche Geburt« auf Skepsis. Auch Schwangere oder junge Mütter berichten mir gelegentlich von merkwürdigen Reaktionen, wenn sie positiv über ihre Geburten oder Erwartungen sprechen. Sowohl im privaten Bereich als auch bei Hebammen und Ärzt*innen treffen wir teilweise sogar auf nahezu aggressiven Widerstand. Wie kann das sein? Manchmal werden Schwangere regelrecht brutal »aufgeklärt«, dass das alles Humbug sei und sie sich nicht einbilden sollten, dass ihre Geburt angenehm verlaufen könnte. Sogar in außerklinischen Kontexten ist das schon vorgekommen, obwohl sich ja hier besonders dafür eingesetzt wird, eine Geburt möglichst angenehm zu gestalten.

Ich habe den Eindruck, dass es so etwas wie einen riesigen weiblichen »Schmerzkörper« gibt, was Geburten angeht. Über Jahrhunderte hat er sich herausgebildet. In ihm stecken viel Schmerz, Leid und Enttäuschung. Wir dürfen nicht vergessen, dass der Großteil aller Frauen in unserer westlichen Gesellschaft an ihn »angedockt« ist. Entweder haben wir also von ihm gehört und sind überzeugt, dass er die einzige Wahrheit abbildet, oder wir haben selbst bereits erfahren, was es heißt, auf diese Weise zu gebären. Wenn wir also einer Frau begegnen, die bereits selbst eine schlimme und vielleicht sogar traumatische Geburtserfahrung gemacht hat, und wir berichten ihr von unserem Vorhaben, in tiefer Entspannung unser Kind bekommen zu wollen, dann berühren wir wahrscheinlich einen wunden Punkt, eine unerfüllte Sehnsucht, ein Trauma vielleicht.

Als ich meine ersten beiden Geburten hinter mir hatte, habe ich einmal etwas über das Phänomen der orgasmischen Geburt gelesen: dass Frauen von großer Lust berichten, die sie während ihrer Geburt erlebten. Ich bin beinahe an die Decke gegangen vor Wut. Mir kam es vor wie ein Verhöhnen dessen, was ich da erlebt hatte. Orgasmische Geburt? Ich hatte die Hölle erlebt, und jetzt wollten mir irgendwelche Frauen weismachen, dass ich auch hätte lustvoll gebären können? Wenn ich heute versuche, dieses Gefühl etwas genauer zu untersuchen, war hinter der Wut eine ganz tiefe Trauer und Verzweiflung darüber, dass ich so etwas nicht erlebt hatte, dass meine Erfahrung eine so andere war. Da ich bei Weitem nicht die Einzige bin, die eine oder mehrere extrem schmerzhafte Geburten hatte, werden auch die entsprechenden Gefühle nicht selten sein.

Das Neue braucht Zeit, um zu wachsen, Zeit, um bekannter zu werden und sich hoffentlich auch irgendwann durchzusetzen. Gleichzeitig ist es natürlich auch wichtig, dass Frauen sich gegenseitig zugestehen, unterschiedliche Geburtserfahrungen ausdrücken zu dürfen. Ich habe mit vielen Frauen gesprochen, die bereits ihre Familienplanung abgeschlossen haben und traurig sind, dass sie in ihrem Leben keine Friedliche Geburt mehr erleben können. Und wir dürfen nicht vergessen, dass auch die meisten Hebammen selbst Mütter sind mit möglicherweise schwierigen Geburtserlebnissen. In negativen Aussagen liegt oft das Bedürfnis, sich vor dem Gedanken zu schützen, dass vielleicht doch noch etwas anderes für sie möglich gewesen wäre.

Ich erinnere mich noch genau, wie ich einmal in einem Geburtshaus eine Fortbildung für Hebammen gehalten habe. Ich habe von meiner Methode erzählt und vor allem davon, was Hebammen in der

Geburtsbegleitung und auch in ihrer Sprache ändern können, um Frauen dabei zu unterstützen, den Trancezustand zu erreichen und zu halten. Nach der Fortbildung kam eine sehr erfahrene Hebamme zu mir und war niedergeschlagen. Sie sagte zu mir: »Das bedeutet, dass ich es genau falsch gemacht habe. Ich habe in meinen Geburtsvorbereitungskursen immer von den Schmerzen erzählt, damit die Frauen darauf vorbereitet sind. Während der Geburten habe ich viel mit den Frauen gesprochen, um sie von den Schmerzen abzulenken.« Diese Hebamme hat mich sehr beeindruckt, denn trotz ihres riesigen Erfahrungsschatzes konnte sie sich selbst eingestehen, dass es andere Perspektiven auf Geburt gibt. Sie hat sich verändert und begleitet heute Frauen ganz anders. Gleichzeitig kann ich jede Hebamme verstehen, die das nicht schafft, die sich schützt, weil sie es nicht ertragen könnte zu erfahren, dass sie die Frauen in all den Jahren ihrer beruflichen Laufbahn nicht optimal begleitet hat, obwohl sie doch genau das wollte. Dieser Schutzmechanismus läuft für gewöhnlich ganz schnell und automatisch ab. Er ist uns nicht bewusst. Ich wurde ja auch wütend, als ich den Bericht über orgasmische Geburten las. Mir war nicht klar, dass dahinter eigentlich Traurigkeit steckte. Vielleicht war da schon die Ahnung, dass dort eine Wahrheit im Verborgenen liegt, die es nicht geben DARF, weil es mich sonst zu sehr gequält hätte, nicht rechtzeitig davon erfahren zu haben.

Ich denke, wenn wir einmal die andere Perspektive einnehmen und mitfühlen, warum einige Menschen auf diese Weise reagieren, fällt es leichter, das zu verstehen, einzuordnen und nicht persönlich zu nehmen. Diese Gedanken sind ja nicht per se falsch, sie sind nur nicht die ganze Wahrheit, denn sie beleuchten nur eine Ausprägung, nur eine Facette des Phänomens »Geburt«.

WIE DU AM BESTEN ÜBER DEINE GEBURTSVORBEREITUNG SPRECHEN KANNST

Wenn du den Begriff »Hypnose« verwendest, kann das dazu führen, dass du Menschen verschreckst. Mit Hypnose wird häufig nur die Showhypnose assoziiert. Daher würde ich dir empfehlen, eher davon zu sprechen, dass du unter Geburt eine Entspannungsmusik hören möchtest. Es könnte sonst womöglich Druck entstehen, etwas »zeigen« oder »beweisen« zu müssen, oder du könntest dich während deiner Geburt unangenehm beobachtet fühlen. Immer wenn Druck entsteht, was deine Geburt angeht, erschwert das die Möglichkeit, in Hypnose sinken zu können.

Im Vorfeld kannst du deutlich machen, dass dir die Entspannung in der Schwangerschaft guttut. Äußere dich zur Geburt eher allgemein: »Wie mir die Entspannungstechniken dann unter Geburt helfen werden, sehen wir dann. Ich bin offen.« Dadurch nimmst du anderen den Wind aus den Segeln, die vielleicht Sorge haben, dass du die Geburt unterschätzen und später enttäuscht sein könntest. Denke immer daran: Du musst niemandem etwas während deiner Geburt beweisen.

Auch Hebammen werden entspannt reagieren, wenn du im Vorgespräch einfach sagst, dass du möglichst natürlich gebären und dich eher etwas zurückziehen möchtest. Denn im Gegensatz zu »Hypnose«, mit der einige Hebammen vielleicht nichts anfangen können, finden sie den Wunsch nach einer natürlichen Geburt gut, und auch Freundinnen oder Eltern reagieren darauf meist positiv. Hänge die Erwartungen also am besten nicht zu hoch, weder für dich noch für deine Mitmenschen. Dadurch machst du es dir selbst leichter.

WIE DU DICH VOR NEGATIVEN GEBURTSBERICHTEN SCHÜTZEN KANNST

Kaum hat man einen sichtbaren Babybauch, werden einem häufig selbst von wildfremden Frauen Geschichten erzählt, die einem vor der Geburt Angst machen können. Wie kannst du dich davor in deiner Schwangerschaft schützen? Vielleicht gelingt es dir, es nicht zu sehr an dich heranzulassen und sehen zu können, dass dahinter immer eine persönliche Geschichte steht, die nichts mit dir zu tun hat. Hilfreich ist auch, dir immer wieder zu sagen, dass die Worte nicht böse gemeint sind und die betreffende Frau wohl gar nicht ahnt, dass sie dich womöglich verunsichert. Gleichzeitig ist es natürlich wichtig, dass du dich auch ganz bewusst schützt.

Mit einer freundlichen und gleichzeitig klaren Sprache kannst du signalisieren, dass du bestimmte Geschichten nicht hören möchtest. »Oh, erzähl mir das gerne nach meiner Geburt, damit es mir jetzt keine Angst macht.« So kann ein Satz lauten, der dein Gegenüber innehalten lässt und dennoch nicht unfreundlich ist. Wenn es ein*e Mediziner*in ist oder eine Hebamme, die dir Angst macht, kannst du das ganz offen ansprechen und ihr oder ihm deine Gefühle beschreiben. Du kannst darum bitten, dir den Sachverhalt noch einmal anders zu erklären oder in Zukunft vorsichtiger zu sein in der Wortwahl. Gerade wenn du von dir selbst sprichst und sagst »Mir geht es gerade nicht gut damit« oder »Ich merke gerade, dass in mir eine Angst hochkommt«, können deine Mitmenschen deine Bitte meist wohlwollend aufnehmen. Sprich lieber von deinen Gefühlen, wenn du möchtest, dass dein Gegenüber dich versteht: Sende Ich-Botschaften statt Du-Botschaften. Solche Sätze können beispielsweise mit »Ich fühle mich …« beginnen und sind gut geeignet, dich wertschätzend mit anderen Menschen zu verbinden.

Was dir zusätzlich helfen kann, ist das innerliche Sortieren. Du weißt ja mittlerweile, warum Geburten schlimm sein können. Dir ist auch bewusst, was du tun kannst, damit sich das Schmerzerleben reduziert oder verbessert. Das heißt, es kann in deiner Vorstellung zwei Sichtweisen geben. Eine führt zu der Überzeugung, dass Geburten immer schlimm sind. Vielleicht haben Frauen, die dies denken, selbst schon einmal eine solche Geburt erlebt. Möglicherweise gehört sogar deine eigene erste Geburtserfahrung in diese Kategorie, das macht aber nichts. Was ich jetzt beschreibe, mag sich vielleicht erst einmal seltsam anhören, diese inneren Bilder können deinem Unbewussten aber dabei helfen, negative Informationen anders einzuordnen.

Stell dir einmal einen grauen Planeten vor. Hier gelten Geburten als unangenehm und sind angstbesetzt. Auf einem anderen, grünen Planeten tummeln sich hingegen Menschen, die schöne, positive, kraftvolle und selbstbestimmte Geburten erlebt haben und davon berichten. Er ist weiter von uns weg und wird meist von dem grauen Planeten verdeckt. Er ist eigentlich sogar größer als dieser graue Planet, weil er auch alle Tiere beherbergt, die friedlich gebären, und auch unsere Urahninnen wohnen dort, die ebenfalls glücklich geboren haben. Nur seine Entfernung lässt ihn klein und unbedeutend erscheinen.

Wenn dir nun jemand begegnet, der dir mit seinen Erzählungen Angst macht, kannst du sortieren. Du kannst innerlich bewusst sagen: »Ah ja, das ist eine Information vom grauen Planeten. Sie ist sicher aus der Sicht der Erzählerin richtig, aber ich habe mich für einen anderen Weg entschieden, daher ist ihre Geschichte für mich persönlich nicht relevant.« Und dann stellst du dir vor, wie du den grauen Planeten zur Seite schiebst und dich auf den grünen konzentrierst. Dadurch wird er sichtbarer, und du kannst ihn in deiner Vorstellung näher zu dir heranziehen. Unser Unbewusstes reagiert stark auf solche inneren Bilder, und so kannst du im Angesicht des grünen Planeten deine Vorstellung einer friedlichen und positiven Geburt bekräftigen.

Wenn du bereits weißt, dass du einem Menschen begegnen wirst, der dir wahrscheinlich Angst machen wird, kannst du dich vorher schon schützen, indem du dich auf mögliche Gesprächssituationen vorbereitest. Habe innerlich das Bild der Planeten parat, nimm dir auch im Vorfeld einen Augenblick, um die Planeten mit geschlossenen Augen zu visualisieren, und stell dir vor, dass diese Person auf dem grauen Planeten lebt. Schiebe schon vorher den Planeten etwas zur Seite und zieh dir den grünen heran. Konzentriere dich auf die Frauen und Tiere, die hier in deiner Fantasie leben.

Folgende Übung empfehle ich jeder Schwangeren als Morgenroutine, um gut geschützt durch den Tag zu gehen. Kurz vor einer Begegnung mit einem Menschen, der dich immer wieder verunsichert, würde ich diese Übung erneut durchführen, um dich noch besser abgrenzen zu können. Ich beschreibe dir die Übung nun, und du findest auch eine passende Aufnahme über den Link im Anhang des Buches, falls du von mir akustisch angeleitet werden möchtest.

DER TÄGLICHE SCHUTZMANTEL

- Setze dich an einen bequemen Ort und schließe die Augen. Nimm dir etwas Zeit, um ganz bei dir anzukommen. Wenn du magst, kannst du auch einmal tief ein- und ausatmen.

- Nun stell dir vor, es gäbe einen Zaubermantel, der dich vollkommen beschützen kann. Angenommen, es gäbe diesen Mantel, wie sähe er in deiner Fantasie aus? Welche Farbe hätte er, aus welchem Material würde er bestehen? Macht er dich vielleicht unsichtbar oder unscheinbar? Wie fühlt er sich an, wenn du ihn in deiner Hand halten würdest? Nimm dir hierfür Zeit.

- Wenn du ein Gefühl für einen solchen Zaubermantel entwickelt hast, dann ziehe ihn in deiner Vorstellung an. Schlüpfe hinein und schließe ihn.
- Wie fühlt sich das an, wenn du nun so ganz umhüllt bist von diesem Schutzmantel? Spüre sein Material und seine beruhigende, beschützende Wirkung. Wenn sich dieses Gefühl eingestellt hat, dann kannst du visualisieren, wie nur Positives von außen zu dir dringt, nur das, was dir guttut und dich unterstützt.
- Auch Negatives kannst du dir vorstellen: Fühle, wie es abprallt an deinem Mantel, sich in etwas Positives verwandelt und zum Absender zurückgeht. Spüre noch einmal, wie sicher und beschützt du dich durch den Mantel fühlst. Nimm dir dafür ruhig etwas Zeit, damit dieses gute Gefühl auch tief in deinem Unbewussten ankommt.
- Atme einmal tief ein und aus, bedanke dich innerlich bei dem Mantel, weil er dich den ganzen Tag beschützen wird – und öffne wieder deine Augen.

Diese Übung arbeitet mit einer Bildersprache, die unser Unbewusstes gut versteht und umsetzen kann. Es geht nicht um einen Zauber oder Hokuspokus, sondern darum, deinen »Elefanten« zu erreichen. Und der reagiert am stärksten auf Bilder, Sinneseindrücke und Gefühle.

Wenn das nicht ausreicht, kannst du in einem stillen Augenblick nach der Konfrontation mit den beängstigenden Sätzen folgende Übung machen, die ebenfalls auf dein Unbewusstes wirkt. Dabei geht es darum, dich von den fremden Emotionen und Geschichten zu lösen und wieder bei dir anzukommen. Auch sie findest du im Anhang des Buches unter dem Link in akustischer Version von mir eingesprochen.

ABGRENZUNG NACH EINER ANGSTMACHENDEN UNTERHALTUNG

- Setze dich an einen ruhigen Ort und schließe deine Augen. Atme einmal tief ein und wieder aus. Nimm deinen Körper wahr und wie du dich gerade fühlst.
- Stelle dir vor, dass die Person, die dir eine beängstigende Geschichte erzählt oder einen verunsichernden Kommentar gemacht hat, vor dir steht.
- Spüre einmal in deinem Körper das Unwohlsein, das diese Informationen in dir auslösen. Wo kannst du es fühlen? In deiner Brust? Vielleicht tiefer, im Solarplexus oder im Bauch?
- Wenn dieses Gefühl nun eine Farbe hätte, welche wäre es dann am ehesten? Und wenn es eine Form hätte, wie sähe diese Form in dir aus? Ist sie zackig oder rund, groß oder klein?
- Und nun stell dir einmal vor, du nimmst dieses Gefühl wie einen Gegenstand aus deinem Körper und hältst es in der Hand. Schau es dir noch mal von allen Seiten an. Stell dir nun vor,

dass vor dir ein Kästchen liegt, in das du dieses Gefühl hineinlegst. Du kannst das Kästchen schließen und es in deiner Hand halten.

- In deiner Vorstellung siehst du nun die Person, deren Geschichte dieses Gefühl in dir ausgelöst hat. Sprich innerlich mit dieser Person. Das könnte so ähnlich klingen:

- »Liebe Gynäkologin, der Satz, den du zu mir gesagt hast, hat mich sehr verunsichert. Du hast ihn sicher nicht gesagt, um es mir schwer zu machen, sondern weil es aus deiner Lebenserfahrung so richtig war. Dennoch möchte ich ihn dir hiermit in diesem Kästchen zurückgeben. Du kannst das Kästchen öffnen oder es geschlossen lassen. Vielleicht findest du einen guten Ort für dieses Kästchen. Ich möchte dich bitten, in Zukunft so mit mir zu sprechen, dass ich die wichtigen Informationen annehmen kann und es mir damit gut geht und ich zuversichtlich bleibe. Ich danke dir, dass du so besorgt bist um meine Gesundheit und die Gesundheit meines Babys, dass du uns untersuchst und beschützt, so gut du kannst. Ich wünsche dir alles Gute.«

- Stelle dir nun vor, dass die Person sich mit dem Kästchen in der Hand umdreht und weggeht. Du kannst sie im Gehen immer kleiner werden lassen, bis sie irgendwann verschwindet. Es kann sein, dass die Person nicht geht. Vielleicht bleibt sie irgendwo stehen, und du kannst dir nicht vorstellen, dass sie ihren Weg fortsetzt. Dann frage sie innerlich, ob sie dir noch etwas sagen möchte. Das könnte zum Beispiel eine Erklärung sein oder eine Entschuldigung. Das entsteht dann aber wie automatisch, ohne dass du dir etwas ausdenken müsstest. Antworte einmal darauf und bitte die Person, jetzt zu gehen. Wenn es eine nahestehende oder für die Schwangerschaft oder Geburt wichtige Person ist, die du nicht aus deinem Leben entlassen möchtest, kannst du auch sagen: »Ich möchte dich bitten, für diesen Moment zu gehen, und freue mich schon darauf, wenn wir uns im echten Leben wieder begegnen.«

- Wenn die Person nun verschwunden ist, spüre noch mal in deinen Körper. Was fühlst du nun? Atme tief ein und denke das Wort »Ja«. Atme aus und denke das Wort »Danke«. Komm wieder zurück in diesen Raum, ins Hier und Jetzt – und öffne deine Augen.

Solltest du merken, dass eine zu große Angst in dir ausgelöst wurde, als dass diese Übung ausreichen würde, probiere ergänzend die »Emotional Relief Exercise« (ERE). Du findest sie im Kasten im Kapitel *Umgang mit Angst*. Wenn diese nicht ausreichen sollte oder du dich nicht sicher dabei fühlst, dich alleine mit deinen Gefühlen zu konfrontieren, suche dir eine therapeutische Begleitung. Das ist überhaupt keine Schande, ganz im Gegenteil: Es ist gut, wenn du frei von Ängsten in die Geburt startest.

IST MEIN KIND ZU GROSS?

Im Ultraschall werden unter anderem die Körpergröße und das Gewicht deines Kindes bestimmt, aber diese Werte solltest du mit Vorsicht genießen. Gerade zum Ende der Schwangerschaft kommt es häufig zu einer großen Messungenauigkeit. Es ist keine Seltenheit, dass das Ergebnis des Ultraschalls stark vom tatsächlichen Gewicht abweicht. Das macht einen großen Unterschied in der Beurteilung, ob die Geburt eingeleitet werden sollte oder nicht. Wenn dein Baby länger im Bauch bleibt, nimmt es meist nur an weichem Fett zu. Solltest du Sorge haben, dein Kind könnte zu groß werden, oder falls du einen Schwangerschaftsdiabetes vermeiden möchtest, dann schau einmal, ob du generell oder zumindest in den letzten Wochen vor deinem errechneten Termin auf Zucker und Weißmehlprodukte verzichten oder sie nur in geringen Mengen zu dir nehmen möchtest. Wenn dir das schwerfällt, höre gerne regelmäßig die Meditation »Gesunde Ernährung« aus meinem Podcast. Setze dich aber nicht zu sehr unter Druck. Falls du einmal eine Essstörung hattest oder immer noch betroffen bist, sei bitte besonders achtsam mit dir.

Eine gesunde Ernährung kann auf vielen Ebenen unterstützend sein und dir auch ein gutes Körpergefühl geben. Wenn das bei dir aus psychischen Gründen schwierig sein sollte, dann denke gerne daran, dass meine Tochter mit ihren 4430 Gramm ein richtiger kleiner Klops war und ich eine wunderschöne natürliche Geburt mit ihr hatte. Die Vorstellung, ein großes Baby zu bekommen, macht vielen Frauen Angst, weil sie denken, dass die Geburt dadurch schmerzhafter werden könnte, aber für das Schmerzempfinden spielt die Körpergröße kaum eine Rolle. Das Baby kommt nicht als Kugel auf die Welt, so, wie es vielleicht den Anschein macht, wenn du an dir hinunterblickst. Jetzt ist es noch in der Embryonalstellung – alle Gliedmaßen sind angewinkelt, und es macht einen runden Rücken. Beim Weg durchs Becken streckt sich dein Baby, es wird lang gezogen. Seine Schädelplatten sind noch nicht zusammengewachsen, und über die Lücke, die Fontanelle, oben auf dem Kopf schieben sich die Platten genau so übereinander, dass sein Kopf klein genug wird, um exakt durch dein Becken zu passen. Der Rest des Körpers ist so zart und schmal, dass er in der Regel leicht geboren werden kann. Ein Baby ist sehr weich und »formbar«. Darauf kannst du vertrauen. Nur bei einem sehr kleinen Teil der Geburten besteht tatsächlich ein Becken-Kopf-Missverhältnis, sodass eine natürliche Geburt nicht möglich ist. Aber das würde man unter Geburt merken, und dann könnte immer noch der Weg zu einer Bauchgeburt eingeschlagen werden. Sei also ganz im Vertrauen, dass du zu der überwältigenden Zahl der Frauen gehörst, bei denen der Körper deines Babys und dein Becken optimal aufeinander abgestimmt sind.

FLEXIBEL SEIN

PLAN B

Erinnerst du dich noch an das Bild vom Berg, der für deine Geburt stehen kann? Er ist dein eigener ganz persönlicher Berg, und kein Mensch hat ihn je zuvor bestiegen. Viele Wege, die nach oben führen könnten, kannst du schemenhaft erkennen, aber du weißt nicht, welcher für dich gangbar ist. Vielleicht gibt es irgendwann eine Abzweigung? Vielleicht benötigst du Unterstützung, weil eine Wand zu steil ist und du alleine nicht weiterkommen kannst? Vielleicht kannst du in diesem Fall auch eine alternative Route einschlagen?

In der Geburtsvorbereitung ist diese Alternative dein liebevoll ausgearbeiteter Plan B. Falls du zu irgendeinem Zeitpunkt merken solltest, dass es dir nicht gut geht und du mit deinen Körperempfindungen nicht zurechtkommst, dann ist er dir eine gute Unterstützung. Dein Plan B ist das Seil, das dir hilft, eine schwierige Passage des Aufstiegs gut zu meistern. Er ist immer da, wenn du ihn brauchst. Ich habe leider oft erlebt, wie Frauen verbissen an ihrer natürlichen Geburt festgehalten haben, obwohl es ihnen schon längst nicht mehr gut ging. Für die Psyche ist das sehr belastend. Ich habe im Gegensatz dazu auch viele Frauen begleitet, die Schmerzmedikamente in Anspruch genommen haben und gleichzeitig von ihrer Traumgeburt schwärmen. Das gehört für mich zur Selbstbestimmung: Du darfst dir jederzeit Hilfe und Unterstützung holen, wenn du sie benötigst!

In einem meiner allerersten Seminare zur Geburtsvorbereitung war eine Frau, die mir besonders sympathisch war. Ich war sehr aufgeregt, wie ihre Geburt verlaufen würde, weil ich mir sehr für sie wünschte, dass die Geburt ein tolles Erlebnis für sie wird. Sie meldete sich dann auch tatsächlich bei mir, als ihr Baby geboren war, und erschien mir ganz euphorisch am Telefon. Sie sagte: »Kristin, es ging mir die ganze Zeit so gut, ich hatte das Gefühl, mein Baby mithilfe der Hypnose und der Atmung richtig gut unterstützen zu können. Ich habe mich einfach kraftvoll und gut gefühlt. Dann waren wir in der Klinik, und ich merkte an einem bestimmten Punkt, dass es irgendwie anders war. Meine Schmerzen wurden zu stark für mich, und da habe ich dann eine PDA in Anspruch genommen. Das hat mich so tief entspannt, dass es für mich ganz leicht war, wieder in die Hypnose zu gehen. Am Ende hat die PDA nicht mehr gewirkt, und ich habe die letzten Wellen wieder ganz gespürt. Sie waren gut und kraftvoll durch die Hypnose! Für mich war das perfekt!« Ich finde, sie hat das großartig gemacht. Sie hat für sich gesorgt und sich Hilfe geholt, als sie sie brauchte. Sie ist offen in die Geburt gegangen, hat sich keinen Druck gemacht und hat sowohl die Potenziale der Hypnose genutzt als auch die Vorteile der PDA. Diese Einstellung hat ihr geholfen, ihre persönliche Traumgeburt zu erleben. Eine ähnliche Offenheit für einen anderen Geburtsverlauf und eine Hilfestellung von außen wünsche ich jeder Gebärenden.

Der Plan B ist dein ganz persönliches Sicherheitsnetz für deine Geburt. Er sorgt dafür, dass du dir Hilfe holen kannst und dich weiterhin sicher und geborgen fühlst, egal, wie der Verlauf ist. Überlege dir, was du möchtest, falls du in eine Situation kommen solltest, in der es dir nicht gut geht. Du kannst auch Abstufungen machen und einen »Weg« planen. Vielleicht wünschst du dir zunächst Hilfe von deiner Hebamme in Form von Wärme, Massagen, Badewanne, Globuli oder Akupunktur. Was wäre dann dein nächster Schritt, falls das nicht hilft? Mache dich zuvor schlau, was für Schmerzmittel es an deinem Geburtsort gibt. Falls du eine außerklinische Geburt planst, welches Krankenhaus käme im Fall der Fälle infrage? Besuche es zuvor einmal, lass auch hier eine Akte für dich anlegen und mach dich mit dem Ort vertraut.

Arbeite deinen Plan B am besten schriftlich aus und entscheide dich auch für Codewörter, die sich für dich passend anfühlen. Damit ist gemeint, dass du mit nur einem Wort deine Begleitung aufforderst, einen bestimmten Weg zu kommunizieren. Achtung, mache solche Codewörter nicht zu kompliziert, an das Wort »PDA« könntest du dich eventuell nicht erinnern. Denke daran, dass eine Geburt all deine Konzentration erfordert. Es kann gut sein, dass dir die einfachsten Dinge nicht mehr einfallen. Ich finde es klar und einfach, wenn du dir eine Art Ampel vorstellst und die unterschiedlichen Interventionen mit den Farben verbindest. So könnte »Gelb« für alles stehen, was auch bei einer Hausgeburt Anwendung finden könnte (Massagen etc.), »Orange« wäre vielleicht so etwas wie Lachgas, und »Rot« wäre die PDA. »Grün« brauchst du nicht, denn ein Daumen nach oben, der signalisiert »Es geht mir gut!«, ist wahrscheinlich einfacher und für alle klarer.

Deine Geburtsbegleitung sollte in deinen Plan B eingeweiht sein, damit sie die Codewörter auch versteht. Auch das ist ein Grund dafür, sie zu notieren. Denn auch dein*e Partner*in wird aufgeregt sein und vielleicht doch noch mal auf den Zettel oder aufs Handy schauen wollen, was du jetzt noch mal mit »Orange« meintest. Hauptsache ist, dass du sie kennst und du nicht so viele Worte benutzen musst, um dich zu äußern.

Nimm dir Zeit, um gut über deinen persönlichen Plan B nachzudenken, dich über Schmerzmedikation zu informieren und mit deiner Hebamme darüber zu sprechen. Informiere dich über die möglichen Nebenwirkungen der schmerzlindernden Medikamente, die es an deinem Geburtsort gibt, und entscheide mit deinem bewussten Verstand VOR der Geburt, was für dich wann infrage kommen könnte.

PLAN C

Der »Plan B« bedeutet also, dir geht es nicht gut während der Geburt und du brauchst Hilfe von außen. Im Gegensatz dazu kommt der Plan C zum Tragen, wenn das geburtsbegleitende Personal feststellt, dass Interventionen nötig sind, um dich und dein Baby zu schützen. Wenn dein Baby Schwierigkeiten hat, überträgt sich das meistens automatisch auch auf die Mutter. Das liegt daran, dass die Nabelschnur keine Einbahnstraße ist. Es gelangen also nicht nur deine Hormone über die Nabelschnur zum Baby, sondern auch die kindlichen Hormone über die Nabelschnur zu dir. Wenn die Herztöne schlechter werden und das Kind gestresst ist oder Angst hat, dann kann es gut sein, dass diese Empfindungen auf dich überspringen. Du merkst dann, dass sie dich beinahe »überkommen«.

Falls es also zum Plan C kommen sollte und ihr Hilfe von außen benötigt, ist es gut möglich, dass du ein mulmiges Gefühl hast. Dann bist du wahrscheinlich froh über die Intervention und erleichtert, dass euch geholfen wird. Vertraue darauf, dass die Menschen, die euch begleiten, Fachleute sind, die wissen, was sie tun. Ziehe dich an deinen »inneren Ort« zurück und verbinde dich innerlich mit deinem Baby. So kannst du es am besten unterstützen. Lass im Außen Ärzt*innen und Geburtshelfer*innen so arbeiten, dass es dir und deinem Kind hilft. Folge ihren Anweisungen wie eine Sportlerin ihrem Trainer und vertraue auf das Fachwissen der Menschen, die dich begleiten.

Im Kapitel *Was ist ein Trauma und wie kann ich mich davor schützen?* erkläre ich noch genauer, wie du trotz Interventionen eine traumafreie Geburt erleben kannst, bei der es dir emotional gut geht – obwohl es vielleicht hektisch wird, obwohl möglicherweise interveniert wird, obwohl es eventuell zu einer Bauchgeburt kommt, die du dir eigentlich gar nicht gewünscht hast.

Was bedeutet nun ganz praktisch eine Intervention für deinen Zustand tiefer Trance? Stell dir vor, dein Körper ist ein großer Dampfer auf dem Meer. Das Schiff liegt zu Beginn deiner Geburtsreise ganz ruhig im Wasser. Irgendwann werden die Wellen höher und höher. Wir wissen es nicht, aber unter Umständen gerätst du zu einem bestimmten Zeitpunkt in einen Sturm mit hohem Wellengang. Nehmen wir an, dieser Wellengang steht für eine interventionsreiche Geburt. Natürlich sind das seltene Fälle, aber nur mal angenommen, es wäre so. Du würdest also in diesen Sturm geraten, das Schiff würde hin und her geschüttelt, und es geht aufregend auf und nieder. Dann stell dir vor, dass dieses riesige Schiff im Inneren einen Punkt hat, um den sich das Schiff herumbewegt. Dieser Punkt ist ganz ruhig, während es sich aufbäumt, abwärts sinkt oder sich zur Seite neigt. Der Punkt ist still, ruhig, friedlich. Stell dir vor, dein Körper ist dieses Schiff und du selbst bist ganz tief in dir drin. Genau da, wo deine Geburt gerade stattfindet, ist der Ruhepunkt. Du bist dort, wo dein Baby ist. Du bist ganz versunken in dir. Wenn du berührt wirst, wenn es laut wird um dich herum, ist das einfach dieses Meer. Du bist tief im Inneren dieses Schiffs, bist geborgen und in Kontakt mit deinem Kind. Dadurch fühlt sich dein Baby mit dir verbunden und beschützt, egal, was gerade geschieht.

Falls es zum Plan C kommen sollte, bleibe in einem inneren Dialog mit deinem Baby. Das passt gut zu diesem ruhigen Ort, an dem du dich befindest, während es äußerlich aufregend wird. Du bist im Kontakt mit deinem Kind, und du sprichst in Gedanken ganz ruhig mit ihm. Das hat zwei wunderbare Effekte. Zum einen kannst du dich selbst beruhigen, indem du jemand anderen beruhigst. Zum anderen glaube ich, dass dein Kind tatsächlich spürt, wenn du innerlich bei ihm bist. Ihr beide profitiert von der Schutzhülle, die ihr mit eurer Verbundenheit um euch erschafft.

Eine befreundete Hebamme hat mir dazu etwas Beeindruckendes erzählt. Wenn sie mit einer Frau während der Geburt arbeitet und merkt, dass sich das kindliche Köpfchen nicht richtig einstellen will, dann sagt sie der Frau, wie sich ihr Baby im Bauch jetzt ganz genau verhalten soll. Sie erklärt also, welche Drehung es machen soll, und bittet die Frau, innerlich mit ihrem Kind zu sprechen und diese Erklärung weiterzugeben. In den allermeisten Fällen dreht sich daraufhin kurze Zeit später das Kind. Auch wenn meine Freundin für dieses Vorgehen manchmal von Kolleginnen belächelt wird, zeigt ihr die Erfahrung doch, dass es sich lohnt, das innere Gespräch mit dem Baby zu suchen.

ANGST ZU VERSAGEN

Die Angst, bei der Geburt zu versagen, beschäftigt viele Frauen in der Geburtsvorbereitung. Auch nach der Geburt haben viele Frauen das Gefühl, versagt zu haben. Ich glaube, es hilft, wenn wir uns diese Gefühle einmal genauer anschauen und hinterfragen, denn meistens sind es Emotionen, die wir schon kennen. Wenn ich mit einer Frau über ihre Angst spreche, stellt sich meist heraus, dass die Versagensgefühle auch in anderen Lebensbereichen und Situationen auftreten.

Manchmal geht es dabei um sehr persönliche und teils lange zurückreichende Erlebnisse. Ich erinnere mich noch genau an eine Sitzung mit einer Frau, die wahnsinnige Angst davor hatte, es ihrer Mutter nicht recht zu machen. Allerdings war die Mutter schon vor langer Zeit gestorben. Wie konnte das sein? In unserem Leben werden wir von verschiedenen Personen und Umständen auf die eine oder andere Weise geprägt. Besonders empfänglich sind wir für solche Prägungen in der Kindheit. Für Kinder ist die Liebe der Eltern das Wichtigste auf der Welt, denn instinktiv wissen sie, dass sie von dieser Liebe abhängig sind. Bei den meisten Menschen führt das dazu, die Wünsche der Eltern erfüllen zu wollen. Auch im Erwachsenenalter spielt dieses Muster noch eine Rolle. Dafür ist es egal, ob die Eltern noch leben oder bereits verstorben sind. Dieser innere Anteil, der immer noch versucht, »alles richtig zu machen«, wird seit den 1970er-Jahren im psychotherapeutischen Kontext häufig als unser »inneres Kind« bezeichnet. Dieses innere Kind ist vielleicht auch bei dir präsent, wenn du spürst, dass du Angst hast, bei deiner Geburt zu versagen.

Wenn mir in meiner Arbeit diese Angst begegnet, frage ich die Schwangeren, wie sie reagieren würden, wenn ihre beste Freundin ihnen von derselben Angst berichtet. Meistens ist die Antwort klar und schön: »Ich würde natürlich sagen, dass sie so oder so eine großartige Frau ist und dass sie stolz auf sich sein kann, ganz egal, wie ihr Baby geboren wird. Dass sie sich keinen Druck machen soll. Wenn sie sich mit Hypnose vorbereitet hat, soll sie es einfach so gut machen, wie es gelingt. Und wenn sie Hilfe braucht, darf sie sich Hilfe holen. Das hat gar nichts mit Versagen zu tun!« Ganz genau! Vielleicht kannst du dir selbst auch eine beste Freundin sein und nicht die strenge Mutter, der strenge Vater oder die strenge Lehrerin, die dir das Leben schwer machen.

Hier findest du nun den Geburtsbericht von Carina. Sie hat ihre herausfordernde Geburt wunderbar gemeistert, und ich finde, ihr Bericht macht Mut, einen Plan B zu nutzen und sich damit gut zu fühlen.

GEBURTSBERICHT VON CARINA

Endlich schwanger – und dann Corona. Ich muss wohl nicht erklären, wie ich mich gefühlt habe: Unsicherheit, Kontrollverlust, Angst und Enttäuschung darüber, dass alles anders kommt, als ich mir das immer vorgestellt habe. Keine Geburtsvorbereitungskurse, keine Möglichkeit, das Team im Krankenhaus kennenzulernen – ich war wirklich geschockt. Etwa in der 26. Schwangerschaftswoche beschloss ich daher, Kristins Kurs zu machen, denn von Anfang an fand ich die Podcasts toll, und mir gefiel die Idee einer selbstbestimmten Geburt. Gesagt, getan: Von da an waren die Hypnosen meine Ruheinseln. Es war so schön, ein effektives

Werkzeug in der Hand zu haben, wenn einen die Nervosität oder Angst überkommt. Ich habe nicht täglich, aber doch sehr oft geübt und es sehr genossen. Selbst jetzt, so viele Monate später, bekomme ich beim Gedanken an meinen »inneren Ort« Gänsehaut und das Bedürfnis, zurückzukehren. Allein dafür hat sich in meinen Augen der Kurs schon gelohnt.

Der Bericht von Carina zeigt, dass äußere Umstände manchmal schon im Vorfeld einer Geburt sehr herausfordernd sein können. Sie hat sich mithilfe der Hypnosen immer wieder von Neuem beruhigen und ihre Ängste überwinden können. Großartig!

Dann war es endlich so weit: Der errechnete Geburtstermin näherte sich. In der Nacht von Sonntag auf Montag, zwei Tage vor dem Termin, wurde ich dreimal wach, da ich ein seltsames Ziehen im Rücken verspürte. Ich dachte noch, das wären Verdauungsbeschwerden ... Am Montag, um etwa 18 Uhr, spürte ich erneut dieses starke Ziehen. Da es sich immer exakt gleich anfühlte, ahnte ich, dass der Geburtsprozess nun wohl begonnen hatte. Was für eine Aufregung und Vorfreude! Mein Mann und ich gingen noch zwei Stunden spazieren, zu Hause trank ich anschließend meinen Himbeerblättertee, aß noch ein paar Datteln, und um etwa 22 Uhr fing das Ziehen regelmäßiger an. Es kam teilweise in einem Abstand von zehn Minuten. Nun gab es keine Zweifel mehr: Das sind Wellen! Ich war tatsächlich überrascht, dass ich im Bauch nichts spürte, sondern ausschließlich im Rücken.

Manche Frauen spüren die Wellen tatsächlich vor allem im unteren Rücken. Hier befindet sich eines der Bänder, an denen die Gebärmutter sozusagen »aufgehängt« ist. Wenn sie sich während der Welle verkürzen, ziehen sie auch unten am Kreuzbein. Das hat Carina hier sehr deutlich spüren können.

Leider war das Ziehen im Liegen und auf allen vieren sehr unangenehm. Deswegen verbrachte ich die Nacht sitzend, hüftkreisend und mit Wärmeflasche im Schlafzimmer auf dem Stillsessel. Auch wenn ich nicht mehr wirklich entspannen konnte – diese Nacht hatte etwas Magisches für mich. Die Stille der Stadt, die ich vom Fenster aus beobachten konnte, der laue Sommerwind, der Mond am Himmel ... Ich fühlte mich irgendwie verbunden mit etwas »Größerem« – ein wunderbarer erster Abschnitt des Weges. Ich denke unglaublich gerne an diesen Moment zurück.

Am Dienstag, dem 18. August, wurden die Wellen wieder unregelmäßiger und kamen etwa in einem Abstand von 2 bis 20 Minuten – typisch für die Eröffnungsphase. Ich hatte nicht das Bedürfnis, in Hypnose zu gehen, sondern bei meinem Mann zu sein. Deswegen verbrachten wir den ganzen Tag zu Hause, sahen fern, aßen, kuschelten, und ich veratmete die Wellen, wenn sie kamen. Auch hier musste ich leider den ganzen Tag sitzen, weil die Wellen im Liegen so intensiv waren. Ich war noch immer sehr überrascht, denn ich spürte weiterhin alles ausschließlich im Kreuzbein, und zum Teil zog der Schmerz bis in den Ischias – vorne am Bauch war da überhaupt gar nichts. Das blieb übrigens die gesamte Geburt lang so.

Abends fingen die Wellen dann endlich wieder regelmäßig an. Ich blieb im Wohnzimmer bei meinem Mann, allerdings nun mit Kopfhörern und Kristins Stimme auf den Ohren, da ich den Drang verspürte, das Rundherum auszublenden. Ich konzentrierte mich auf meine Atmung, was mich sehr entspannte, obwohl sie durch die Schmerzen im Rücken nicht den gewünschten Effekt hatte. So ging das bis etwa zwei Uhr nachts, bis die Wellen eineinhalb Stunden lang endlich in Fünf-Minuten-Abständen kamen und mein Partner und ich das Bedürfnis hatten, ins Krankenhaus zu fahren. Es war Nacht, und die ganze Stadt war wieder still – genau so, wie ich es immer für meine Traumgeburt visualisiert hatte.

Das Krankenhaus ist nur zwei Autominuten entfernt – ich hatte al-

lerdings das Bedürfnis, nicht zu spät dort anzukommen, da ich wusste, dass ich aufgrund von Corona noch allein bürokratische Dinge zu erledigen hatte, auf Corona getestet werden würde und bei der ersten Untersuchung mit der Hebamme ebenfalls allein sein würde. Dies war dann alles ganz gut möglich – ich musste zwar ein paar Pausen machen zum Veratmen und war von einem hypnotischen Zustand weit entfernt, aber trotzdem sehr ruhig und mit einem Gefühl, dass alles gut ist. Die Hebammen schlossen mich ans CTG an und untersuchten meinen Muttermund: Gebärmutterhals verstrichen, aber der Muttermund noch ganz geschlossen. Ich traute meinen Ohren kaum ... So hatte ich mir das eigentlich nicht vorgestellt! Schließlich hatte ich schon seit Montag nicht mehr richtig geschlafen und bemerkte nun die Müdigkeit schon etwas.

Manche Geburten dauern sehr lange, und das kann eine ganz eigene Herausforderung für die Frauen sein. Gerade wegen der Erschöpfung durch den Schlafmangel wünschen sich in diesem Fall die Gebärenden häufig eine Pause, um kurz Kraft tanken zu können. Wenn dann noch dazukommt, dass der Muttermund noch nicht weit eröffnet ist, kann das sehr frustrieren, weshalb ich empfehlen würde, sich den Befund eher nicht sagen zu lassen. Jede Geburt hat ihr eigenes Tempo. Carina geht jedoch sehr gut mit der Information um, dass der Muttermund noch nicht aufgegangen ist.

Da meine Wellen jedoch schon sehr intensiv und regelmäßig waren, versicherte mir die Hebamme, dass der tatsächliche Geburtsprozess bald starten würde, und es wurde mir angeboten, im Krankenhaus zu bleiben. Auch wenn das für manche nicht nachvollziehbar ist: Ich verbinde mit Krankenhäusern kein negatives oder befremdliches Gefühl, eher im Gegenteil. Meine Mutter arbeitete als Krankenpflegerin, und für mich ist es ein Ort der Sicherheit, weshalb ich das Angebot gerne angenommen habe. Da das Ergebnis meines Corona-Tests noch nicht vorlag, bekamen mein Mann und ich allein ein Zimmer mit Dusche und Gymnas-

tikball. Dort verbrachte ich die nächsten Stunden, zum Teil mit, zum Teil ohne Hypnose. Ich kann jedoch auf jeden Fall sagen, dass das Körpergefühl während der Hypnose viel schwächer war – ich hatte sogar einmal Angst, dass die Wellen weniger werden würden. In dieser Zeit löste sich aber auch der Schleimpfropf.

So ging das bis etwa sechs Uhr morgens. Dann bat ich meinen Mann, mit der Hebamme zu sprechen, da ich langsam das Gefühl hatte, keine Kraft mehr zu haben, und wissen wollte, wie weit wir schon waren. Es war nicht das Körpergefühl der Wellen, das nicht auszuhalten war, sondern ich war einfach unglaublich erschöpft. Ich dachte die ganze Zeit: Ich will doch bitte nur kurz 30 Minuten schlafen. Wir watschelten zum Untersuchungsraum, wo mir gesagt wurde, dass der Muttermund einen Zentimeter offen war – puh, da musste ich echt einmal schlucken. Die Hebamme meinte, ich solle noch einmal versuchen, unter der warmen Dusche und am Gymnastikball zu entspannen. Wenn es nicht mehr ginge, würde man mir eine Art »Betäubung« geben, sodass ich für die nächsten Stunden etwas benommen sein würde. Das war für mich eine Horrorvorstellung – ich wollte die Geburt bewusst erleben.

Die Alternative war eine PDA. Das war mein Plan B und gleichzeitig etwas, das ich eigentlich verhindern wollte. Hier in der Stadt, in der ich wohne, gibt es im Krankenhaus leider keine anderen Schmerzmittel, deswegen wusste ich, dass mir im Fall des Falles nur eine PDA bleibt. Aber ich gab noch einmal alles und duschte lange warm. Es verstrichen noch einmal zwei Stunden, bis ich bemerkte, dass ich an meiner Grenze angekommen war. Ich wusste: Ich muss mich irgendwie kurz ausruhen, und zwar sofort. Deswegen fiel bei knapp drei Zentimetern Muttermundöffnung die Entscheidung für eine PDA. Die wurde mir eine Stunde später problemlos gelegt, und ich schlief sofort für rund eineinhalb Stunden ein.

Carina hat hier großartig für sich gesorgt! Sie hat gemerkt, dass sie Hilfe braucht, und das auch kommuniziert. So konnte sie endlich etwas ausruhen und ihre Geburt so beeinflussen, dass sie gut weitergehen konnte.

Danach war alles sehr entspannt: Der Muttermund ging zügig auf, ich hatte einen Blasensprung, und bei vollständiger Öffnung wurde die PDA abgestellt, sodass ich die Wellen etwas spüren konnte. Die Pressphase war – obwohl sie genau so war, wie ich sie mir nicht vorstellte, nämlich im Liegen – unfassbar toll. Ich fühlte mich wie eine Göttin, ich empfand die Phase auch nicht als extrem anstrengend, sondern es machte mir sehr viel Spaß, pressen zu dürfen und zu bemerken, wie unsere Kleine zu uns kam. Um 20:03 Uhr war es schließlich so weit, und wir durften unsere Tochter in die Arme schließen. Sie saugte sofort an der Brust. Ich glaube, erst in dem Moment, in dem sie auf meinem Bauch lag, realisierte ich, dass dieses kleine Wesen neun Monate in meinem Körper gewachsen war. Ein unglaubliches Gefühl!

Ich vertraute den Hebammen zu jeder Zeit, und auch die PDA sowie die liegende Geburtsposition war etwas, das sich für mich im Moment stimmig anfühlte. Der gesamte Prozess war sehr ruhig und entspannt. Ich hatte einen Dammriss (vermutlich wegen der Geburtsposition), doch selbst der war für mich überhaupt kein Problem, weder im Moment der Geburt noch während der Heilung. Meine Kleine kam gesund auf die Welt und ist ein wunderbares, ausgeglichenes Menschlein. Es war also eine selbstbestimmte Geburt ohne jedes Trauma – genau das ist das Ziel des Kurses.

Aber ich will ehrlich sein: Die Tatsache, dass ich mich so bald für eine PDA entschieden habe, nagt noch immer ein wenig an mir. Zum Teil habe ich auch ein wenig das Gefühl des Versagens. Nach all dem Wissen, das ich mir angeeignet hatte, nach all der Vorbereitung … Vor allem in Gesprächen mit anderen bemerke ich, dass mich bestimmte Kommentare verletzen und in mir das Gefühl hochkommt, als wäre es keine »richtige« Geburt gewesen. Dabei erzähle ich so gerne von der Geburt meiner Tochter, denn sie war ruhig, schön und selbstbestimmt.

Das ist auch der Grund, weshalb ich nun doch, nach fast neun Monaten, diesen Geburtsbericht verfasst habe – um für mich abzuschließen, die Geburt meiner Tochter anzunehmen und endlich zu sagen: Alles war perfekt – so, wie es war. Wir haben alles gegeben, und es hätte nicht besser kommen können. Es war eine wunderschöne Traumgeburt! Egal, ob mit Unterstützung oder ohne, ob durch den Bauch oder vaginal, ob in drei Stunden oder in dreißig – wir sind alle Heldinnen, und das sollten wir feiern.

Was für großartige abschließende Worte! Ich bin gerade für Berichte über solche Geburten dankbar, bei denen Frauen so wunderbar für sich einstehen! Die Geburt ist kein Wettbewerb, und genau wie Carina sagt: Wir alle sind auf unsere Weise Heldinnen!

EHRGEIZ

Häufig merke ich, dass Schwangere einen Ehrgeiz entwickeln, möglichst ohne Medikamente zurechtzukommen, schmerzfrei zu gebären oder außerklinisch ihr Baby zu bekommen. Es kommt mir manchmal so vor, als gäbe es da eine Art Wettstreit. Auf der einen Seite ist es der Wettstreit um die schlimmste Geburtserfahrung. Manche Frauen erzählen von ihren Geburten, als würden sie sich mit negativen Schilderungen gegenseitig überbieten wollen. Wer hat die schrecklichste Erfahrung gemacht? Wenn man dann noch sagen kann, dass man aber in dem ganzen »Horror« keine Schmerzmedikamente genommen hat, dann ist man so etwas wie eine Superheldin.

Auch von außen werden Frauen, die so kämpfen, manchmal verherrlicht. Ich habe einmal in einem Podcast gehört, wie zwei Männer sich über die Geburten ihrer Kinder unterhalten haben. Sie schwärmten von ihren Frauen, die gekämpft hätten wie Löwinnen und alle

Schmerzmedikamente abgelehnt hätten. Ich glaube, dass dieser Stolz tief in unserer Geschichte verwurzelt ist, ohne dass uns das bewusst wäre. Unsere Vorfahren wurden zu Härte und Durchhaltevermögen erzogen, und manchmal klingt das noch immer in uns nach. Aber brauchen wir noch diese Art zu denken? Brauchen wir noch den Beweis, wie stark wir sind? Ich finde, dass wir diesen falschen Ehrgeiz ablegen sollten, und ich freue mich sehr, wenn mein Buch dazu beitragen kann.

Unser Ehrgeiz kann sich interessanterweise auch auf eine andere Weise zeigen. Je bekannter es wird, dass Geburten auch positiv und friedlich verlaufen können, desto mehr merke ich, dass auch in diese Richtung der Ehrgeiz zunimmt. Wer hat die friedlichste, schönste, schmerzfreie Traumgeburt? Eine Geburt ist keine Prüfung und darf auch keine sein. Sie ist weder ein Ort für Zensuren noch für Druck, etwas »richtig« oder »besonders gut« machen zu müssen. Das wäre diesem großen Naturschauspiel gegenüber auch nicht angemessen. Ich selbst blicke mit großer Demut auf Geburten. Sie sind einzigartig und beeindruckend.

Manchmal spreche ich mit jungen Müttern, die mir von einer unglaublichen Geburtsreise berichten. In meinen Augen haben sie wunderbar geboren, sie haben ihren persönlichen Berg bestiegen, haben sich Hilfe geholt, wenn es notwendig war, und haben ihr Kind großartig auf die Welt gebracht. Das ist eine Meisterleistung! Auch eine Bauchgeburt ist ein Grund, stolz auf sich zu sein! Trotzdem geraten Frauen häufig in eine Krise und fühlen sich als Versagerin, wenn »es bei allen anderen offenbar funktioniert, nur bei mir nicht«.

Hier kann ein Wechsel der Perspektive helfen, wie die folgende Geschichte zeigt: Eine Frau erzählte mir einmal von einer Geburt, die 24 Stunden gedauert hatte. Ich fragte sie, wie viele Stunden sie als schlimm empfunden hat. Sie sagte daraufhin: »Drei.« Ich fragte sie dann, wie denn die anderen 21 Stunden gewesen sind. Sie brauchte einen Augenblick, um sich überhaupt zu erinnern. Die drei schweren

Stunden waren zu dominant. Ich verstehe das. Drei Stunden können lang und hart sein. Ich wünschte, sie hätte in dieser Zeit geeignete Unterstützung durch Schmerzmedikamente erfahren. Sie erzählte mir, dass die Geburt wunderschön und entspannt begonnen hatte, dass sie auch später eigentlich kein Gefühl von Schmerzen hatte, sondern nur von Druck und Dehnung. Sie meinte, dass sie sich selbstbestimmt gefühlt hatte und stark. Nur als sie in der Übergangsphase aus der Hypnose rauskam, sei es schmerzvoll gewesen und damit ihr ganzes Training für eine schmerzfreie Geburt doch umsonst. Vielleicht siehst du beim Lesen, dass diese Einschätzung nicht richtig ist. Die Frau hat Großartiges gemeistert und hat alles Recht, stolz auf sich zu sein! Nichts war umsonst.

Ich bin auch selbst nicht gefeit vor diesen schwierigen Formen des Ehrgeizes, aber bei Geburten steht er uns eher im Wege. Ich kann gar nicht häufig genug betonen, was für eine unglaubliche Herausforderung eine Geburt für unseren Körper und unsere Psyche darstellt. Es ist ein Pfad, den noch niemand zuvor gegangen ist, denn es ist dein einzigartiger Körper und dieses einzigartige Kind.

Vieles können wir zuvor nicht wissen. Es mag im Nachhinein leicht und einfach erscheinen. »Warum habe ich denn nicht ...« Oder: »Hätte ich doch nur ...« – das sind Satzanfänge, die dich vielleicht im Nachhinein quälen könnten. Dann versuche, deinen Blick zu erweitern und deinen Fokus ein wenig in eine andere Richtung zu lenken. Was ist alles gut gelaufen? Was hast du wunderbar gemacht? Was hat dein Körper hier alles großartig gemeistert?

Wir vergessen unsere Erfolge viel zu häufig in allen möglichen Lebenslagen: Seit Tagen stapelt sich die Wäsche, aber du hast deine kranke Tochter durch hustende Nächte begleitet. Da liegt deine Masterarbeit und kommt nicht voran, aber dir war so schlecht in der Schwangerschaft, dass du dich einfach nicht konzentrieren konntest. Du hast vergessen, deiner Mutter zum Geburtstag zu gratulieren, aber du hast für den nächsten Tag vorgekocht, um genug Zeit für deine Kinder und deine Arbeit zu haben. Das Leben und erst recht eine Geburt sind und bleiben ein Abenteuer, und du darfst stolz auf dich sein, ganz egal, welchen Weg du nimmst.

Du kannst bei der Geburt nicht versagen. Wenn du merken solltest, dass du Hilfe benötigst, zögere bitte nicht und folge deinem Plan B und – sollte es notwendig sein – Plan C. Ich liebe es, wenn Frauen das ganz selbstverständlich so machen. Wenn sie sich um sich und ihr Baby kümmern und nicht das Gefühl haben, irgendjemandem etwas beweisen zu müssen. Auch sich selbst nicht.

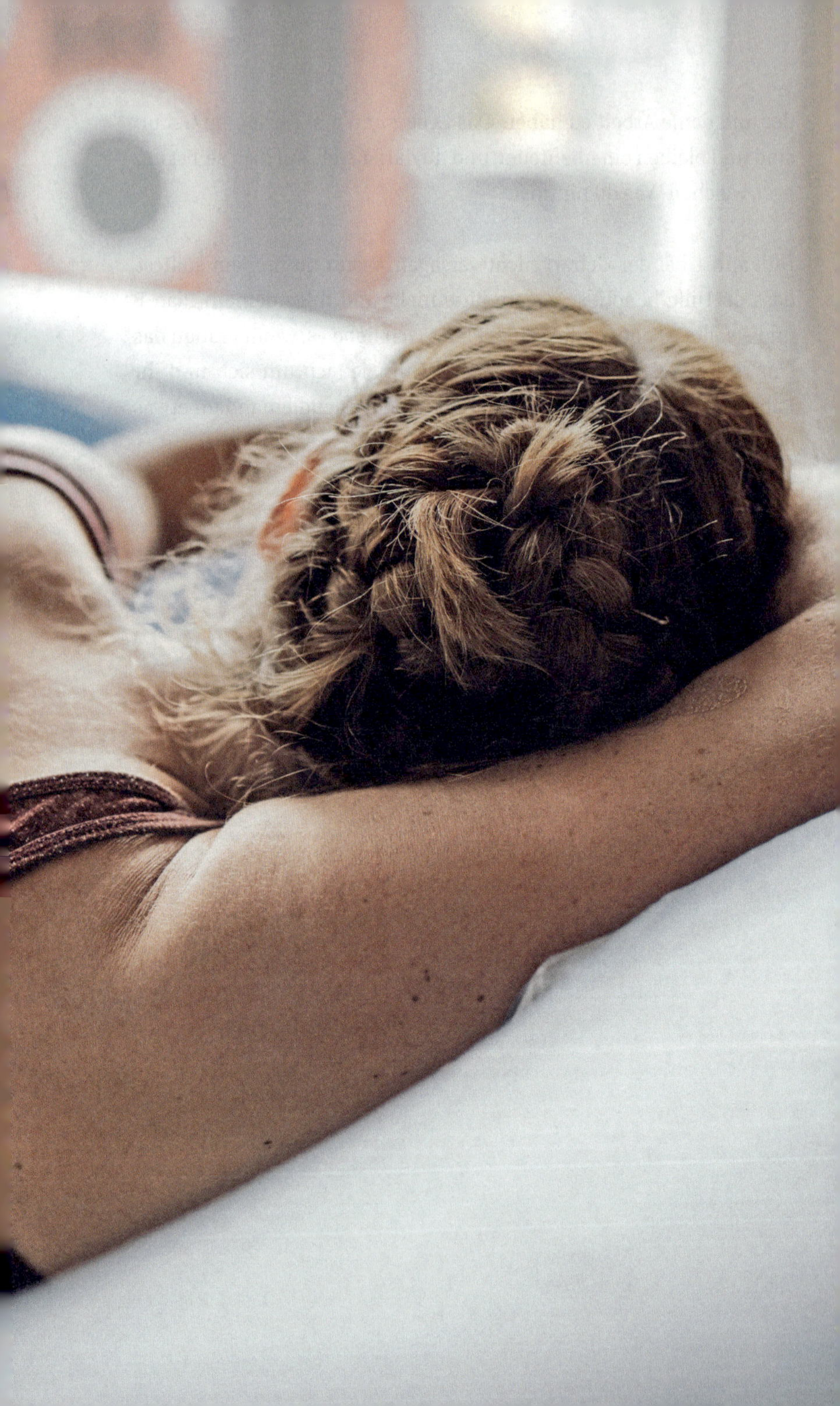

WÄHREND DER GEBURT

◂ ANNE-MARJA

»Durch die Hypnose war ich so mit mir und meinem Kind verbunden, dass die Geburt unglaublich schön war. Ich würde es immer wieder so machen.«

LATENZPHASE – EIN START IM VERBORGENEN

DIE GEBURT GEHT LOS

Nun wollen wir uns dem faszinierenden Phänomen »Geburt« einmal genauer zuwenden. Freust du dich schon darauf, mehr darüber zu erfahren, was in deinem wunderbaren Körper geschieht? Für den Geburtsbeginn gibt es verschiedene Anzeichen. Neben körperlichen Symptomen wie ersten unregelmäßigen Wellen oder dem Abgehen des Muttersiegels (»Schleimpfropf«) kann es sein, dass du dich unruhig fühlst und vielleicht das Bedürfnis hast, alleine zu sein. Das ist der Zeitpunkt, an dem Säugetiere ihren Geburtsort aufsuchen würden, eine Füchsin würde sich jetzt in ihren Bau zurückziehen, eine Katze würde vielleicht im Schrank verschwinden und erst später mit ihren Jungen dort gefunden werden.

Hunde haben manchmal die Angewohnheit, sich im Alltag an dem Platz, an dem sie schlafen möchten, mehrmals im Kreis zu drehen, bis sie sich hinlegen. So finden sie die richtige Position. Vielleicht fühlt sich für dich diese erste Phase der Geburt so ähnlich an. Du weißt nicht recht, was du machen sollst, suchst einen bequemen Platz, spürst vielleicht auch, was noch nicht ganz für dich stimmt an dem Ort, an dem du bist. Möglicherweise hast du auch das dringende Bedürfnis, kurz noch alles zu organisieren. Wahrscheinlich kommen jetzt viele Gedanken: Wo ist die Kliniktasche? Schlüssel? Mutterpass? Oder du willst den Babysitter für das Geschwisterkind organisieren.

Erst wenn dieser kurze Organisationsanflug verklungen ist, weil du alles noch einmal gecheckt hast und jetzt bereit bist, kannst du dich vermutlich gut auf dich selbst konzentrieren. Nun kannst du die Hypnoseaufnahme starten und in die Trance sinken. Versuche, dieses

Organisieren so kurz wie möglich zu halten. Dazu braucht es die gute Vorarbeit, die du schon geleistet hast.

WANN GEHE ICH IN HYPNOSE?

Wenn du merkst, dass sich irgendwas in dir tut, das du noch nicht sicher einordnen kannst, nutze diese Zeit als Übungszeit für dich und gehe in Hypnose. Entweder es hört wieder auf, oder du hast einen idealen Start in die Geburt, weil du schon in dem wunderbaren Zustand der Trance beginnst. Du brauchst zu diesem Zeitpunkt noch nicht zu wissen, wie weit die Geburt vorangeschritten ist, es wird sich dir im Laufe der nächsten Stunden oder Tage von ganz alleine zeigen. Wenn du Sorgen hast, »Fehlalarme« auszulösen, besprich das zuvor mit den Menschen, die dich begleiten. Manche Geburten brauchen viel Zeit, in der sich der Körper einschwingt, andere Geburten sind sehr schnell. Da niemand wissen kann, wie es bei dir sein wird, empfehle ich dir, dich zurückzuziehen und jemand anderen die Organisation übernehmen zu lassen, egal, wie lange die erste Phase der Geburt, die sogenannte Latenzphase, dauert. Sei also auf alle Szenarien vorbereitet. Manchmal kann auch eine erste Geburt schnell gehen, manchmal startet eine dritte oder vierte Geburt sehr langsam.

Weil die Wellen in der Latenzphase unregelmäßig kommen und gerne mal über Stunden ausbleiben, ist es oft nicht möglich, so schnell in den hypnotischen Zustand zu sinken. Das heißt, immer dann, wenn dich eine Welle überrascht, während du nicht in Hypnose bist, kann sie auch unangenehm und schmerzhaft sein. Das verunsichert manche Frauen, die sich auf Wellen eingestellt haben, die durch die Hypnose gut auszuhalten sind. Ich kann nur immer wieder betonen, dass sich Wellen in Hypnose vollkommen anders anfühlen als im wachbewussten Zustand, nämlich sehr viel positiver. Bleibe also auch jetzt ganz optimistisch und zuversichtlich, ziehe dich zurück und nutze die Hypnose, sobald die Wellen etwas regelmäßiger kommen. Entspanne dich ganz tief und arbeite gemeinsam mit deinem Körper. Wenn dein Körper viel Zeit benötigt, um sich einzuschwingen, und der Beginn ganz langsam vonstatten geht, dann nutze die Wellenpausen auch, um zu schlafen und Kraft zu tanken. Gerade bei langen Geburten hilft es sehr, wenn du dich so viel wie möglich ausruhst. Vielleicht schläfst du auch bei den Hypnosen ein. Das ist nun ganz genau richtig, denn dein Körper schöpft hier wertvolle Kraft und Energie für später.

Jede Welle ist wichtig, jede Welle ist Teil deiner Geburt. Auch Senk- oder Übungswellen haben ihre Bedeutung und sind Teil der großen Geburtsreise. Für deinen Körper ist der Prozess fließend, er steigert sich mit den letzten Tagen und Stunden deiner Schwangerschaft rhythmisch mehr und mehr in seiner Geburtsarbeit. Es gibt keine »falschen« Wellen. Alle sind »richtig« und wertvoll für den Prozess der Geburt. Wenn dein Körper übt, darfst du auch mental üben, damit bei der Geburt Körper und Geist wie selbstverständlich miteinander arbeiten können.

Stell dir einmal vor, du wärst in einem großen Tanzsaal, in dem Tango getanzt wird. Du weißt, dass irgendwann zu einem dir nicht bekannten Zeitpunkt ein wahnsinnig guter Tangotänzer mit dir tanzen wird, den du nicht kennst. Beim argentinischen Tango ist es so, dass der Grundschritt recht einfach ist: Der führende Part geht vorwärts, der folgende Part rückwärts. Du weißt schon, dass du folgen, also rückwärts gehen wirst. Die simplen Grundschritte sind keine Herausforderung für dich, die kannst du ganz leicht abrufen. Nun kommt dieser fremde Tänzer plötzlich in den Raum, und du siehst, dass er ein paar Schritte alleine auf dem Parkett macht, um sich auf den Tanz mit dir vorzubereiten. Er geht einige Schritte in einem bestimmten Rhythmus und einer bestimmten Haltung vorwärts – dann verschwindet er wieder. Das passiert mehrmals, in ganz unregelmäßigen Abständen, und du fragst dich, ob es sich lohnt, mitzuüben. Du weißt ja, dass der Tanz mit der Zeit immer herausfordernder werden wird. Was würdest du tun? Meine Empfehlung ist: Tanze die Grundschritte schon mit. Lerne deinen Tanzpartner kennen. Wie führt er dich, wie bewegt er sich, welches Tempo und welchen Rhythmus gibt er dir vor? Wenn du die Grundschritte für dich nutzt, um dich einzuschwingen und mitzuüben, wird es viel leichter sein, langsam und nach und nach immer komplexere Figuren zu tanzen.

So ist es auch bei der Geburt. Freue dich über die ersten kleinen Wellen, die du kaum spürst, horche in dich hinein und versuche, dich schnell tief zu entspannen mit der Hypnosetechnik, die du zuvor geübt hast. Wenn es nicht gelingt, weil die Welle zu schnell wieder verfliegt und die nächste zu lange auf sich warten lässt, ist das vollkommen in Ordnung. Probiere auch, wie du am besten mit den Wellen atmen kannst. Sprich innerlich mit deinem Baby und gehe in die Vorfreude auf dein Kind. Auch die ersten kleinsten Wellen sind schon Geburt. Manchmal sind Schwangere entmutigt, wenn ihnen gesagt wird, die Wellen seien noch nicht muttermundswirksam. Die Gebärenden haben dann das Gefühl, dass etwas mit ihnen nicht stimmt oder dass die ganzen Wellen, die sie bereits erlebt haben, nichts gebracht haben. Das ist nicht der Fall. Das Gewebe wird zunächst durch die Kontraktion der Gebärmutter weich gemacht, und das dauert häufig viele Stunden, manchmal auch Tage.

Prof. Dr. Rainhild Schäfers an der Hochschule für Gesundheit Bochum im Fachbereich Hebammenwissenschaften sagt, dass der Muttermund oft ganz lange im Verborgenen arbeitet, und dann erst wird es von außen messbar. Es ist ein bisschen vergleichbar mit einem Stück Knete, das du in der Hand hältst und langsam zu kneten beginnst. Zunächst ist es noch fest, aber mit der Zeit wird es weicher und weicher. Das Gleiche passiert auch mit dem Muttermundgewebe. Erst wenn es weich ist, öffnet es sich ganz geschmeidig.

Die Wellen sind also, auch wenn der Muttermund vielleicht noch lange zu ist oder bei einem Zentimeter Öffnung stehen bleibt, wichtig und wertvoll für deine Geburt. Obwohl dieser Fortschritt von außen noch nicht messbar ist, geht deine Geburt mit jeder Minute und jeder Stunde weiter und trägt dich Welle für Welle näher zu deinem Baby. Es passt zum Wunderbaren des Geburtsprozesses, dass er einfach nicht planbar ist und ein Abenteuer bleiben wird, solange es die natürliche Geburt gibt. Er passt sich nicht an ein Krankenhaus an, sondern es ist die Natur, die auf ihre eigene Weise bei jeder Geburt anders wirkt und ihren Weg geht. So, wie auch jeder einzelne Baum in einem Wald seine Äste etwas anders setzt und unterschiedlich wächst. Genau darin steckt ganz viel Weisheit. Obwohl es gelegentlich Komplikationen gibt, ist unser Körper doch unglaublich weise, und wir sollten ihm respektvoll die Zeit geben, die er benötigt, solange das keine Gefahr für uns oder unser Baby bedeutet.

Die Latenzphase kann sich also über mehrere Tage hinstrecken oder auch ganz kurz sein. Es ist gut, wenn du dich in dieser Zeit mental mit deinem Körper einschwingst. Muttermünder machen ein bisschen, was sie wollen. Wenn wir ihre Öffnung während einer Geburt messen, können wir nur sagen, wie es jetzt in diesem Moment ist. Was in einer Minute oder einer Stunde sein wird, kann niemand vorhersehen, ist das nicht faszinierend? Bei meiner ersten Geburt war es zum Beispiel so, dass ich noch gar keine Wellen hatte und mein Muttermund schon auf drei Zentimeter geöffnet war. Daher bin ich auch ganz früh ins Geburtshaus gefahren, obwohl die Wellen noch gar nicht intensiv waren. Ich glaubte, dass meine Geburt ganz schnell gehen würde, weil eben der Befund bei einer Untersuchung am Tag zuvor so ermutigend war. Die 17 folgenden Stunden haben mich daher sehr überrascht, und ich hatte irgendwann das Gefühl, mein Kind kommt nie. Versuche also, ohne Erwartungshaltung in die Geburt zu gehen, und mach dir immer wieder klar, dass Hebammen nur den Ist-Zustand feststellen können, wenn sie deinen Muttermund untersuchen.

Ich möchte dir noch ein anderes Beispiel geben, um diesen Punkt zu verdeutlichen. Es ist die Geschichte einer Frau, die sich ganz sicher war, dass ihr Kind mit den nächsten Wellen geboren werden würde. Ihre Hebamme winkte ab und verwies auf erst fünf Zentimeter Muttermundöffnung, die sie gerade ertastet hatte. Als die Frau kurz darauf die erste Presswelle spürte, versuchte die Hebamme, sie vom Pressen abzuhalten. Sie untersuchte die Frau dabei aber noch einmal, und der Muttermund war tatsächlich vollständig auf zehn Zentimeter eröffnet. Nach wenigen weiteren Wellen war das Baby geboren. Der unberechenbare Muttermund hält sich nun mal an kein Protokoll und keine Statistik – aber deiner Intuition darfst du meist vertrauen.

Meine Empfehlung ist also, entweder die Information »Es gilt nur der Ist-Zustand« so tief zu verinnerlichen, dass es dir ganz egal ist, was die Hebamme nach der Untersuchung über die Öffnung deines Muttermundes sagt, oder sie zu bitten beziehungsweise bitten zu lassen, dir die Öffnung des Muttermundes nicht mitzuteilen.

ERÖFFNUNGSPHASE

Wenn du keine Hausgeburt geplant hast, machst du dich auf den Weg zu deinem Geburtsort, sobald die Wellen für dich wirklich sehr intensiv sind. Das ist meistens dann der Fall, wenn auch offiziell die Eröffnungsphase beginnt. Für dich ändert sich eigentlich nichts, es geht einfach weiter: Die Wellen werden höher, die Abstände kürzer. Wenn dich der Ortswechsel irritiert, kann es sein, dass dein Körper für eine gewisse Zeit keine Wellen mehr produziert. Das ist aber nicht weiter schlimm, er schwingt sich wieder ein, wenn du eine Zeit lang am Geburtsort bist. Solche »Pausen« sind völlig in Ordnung, solange es dir und deinem Baby gut geht.

Von der Eröffnungsphase spricht man ganz offiziell erst, wenn der Muttermund etwa fünf Zentimeter geöffnet ist. Auch wenn Latenz- und Eröffnungsphase so eingeteilt werden, ist das für dich als Gebärende nicht wichtig. Erinnerst du dich an die Kuh mit ihren beiden Kälbern? Sie folgte einfach ihren Körperempfindungen, ohne zu analysieren. Genau das ist auch richtig. Es gibt nämlich keinen »Bruch« oder Sprung im Geburtsprozess. Ob du dich gerade am Ende der Latenzphase befindest oder bereits in der offiziellen Eröffnungsphase, ist innerlich nicht fühlbar. Es geht einfach harmonisch immer weiter, Welle für Welle öffnest du dich mehr und mehr in diesen beiden Phasen der Geburt, wobei die Öffnung nicht linear verläuft, sondern immer mal wieder innehält, Pausen macht, in denen wir von außen den Fortschritt nicht messen können, in denen aber innerlich das Gewebe immer weicher wird. Ich würde sogar noch weiter gehen und sagen, auch die Latenzphase ist bereits Geburt und ein wichtiger Teil der Eröffnungsphase, aber das ist nicht die fachlich korrekte Definition.

Das bedeutet also, aus dem unregelmäßigen Schwingen werden

nach und nach immer regelmäßigere und stärkere Kontraktionen. Um im Bild der Wellen zu bleiben, werden diese nun höher und kommen in kürzeren Abständen.

Stell dir einmal vor, du stehst bis zu den Unterschenkeln im Meer. Es liegt ganz glatt und ruhig vor dir. Wenn du, während du das hier liest, einmal in deinen Körper hineinspürst, ist es vermutlich so, dass es in dir ganz leise ist. Deine Gebärmutter zieht sich nicht zusammen. Während du in der Schwangerschaft die Hypnose übst, blickst du auf das ruhige Wasser, du bist an deinem »inneren Ort«. Die Geburt hat noch nicht begonnen, das Meer ist unbeweglich. Den Rest des Tages schaust du auf den Strand, denn hier findet dein normales Leben statt – deine Arbeit vielleicht, deine Partnerschaft oder Kinder, die du bereits hast, deine täglichen Aufgaben also. Irgendwann beginnt das Meer, sich zu bewegen. Die Bewegung ist so zart und sanft, dass du sie vielleicht gar nicht richtig wahrnimmst. War das gerade eine Welle hinter dir? Du horchst in dich hinein, drehst dich zum Meer, aber du siehst wieder nur die glatte Oberfläche.

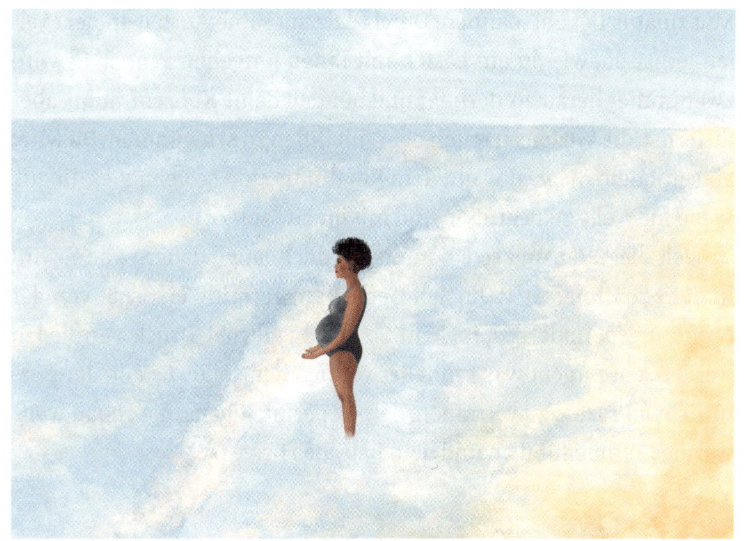

Vielleicht steht zu Beginn deiner Geburt auch ein Blasensprung, und das Fruchtwasser tröpfelt oder fließt. Dann weißt du schon eher, dass das Meer sich demnächst verändern wird. Ansonsten passiert womöglich gar nicht viel. Du weißt nur, dass es wohl bald losgehen wird, und drehst dich vielleicht innerlich zum Meer hin und spürst die Vorfreude auf die anstehende Geburt deines Babys.

Langsam schwingt sich nun dein Körper ein. Es wird immer deutlicher, dass das Meer Wellen produziert, die langsam anrollen, ihren Zenit haben und dann wieder am Strand auslaufen. In den Wellenpausen geht es dir so, wie du dich jetzt gerade fühlst. Es ist in dir ganz ruhig, und du darfst dich einfach entspannen. Dein Körper schwingt sich ein, und mit der Zeit werden die Wellen regelmäßiger, sie kommen in kürzeren Abständen und werden intensiver, höher. Und so, wie du am Anfang vielleicht noch gar nicht ausmachen konntest, ob da überhaupt eine Welle war oder nicht, ist es jetzt eindeutig. Die Wellen erreichen zwei Meter. Du brauchst deine Konzentration, um gut mit ihnen mitzugehen. Sie erhöhen sich zentimeterweise – mehr und mehr. Während du dich konzentrierst, darf sich deine willkürliche Muskulatur tief entspannen. Durch das langsame Ansteigen der Wellen lernst du, wie du am besten mit ihnen umgehen kannst. Es wird zwar immer herausfordernder und bündelt deine Konzentration, aber du lernst, die Wellen zu reiten oder mit ihnen zu schwimmen. Du wirst eins mit dem Meer, eins mit dem Rhythmus, und so gelingt es dir gut, Welle für Welle zu begrüßen und mit ihr zu sein.

Weil die Latenzphase so unterschiedlich lange dauern kann, wird in der »Leitlinie zur vaginalen Geburt am Termin« erst spät von der Eröffnungsperiode gesprochen. So soll möglichst Druck vermieden werden, dass irgendwas schneller vorangehen sollte. Es gilt, dem natürlichen Prozess zu vertrauen, der Körperintelligenz, die genau weiß, welches Tempo für dich und dein Baby das Beste ist.

WANN IST DER RICHTIGE ZEITPUNKT, UM ZUM GEBURTSORT ZU FAHREN?

Es gibt Apps, mit denen die Wellen »getrackt« werden können. Sie geben dann ein Signal, wenn es Zeit ist, ins Krankenhaus oder Geburtshaus zu fahren. Das Bedienen dieser App bringt Frauen aber schnell in den Kopf. Auch wenn sie auf die Uhr schauen und die Abstände der Wellen kontrollieren, ist es schwierig, dabei nicht ins Denken zu kommen. Ist es schon so weit? Wann sollte ich los? Sollte ich vielleicht schon mal die Hebamme anrufen? Oder meinen Mann wecken? Meinen Hund und mein Kind wegorganisieren? All das lenkt vom eigentlichen Geburtsprozess ab und kann einen aus der Trance bringen. Daher möchte ich dir empfehlen, dich ganz auf deine Intuition zu verlassen. Wenn du dich zu Hause nicht mehr sicher fühlst, dann fahre lieber los. Eventuell wirst du noch einmal zurück nach Hause geschickt. Wenn du dabei innerlich ganz bei dir bleibst und mit deiner Aufmerksamkeit bei deinem Körper, ist auch ein solcher Wechsel absolut machbar.

Manchmal bitten Hebammen im Krankenhaus oder Geburtshaus, die Wellenabstände mitzuteilen. Für diesen Fall hast du vielleicht deine*n Partner*in an deiner Seite, der oder die dir eine Hand auf deinen Oberbauch legt, am besten direkt da, wo oben der Bauch beginnt. Dort kann man spüren, wie er bei den Wellen hart wird und sich zusammenzieht. Deine Begleitung kann so selbstständig auf die Uhr schauen und den Abstand zwischen den Wellen messen. Auch die genannte Tracking-App sollte besser dein*e Partner*in bedienen. Du kannst dich in dieser Zeit einfach weiter auf deine Geburt konzentrieren, während du tief in Hypnose bist.

Und auch hier kannst du dich darauf verlassen, dass deine Intuition großartig funktioniert. Eine meiner Kursteilnehmerinnen wünschte sich eigentlich eine Hausgeburt, aber ihrem Mann war das zu unsicher. Nach vielen Gesprächen entschied sie sich – ein bisschen ihm zuliebe – für die Geburt mit einer Beleghebamme im Krankenhaus. Im Verlauf der Eröffnungsphase hatte sie den starken Impuls, umgehend ins Krankenhaus zu fahren. Ihr Mann rief die Hebamme an, die mit der Frau persönlich sprechen wollte, die ihr ruhig und besonnen sagen konnte, dass sie ein sehr starkes Gefühl von Druck und Dehnung spürte und glaubte, dass das Kind jetzt bald komme. Die Hebamme riet ihr, noch zu warten, weil die Gebärende so entspannt klang. Das Baby kam etwa eine Stunde später im Badezimmer, und zum Abnabeln war »pünktlich« auch die Hebamme da. Ich finde, man kann an diesem Beispiel gut sehen, wie klar und genau unsere Intuition häufig funktioniert. Wir spüren instinktiv, wann der richtige Zeitpunkt ist, um loszufahren. Nimm dein Gefühl bitte ernst, gerade dann, wenn es dir gleichzeitig gut geht und die Beurteilung von außen vielleicht lautet, dass es noch zu früh ist. Friedliche Geburten verlaufen häufig so ruhig, dass Hebammen sie falsch einschätzen können, weil sie daran nicht gewöhnt sind.

Auch in Hypnose ist das Körpergefühl bei einer Geburt immer sehr intensiv und existenziell. Ein sehr starker Druck aufs Becken, ein intensives Gefühl von Dehnung. Wenn du den Impuls hast, loszufahren, dann fahre los. Und wie gesagt: Solltest du zu früh am Geburtsort eintreffen, fährst du eben noch mal nach Hause. Das ist vollkommen okay und gerade für eine erste Geburt gar nicht ungewöhnlich.

Deinem »Elefanten« kannst du in deiner Schwangerschaft auch durch eine entsprechende Hypnose mitteilen, wann du an deinem Geburtsort ankommen möchtest. Du wirst erstaunt sein, wie genau dann dein Impuls ist. Wenn du dir beispielsweise wünschst, mit sechs Zentimeter Muttermundöffnung in der Klinik einzutreffen, kann es gut sein, dass dir nach deiner Geburt die Hebamme sagt, dass du mit genau dieser Weite angekommen bist. Unser Unbewusstes und unsere Körperintelligenz sind so faszinierend, nimm sie mit ins Boot und lass sie dir gute Geburtsbegleiter sein.

Melanie konnte nach einer traumatischen ersten Geburt eine intensive Geburt im Einklang mit ihrem Körper erleben. Ihren Bericht kannst du hier lesen.

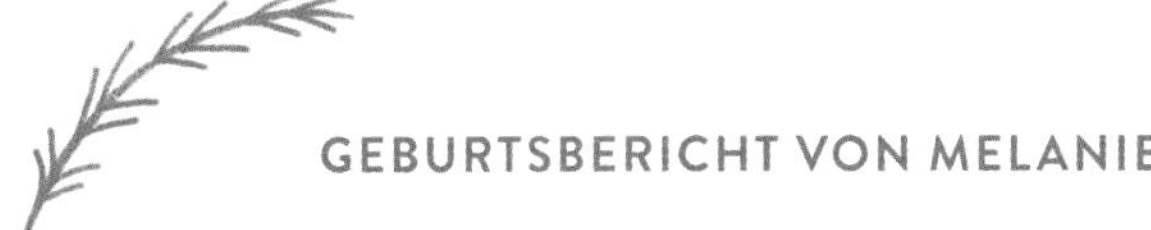

GEBURTSBERICHT VON MELANIE

Eine Freundin machte mich auf die Methode »Die Friedliche Geburt« aufmerksam, und ich habe in der 20. SSW mit dem Üben begonnen. Das Üben tat mir während des gesamten Schwangerschaftsverlaufs richtig gut und gab mir genau die kurzen ruhigen Momente, die man für sich als Mutter einer bereits zweijährigen Tochter täglich gut gebrauchen kann. Da meine erste Geburt nicht gerade selbstbestimmt verlaufen ist, habe ich im Schwangerschaftsverlauf meine Ängste ergänzend zu Kristins Methode mit einer EMDR-Sitzung erfolgreich aufgelöst. Nun waren mein Mann und ich absolut startklar für das erste Kennenlernen mit meinem kleinen Bauchzwerg.

EMDR ist eine evidenzbasierte Therapiemethode, mit der Traumata gut behandelt werden können. Wenn man bereits eine traumatische Geburt erlebt hat, ist es empfehlenswert, dieses Trauma zu lösen, bevor man ein weiteres Kind bekommt.

Am 3. Juli bemerkte ich abends auf der Couch erste kleine Wellen, bei denen ich mir noch nicht wirklich etwas dachte. Ich ordnete sie eher in die Kategorie »Übungswellen« ein. Nachdem ich ganz normal ins Bett gegangen bin und morgens wellenfrei aufwachte, dachte ich zunächst: »Fehlalarm.« Allerdings machten sich die Wellen dann zum Frühstück um circa zehn Uhr wieder bemerkbar und kamen in regelmäßigen Abständen von 15 Minuten. Während der Welle hielt ich kurz inne und konnte diese leicht mit der tiefen Bauchatmung veratmen. Mein Mann und ich beschlossen, dass unsere Tochter auf jeden Fall am Nach-

mittag zur Oma gehen darf. Man weiß ja nie! Wir hatten eine Geburt in der Klinik geplant. Die Vorstellung meiner Traumgeburt war: So lange wie möglich zu Hause bleiben und für die Austrittsphase in die Klinik fahren.

Da die Wellen gegen Mittag etwas intensiver wurden, kümmerte sich mein Mann um unsere Tochter, und ich zog mich ins Schlafzimmer zurück. Mein Bett und das Schlafzimmer war auch der Ort, an dem ich hauptsächlich geübt hatte und wunderbar in Hypnose gehen konnte. Ich schaltete mir die Geburtshypnose ein, setzte mir Kopfhörer und Schlafmaske auf und dachte mir: Liegen ist das, was ich brauche – genau das, was ich bei der Geburt meiner ersten Tochter angenehm fand. Schnell stellte ich fest: Liegen geht gar nicht. Im Bett sitzen – das ist es, was ich brauche! Und so saß ich in meinem Bett, war hoch konzentriert bei der Sache, hörte ganz intensiv auf Kristins Stimme und veratmete eine Welle nach der anderen. Die tiefe Bauchatmung fiel mir schwer, weil die Wellen sehr schnell an Intensität gewannen und auch nicht schmerzfrei waren. Allerdings übermannten und überrannten sie mich nicht wie bei meiner ersten Geburt. Wir arbeiteten alle gemeinsam in einem Team – mein Unterbewusstsein, mein Körper und meine Tochter. Ich feierte innerlich jede Welle, bejahte sie und sagte meiner Tochter, was für ein tolles Team wir seien. Das empfand ich am effektivsten in der gesamten Eröffnungsphase. Obwohl ich mir zwischendurch schon immer wieder dachte: Puuuh, das ist echt sportlich. Und mich fragte: Wie lange halte ich das wohl durch? Ich hielt mich gedanklich vermehrt in meiner Gebärmutter bei meinem Kind auf.

Rational darüber nachzudenken, dass es gerade schwer ist, ist sehr viel anstrengender, als sich ganz in den Zustand der hypnotischen Trance sinken zu lassen. Melanie hat wunderbar immer wieder den Weg zurück an diesen »inneren Ort« gefunden.

Im ganzen Geburtsprozess vergaß ich die Zeit. Ich dachte mir nur irgendwann, dass die Wellen mittlerweile schon einen ziemlich kurzen Abstand haben müssen, denn ich spürte kaum noch Pausen. Deshalb klingelte ich mit meiner kleinen Klingel am Bett nach meinem Mann. Er trackte die Wellen, und ich war bei zwei bis drei Minuten. Daraufhin fuhren wir um 15:40 Uhr in die Klinik. Am liebsten wäre ich zu Hause geblieben. Ich konnte mich noch an die ersten Podcastfolgen von Kristin erinnern, in denen sie beschreibt, dass man sich an einen sicheren Ort zurückziehen möchte. So ging es mir jetzt. Die Autofahrt und das Ankommen in der Klinik empfand ich als den »schwierigsten Teil«. Allerdings auch nur, weil ich schon so weit vorgeschritten war, was ich zu diesem Zeitpunkt nur instinktiv wusste. Meinen Mann wollte ich während der Fahrt nicht beunruhigen. Ich stellte nur klar, dass wir uns nun etwas beeilen sollten. Auf dem Weg vom Parkplatz zur Klinik haben wir ein paar Stopps eingelegt. Nach kurzem administrativen Papierkram, den mein Mann ganz wunderbar für mich erledigt hat, durften wir auch schon gemeinsam ins Vorwehenzimmer. Ich hatte immer noch Kristin auf meinen Ohren. Mein Mann übernahm die gesamte Kommunikation mit den Hebammen, welche sich ganz toll auf meine Geburtsplanung einstellten. Ich stimmte lediglich mit einem »Ja« der Untersuchung des Muttermunds zu.

Es ist toll, wie Melanies Mann die Kommunikation so gut übernehmen konnte, dass sich offensichtlich alle damit wohlfühlten: Melanie und auch die Hebammen. So konnte Melanie in ihrer Konzentration bleiben und die schmerzlindernde Wirkung der Hypnose erfahren.

Es war mittlerweile 16:15 Uhr, und der Befund der Hebamme stimmte mit meinem Instinkt »Das Kind kommt jetzt« überein. Der Muttermund war vollständig geöffnet, und wir wechselten sofort in den Kreißsaal. Ein Mini-CTG gab noch Auskunft darüber, dass die Herztöne des Kindes unauffällig waren. Während der Austreibungsphase brauchte ich die Hypnose nun nicht mehr. Ich empfand sie da eher als unangenehm und riss mir förmlich die Kopfhörer von den Ohren. Leider schaffte ich es nicht mehr auf den Gebärhocker, weil es meine Tochter dann doch echt eilig hatte.

Es ist recht häufig der Fall, dass für diesen intensiven Teil der Geburt keine eingesprochene Hypnose mehr benötigt wird. Viele Frauen bleiben stattdessen von allein in diesem Zustand und folgen den Anweisungen der Hebammen. Anderen hilft wiederum eine Hypnose für genau diese Geburtsphase sehr, und auch sie können gleichzeitig mit den Hebammen zusammenarbeiten.

Um 16:40 Uhr nahm ich sie in der Hocke gesund und munter in Empfang. Die Austrittsphase empfand ich als starkes Druckgefühl mit aushaltbaren Schmerzen. Ich versuchte, nicht zu pressen, sondern eher bejahend zu schieben. Dies gelang bedingt, weil ich den Pressdrang als schon sehr überwältigend und es zeitweise auch angenehm fand, so kraftvoll in Aktion treten zu können. Aber es hat sich gelohnt, da ich keine Geburtsverletzungen hatte. Mein Mann und auch die Hebamme waren erstaunt, wie ruhig und gelassen ich während des Geburtsverlaufs wirkte. Von meinem innerlichen Marathon hat man wohl nach außen eher wenig bis gar nichts mitbekommen. Aufgrund einer Placenta accreta, einer Verwachsung der Plazenta mit der Gebärmutter, wurde die Plazenta manuell mittels eines operativen Eingriffs entfernt. Durch die Vorbereitung mit der Friedlichen Geburt, auch gemeinsam mit meinem Mann, konnte ich auch dieses Erlebnis angstfrei und sicher bewältigen.

Manchmal kommt es zu Komplikationen, die wir auch mit Hypnose nicht verhindern können, und darum sollte es auch nicht gehen. Ich freue mich darüber, wie Melanie es geschafft hat, sich trotz des Eingriffs sicher und selbstbestimmt zu fühlen. Gerade nach einer bereits erlebten traumatischen Geburt ist das großartig.

Ja, es ist ein Marathon und immer noch das Überwältigendste, was ich je in meinem Leben erfahren habe. Allerdings diesmal im Einklang mit mir, meiner Tochter und meinem Körper. Ich bin dieser Methode unheimlich dankbar und unfassbar froh, sie kennengelernt haben zu dürfen. Ich muss dazu sagen: Noch vor meiner Schwangerschaft bekam ich beim Wort »Hypnose« Angst und assoziierte sie mit einem kompletten Kontrollverlust. So nach dem Motto: Jemand macht mit dem Finger schnipp, und er ist Herr über mich und die Lage. Umso mehr freue ich mich, dass ich mich auf das so wundervolle Abenteuer eingelassen habe und wir jeden Tag in ein übrigens auch sehr gelassenes und entspanntes Gesicht unserer Tochter Nele blicken können. Dies war meine ganz persönliche selbstbestimmte, ruhige und kraftvolle Traumgeburt. Sie war nicht ganz schmerzfrei. Allerdings hat rückblickend mein Körper (anders als bei meiner ersten Geburt) auch die zeitweise schmerzvollen Wellen in positiver Erinnerung behalten. Ein riesiges Dankeschön und meinen größten Respekt auch an meinen Mann, der seine Rolle an meiner Seite sowohl während der Schwangerschaft als auch bei der Geburt so wunderbar übernommen hat. Ich konnte in jeder Sekunde auf ihn vertrauen, was für mich der Grundbaustein ist und war, dass ich mich fallen lassen konnte und mich der Geburt voll und ganz hingab.

Einen geliebten Menschen an der Seite zu haben, dem wir vollkommen vertrauen können, bei dem wir uns geborgen und beschützt fühlen, ist sehr hilfreich bei einer Geburt. Hier können das Loslassen und die Hingabe besonders leicht gelingen. Gleichzeitig können wir uns auch durch den Zustand der Hypnose selbst beschützt und geborgen fühlen und uns eine geliebte Person in unseren »Inneren Ort« in gewisser Weise mitnehmen. Dann sind wir unabhängiger von äußeren Umständen und können mit allen Eventualitäten gut umgehen.

EVENTUALITÄTEN UND STÖRUNGEN

Es ist sinnvoll, Eventualitäten bei deiner Geburt einzuplanen. Was ist beispielsweise, wenn dein*e Partner*in am Tag der Geburt krank ist, wie würde es dann weitergehen? Plane auch für diese unwahrscheinliche Situation alles so, dass es für dich gut ist und du dich wohlfühlst. Wenn du merkst, dass dir ein bestimmtes Szenario besonders Angst macht, dann nimm dir Zeit, um sie zu lösen (siehe den Kasten ERE im Kapitel *Umgang mit Angst*). Natürlich gehen wir davon aus, dass deine Geburtsbegleitung dabei sein kann, wenn du das möchtest, und es ist gleichzeitig wichtig, dass du dich nicht an sie klammerst. Sage dir entsprechend immer wieder: »Die Geburt werde ich innerlich zusammen mit meinem Baby erleben. Und das ist auch gut so!« Wie bei einem Marathon kann dein*e Partner*in an deiner Seite sein und dir ab und zu was zu trinken reichen. Die körperliche Arbeit machst du wunderbar alleine und bist stark genug dafür. Du brauchst im Normalfall keine Hilfe von außen.

Eine klassische Herausforderung ist der Weg zum fremden Geburtsort. Es ist deshalb sinnvoll, diesen Weg schon vorher innerlich durchzugehen, sodass er dir immer vertrauter wird. Durch eine passende Hypnose können alle Gerüche, Geräusche und andere Sinneseindrücke ins Positive verändert werden und dich dann wirklich beruhigen, wenn es so weit ist.

Mach dir noch einmal bewusst, dass alle vorausschauenden, planerischen Gedanken während der Geburt die Hypnose erschweren. Je mehr du also im Vorfeld durchdenkst und planst, desto leichter kannst du zum Zeitpunkt der Geburt loslassen und ganz vertrauen. Ich erlebe eine ähnliche Situation manchmal, wenn ich in den Urlaub fahre. Dann fürchte ich, irgendwas vergessen zu haben. Wenn ich jedoch im Zug sitze, denke ich: »Es ist jetzt egal, ich werde, wenn es so sein sollte, eine Lösung dafür finden.« So ähnlich wäre es auch bei der Geburt ideal. Selbst wenn dein Kind zu früh kommen sollte, wäre es toll, wenn du sagen könntest: »Ja, ich habe jetzt noch nicht alles so organisiert, wie ich es mir vorgenommen hatte, aber wie eine Kuh auf der Wiese oder eine Steinzeitfrau werde ich aus meiner eigenen Kraft heraus dieses Baby gebären und brauche nichts als meinen Körper dafür.« Und dann gib dich dem Prozess ganz hin, den Körperempfindungen und dem großen »Ja« zur Geburt selbst.

MERKWÜRDIGE EMPFINDUNGEN

Manchmal gibt es nicht nur äußere Herausforderungen wie eine schlagende Tür oder eine schreiende Frau im Nebenzimmer, sondern körperliche Schwierigkeiten, mit denen du vielleicht nicht gerechnet hast. Manchen Frauen wird zum Beispiel übel während der Geburt, und sie müssen sich übergeben. Das ist eigentlich ein gutes Zeichen, weil diese Geburten meist gut vorangehen und besonders »rund« laufen. Allein, dass du das gerade liest, kann dir schon helfen, damit besser umzugehen, falls es auch bei dir so sein sollte. Du weißt: »Aha, wenn mir also schlecht wird, sagt mein Körper: Alles soll jetzt raus! Er macht Platz für mein Baby, er macht das gerade wunderbar!« Und auch wenn du es kaum glauben magst: Selbst in dieser Situation kannst du im hypnotischen Trancezustand bleiben, wenn du dich dem, was gerade passiert, ganz hingibst. Folge deinem Körper und vertraue ihm, dass er es gut macht. Wenn du dich übergeben solltest, dann gib dich auch dem hin. Es kommt nicht allzu häufig vor und dennoch so regelmäßig, dass alle Hebammen dieses Phänomen kennen und entsprechend ausgestattet sind. Falls du dennoch Angst davor hast, schau dir gerne noch einmal die ERE im Kapitel *Umgang mit Angst* an.

Es kann auch sein, dass du merkst, wie deine Wellen stärker werden, wenn du deine Blase bei der Geburt loslässt. Dieses vollkommene Öffnen, das Loslassen fällt manchmal schwer, weil wir es nicht kennen, uns Ausscheidungsprozessen hinzugeben, wenn wir uns unter

Menschen befinden. Denke auch das einmal durch. Es kann leichter gelingen loszulassen, wenn du in der Wanne bist oder eine Einlage in der Unterhose hast. Durch den Druck des kindlichen Köpfchens hast du wahrscheinlich das Gefühl, dass viel Urin kommt, obwohl es wahrscheinlich nur ein paar Tröpfchen sind. So oder so ist es übrigens wichtig, regelmäßig auf der Toilette deine Blase zu entleeren, damit dein Kind für die Geburt genug Platz hat. Wenn du eine Geburtsbegleitung an deiner Seite hast, kann sie darauf achten, dass du alle halbe Stunde ein paar Schlückchen Wasser trinkst und etwa alle zwei Stunden zur Toilette gehst.

Weitere Körperempfindungen, mit denen du womöglich nicht rechnest, können während der Wellen ein starker Druck oder auch Schmerzen im unteren Rücken sein. Es kann sein, dass du sie an dieser Stelle spürst und sie dich irritieren. Die Ursache für dieses Gefühl liegt an dem Gebärmutterband, das am Kreuzbein »aufgehängt« ist. Vielleicht merkst du auch, dass dir dabei die Atemtechnik nicht hilft, die du zuvor eingeübt hast. Dann orientiere dich um! Was hilft dir ganz persönlich in diesem Moment? Was tut dir gut? Versuche, instinktiv deinem Körper zu folgen und auf seine Weisheit zu vertrauen – und nicht zu sehr ins Denken zu kommen.

Insgesamt ist es gut, wenn du dir im Vorfeld klarmachst: »Ja, es können Empfindungen kommen, mit denen ich zuvor nicht gerechnet habe, aber ich kann mit allen Herausforderungen gut umgehen, mich von meinem Instinkt leiten lassen und auf meinen Körper vertrauen!« Nimm die Empfindungen an und gehe mit ihnen mit. Versuche, immer mit deinem Körper zu arbeiten, alles zu bejahen und dich führen zu lassen. Das kann zwar gerade in anstrengenden Situationen eine große Herausforderung sein, aber denke an den Marathon oder die Bergbesteigung: Du schaffst das! Du wirst dieses Kind bekommen auf genau die Weise, die für euch beide die beste ist. Es wird anstrengend werden, und es wird dich zutiefst berühren. Es wird großartig sein, und du wirst mit Stolz zurückblicken!

OHNE BEGLEITUNG IM KREISSSAAL

Nicht immer entscheiden sich Paare für eine gemeinsame Geburtserfahrung. Manchmal gibt es auch Trennungen in der Schwangerschaft oder Solo-Mamas, die sich von vornherein entschieden haben, ohne Partner*in ein Kind zu bekommen. Bei meiner Seminarteilnehmerin Lisa war das so. Sie erzählte mir, dass ihr Mann einfach »nicht dafür gemacht« ist, eine Geburt zu begleiten, und sie keine Sorge hat, allein in die Klinik zu gehen. Mich hat beeindruckt, dass sie absolut klar und sicher war, das gut zu schaffen. Tatsächlich gelang es ihr bei der Geburt, ganz bei sich zu bleiben. Sie schwärmte von einer Traumgeburt in der Klinik, obwohl sie dort niemanden kannte. Später traf ich immer wieder auf Frauen, die ihre Kinder alleine mit einer ihnen unbekannten Hebamme bekamen. Ich kann mich hier nur an positive Geburtsberichte erinnern und glaube, dass die Hebamme ebenso als gute Geburtsbegleiterin auf der mentalen und emotionalen Ebene fungieren kann.

Vielleicht ist es notwendig, dass du bei deiner Geburt auch ein wenig mit dem geburtsbegleitenden Personal kommunizierst. Thais, die Bratschistin eines Berliner Orchesters ist, fand es vollkommen in Ordnung, die Dinge selbst in die Hand zu nehmen. Im Nachhinein erzählte sie mir, wie sie es geschafft hatte, immer wieder für ein Gespräch aus der Hypnose auf- und danach wieder abzutauchen. Ich habe den Eindruck, dass besonders häufig Musikerinnen und Sportlerinnen schöne Geburten haben, wenn sie sich mit Hypnose vorbereiten. Vielleicht ist ihnen das tägliche Üben vertraut und diese Form des regelmäßigen Wiederholens bekannt. Für sie ist es oft leicht, eine solche Routine in ihren Alltag einzubauen.

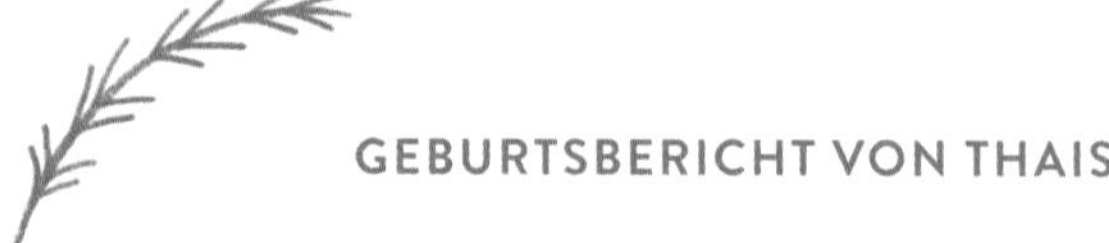

GEBURTSBERICHT VON THAIS

Unser Sohn ist auf wunderbare Weise am 9. Februar zur Welt gekommen. Ich kann es manchmal gar nicht fassen – ich hatte eine Traumgeburt durch diese unglaublich effektive, tolle Methode. Ich habe das Seminar besucht und hatte zwei Monate Zeit zu üben, was ich fleißig gemacht habe – zweimal am Tag habe ich mir die Hypnosen angehört. Ich habe speziell die für das Krankenhaus geliebt – besonders die folgenden Stellen: »Die Menschen sind ganz ... weit ... weg« und »Wie ein Delfin tauchst du manchmal auf«.

Los ging es am 8. Februar am Nachmittag mit leichten Wellen. Schon von da an habe ich mich zurückgezogen, hingelegt und mir die Hypnosen immer wieder angehört.

Am Abend haben wir noch Pizza geholt und in aller Ruhe gegessen. Später habe ich mich wieder hingelegt, bei schon stärkeren Wellen, und mir weiter die Hypnosen angehört. Gegen 22 Uhr wurden die Wellen regelmäßiger, und wir haben uns zusammen mit der Hebamme entschieden, ins Krankenhaus zu fahren. Ich hatte mir kabellose Kopfhörer mit Noise Cancelling und einen MP3-Player gekauft mit extra viel Akku. Auch im Taxi hörte ich die Hypnosen.

Thais hat sich sehr intensiv mit der Methode beschäftigt. Sie hat regelmäßig die Hypnosen praktiziert und auch die technischen Dinge vorbereitet.

Meine Hebamme wusste, wie ich mir das Ganze vorstelle. Sie hat mir sofort, als wir kamen, ermöglicht, in ruhiger und stimmungsvoller Atmosphäre zu sein – mit einem schönen warmen Licht. Sie wusste auch schon, dass ich keine Wanne möchte und mir eigentlich das Vorwehenzimmer wünsche, mit einem ganz normalen Doppelbett. Bei der Geburt meiner ersten Tochter mochte ich das Wasser nicht. Ich war mit meinem Mann alleine im Zimmer und hatte Kristins Stimme die ganze Zeit im Ohr. Die Hebamme meinte, wir sollten sie rufen, falls ich sie brauchen sollte.

Ich konnte mich sehr gut entspannen, habe mich wohlgefühlt und mich auf das wundervolle Ereignis gefreut. Die Wellen waren nur ein Druckgefühl, und ich kam mit der Atmung sehr gut zurecht. Die Wellenpausen habe ich besonders genossen – ich wäre zwischendurch immer wieder fast eingeschlafen, auch bei sehr kurzen Pausen.

Als die Hebamme vorbeischaute, fragte sie erstaunt, ob ich müde wäre – ich glaube, sie hat so eine entspannte, glücklich gebärende Frau noch nie erlebt. Als sie da war, konnte ich sogar mit ihr sprechen, ohne aus der Trance zu kommen. »Wie ein Delfin« tauchte ich auf und sagte ihr, dass die Wellen nicht schmerzvoll waren. Ich weiß noch, dass sie fragte, wie intensiv die Schmerzen auf einer Skala von null bis zehn wären. Das war gegen zwei Uhr morgens, und die Schmerzen waren noch bei drei, also kaum spürbar. Um 4:30 Uhr war mein Baby da.

Auch wenn die Schmerzfreiheit nie das Ziel einer Vorbereitung mit Hypnose sein sollte, können wir dieses beeindruckende Phänomen immer wieder beobachten. Für Hebammen ist eine Frau, die auf diese Weise ihr Kind bekommt, noch sehr ungewöhnlich, was sich hoffentlich in den nächsten Jahren mehr und mehr verändern wird.

Dann, gegen vier Uhr, ist das Baby plötzlich weiter runtergerutscht. Ich habe meinen Mann gebeten, die Hebamme zu rufen, und sie hat uns in den Kreißsaal gebracht. Nach ein paar Wellen war unser Sohn geboren. Die letzte halbe Stunde war schon sehr gewaltig, aber ich hatte währenddessen trotzdem ein Gefühl von Freude und Zuversicht, dass alles richtig war, wie es war. Die Kopfhörer mussten weg, weil ich aktiv pressen sollte und die Anweisungen der Hebamme hören wollte.

Die Hypnose nicht mehr als Audiodatei zu hören bedeutet nicht, aus dem Trancezustand aufzutauchen. Thais blieb auch in dieser Phase ihrer Geburt in Hypnose, benötigte dafür aber nicht mehr meine Stimme. Es gibt auch Frauen, die nach der Vorbereitung die Aufnahmen für die Geburt gar nicht nutzen und den hypnotischen Zustand einfach selbst hervorrufen.

Wir haben ein entspanntes Baby, das sofort nach dem ersten Schrei wieder eingeschlafen ist. Die Ärztin meinte, unser Sohn sei supergut mit Sauerstoff versorgt und man merke kaum, dass er gerade erst geboren sei. Uns ging es so gut, dass wir mittags schon zu Hause waren, zurück bei unserer großen Tochter.

Eine Traumgeburt, ein unglaublich tolles Erlebnis, ein spannendes Abenteuer ... Ich hatte die letzte halbe Stunde und nach der Geburt, durch die lange Zeit, die ich in Trance war, sehr viel Energie. Es war, als hätte ich die ganze Zeit Kraft gesammelt und gespart, um dann zum Schluss ganz viel Gas geben zu können. Am nächsten Tag habe ich sogar gedacht: »Wie schade, dass es schon vorbei ist! So möchte ich mindestens fünf weitere Kinder bekommen.«

Thais hatte zwar ihren Mann an ihrer Seite, aber er hatte keine kommunikative Aufgabe. Und auch falls du dich für eine Geburt ohne eine Begleitperson entscheidest, kannst du selbstständig mit den Menschen sprechen. Übe in diesem Fall daher besonders häufig, schnell in die Trance hinabzusinken. Falls du die Hebamme noch nicht kennst, die bei deiner Geburt an deiner Seite sein wird, empfehle ich dir, im Vorgespräch in der Klinik bereits mitzuteilen, was du dir wünschst. Gerne kannst du sagen, dass du versuchen möchtest, eine möglichst natürliche Geburt zu erleben, und dich freust, wenn du möglichst nur dann angesprochen wirst, wenn es wichtig ist. Betone, dass du mit den

Hebammen zusammenarbeiten willst und dass du gleichzeitig Entspannungsmusik hören und in den Geburtsprozess und zu deinem Kind abtauchen möchtest. Auch wenn du in Wirklichkeit mit Musik unterlegte Hypnosen hörst, würde ich es offen formulieren.

Wenn du dann für die Geburt in der Klinik erscheinst, bist du im Idealfall wie ein Delfin, wie Thais es auch so schön beschrieben hat. Es hilft sehr, wenn dieses Auf- und Abtauchen zuvor mithilfe von Hypnosen in deinem Unbewussten verankert wurde. Du befindest dich tief an deinem »inneren Ort« und bist ganz verbunden mit deinem Körper und deinem Baby. Den Weg zum Kreißsaal hast du idealerweise zuvor bereits kennengelernt, du musst also niemanden mehr danach fragen und auch nicht auf Schilder achten, sondern gehst ganz selbstverständlich diesen Weg. Immer wenn eine Welle kommt, bleibst du stehen, schließt die Augen und tauchst noch tiefer ab in die Hypnose. Im Kreißsaal angekommen, bleibst du ganz bei dir, bis dich eine Hebamme anspricht. Dann tauchst du wie ein Delfin etwas auf, um ruhig und freundlich zu antworten – und tauchst dann gleich wieder ab. Versuche, diese Unterbrechungen so kurz wie möglich zu halten und nicht zu lange in Verbindung mit dem äußeren Raum zu sein. Mache es vor allem so, wie es sich für dich ganz persönlich gut anfühlt. Du kannst die ganze Zeit eine Schlafmaske tragen und sie nur für deine Schritte abnehmen oder keine tragen und relativ »wach« mit dem geburtshilflichen Personal sprechen. Gestalte es dir so einfach wie möglich.

Wenn du die Wahl hast, dann nimm dir die Zeit und überlege dir, welche Begleitung bei der Geburt für dich stimmig ist. Wie fühlst du dich am wohlsten? Wie ist deine Verbindung zu deinem*r Partner*in? Welche andere Person kann dich gut unterstützen? Oder möchtest du bei der Geburt für dich sein? Das Gefühl von Sicherheit, Schutz und so wenig Irritation wie möglich kann für jedes Paar anders aussehen. Was brauchst du ganz persönlich, um dich dem Geburtsprozess hingeben zu können? Was sagt deine Intuition, welcher Typ bist du? Traust du es dir zu, selbst zu kommunizieren und dich nicht in Small Talk zu verlieren? Oder möchtest du lieber so tief abtauchen, wie es geht, und nur so selten sprechen wie irgend möglich? Durchdenke das, besprich es gegebenenfalls ausführlich mit deiner Geburtsbegleitung – und stelle dich dann innerlich auf diese Situation ein.

TÖNEN UND SCHREIEN

Manchmal wird das Wort »Friedlich« im Titel meiner Methode missverstanden. Anfangs kann fälschlicherweise der Eindruck entstehen, dass es das Gleiche wie »leise« meinen soll. Das ist zwar tatsächlich häufig der Fall, manchmal aber auch nicht. Eine »Friedliche Geburt« kann von Anfang bis Ende leise sein, und die Außenstehenden sind fasziniert von der Ruhe, die die Gebärende ausstrahlt. Es kann aber genauso das Gegenteil der Fall sein – und alle Zwischentöne gibt es auch. Mit »Friedlich« meine ich ein innerlich erlebtes Gefühl von »in Einklang mit sich selbst sein«. Frieden schließen mit dem eigenen Körper und mit diesem Prozess. Wie sich die Geburt nach außen zeigt, ist unabhängig davon.

Es hat nichts mit meiner Methode zu tun und es ist auch nicht ihr Ziel, dass eine Frau sich angepasst verhält. Keinesfalls sollte sie ihre Schreie unterdrücken. Es ist natürlich vollkommen in Ordnung, extrovertiert und laut, ungezähmt und wild zu sein – und auch das Gegenteil. Jede Frau darf ihrem Körpergefühl über die Stimme Ausdruck verleihen, wenn es ihr guttut.

Meine Freundin Anne-Marja war in den letzten Wellen ihrer Hausgeburt sehr laut. Sie hatte Hebamme und Geburtsfotografin spät Bescheid gegeben, sodass die beiden die Geburt bereits im Treppenhaus hörten. Sie hatten große Sorge, dass es ihr nicht gut gehen könnte. Doch als ihre kleine Tochter wenig später das Licht der Welt erblickte,

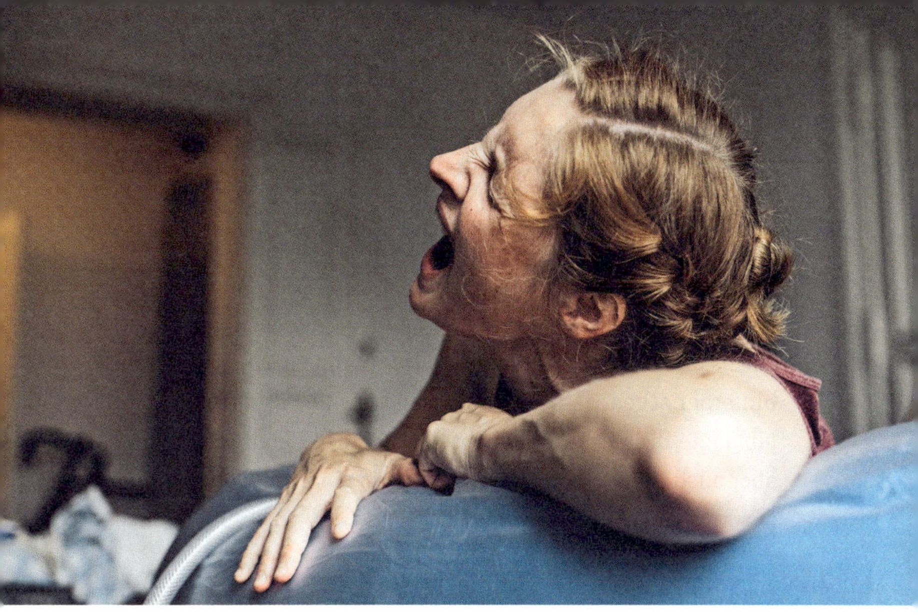

▲ **ANNE-MARJA:** Auf diesem Bild kannst du sehen, wie Anne-Marja kraftvoll tönt. Später sagt sie: »Was? Ich war so laut? Ich hab das gar nicht gemerkt!«

waren Anne-Marjas erste Worte: »O Gott, war das schön!« Wir sprachen auch hinterher noch oft über ihre Geburtsreise mit meiner Methode. Dabei betonte sie immer wieder, dass ihr ihre Schreie gar nicht auffielen, sondern sie einfach alles rausgelassen hat, was sie gefühlt hat. Es waren keine Schreie der Verzweiflung oder des Schmerzes, sondern sie waren Ausdruck der unglaublichen Kraft und Körperempfin dungen, die wohl jede natürliche Geburt begleiten.

Der existenzielle Druck, diese maximale Dehnung, in die wir als Frauen gehen, um im wahrsten Sinne des Wortes unser Innerstes nach außen zu kehren, ist unglaublich einnehmend. Manchmal wird dieses intensive Körpergefühl über die Stimme nach außen getragen. Aber nicht immer. Nimm dir die Freiheit, in deiner Geburt alles zu tun, was guttut. Lass dich auch von dir selbst überraschen. Was brauchst du ganz persönlich, was unterstützt dich? Mach genau das, ohne Hemmungen, lass es raus, wenn dir danach ist. Oder sei ganz still und lausche in deinen Körper, sei leise und bewusste Zuhörerin deiner inneren Welt. Auch das ist wunderbar, wenn es dir entspricht und dich in deinem Prozess unterstützt. Das bedeutet im Umkehrschluss auch, dass wir von außen anhand der Lautstärke nicht erkennen können, wie es dir während der Geburt geht. So gibt es ganz leise Frauen, die hinterher sagen, dass es für sie keine positive Erfahrung war. Und es gibt laute, die begeistert von ihrer kraftvollen Geburt berichten. Es gibt aber auch leise Geburten, die traumhaft sind, und laute Geburten, die als traumatisch erlebt werden.

Dein Umfeld ist also darauf angewiesen, dass du dich äußerst. Gib Bescheid, wenn du etwas brauchst oder es dir nicht gut geht. Wenn du dich nicht meldest, sollten die Menschen, die dich begleiten, davon ausgehen dürfen, dass alles in Ordnung ist. Sonst sind sie verunsichert und neigen dazu, häufiger nachzufragen, wie es dir geht, und das wiederum könnte dich möglicherweise stören.

Ich möchte noch auf einen Punkt eingehen, warum es manchmal schwierig sein kann, wenn wir bei der Geburt laut sind. Es kann passieren, dass dich deine eigene Stimme irritiert und in den Kopf bringt. Vielleicht denkst du: »O Gott, wie klingt das denn?« Oder: »Sollte ich nicht vielleicht tiefer tönen?« Womöglich befürchtest du auch, dass du anderen Angst machen könntest. Oder du schämst dich und rufst dich gleichzeitig innerlich zur Ordnung: »Warum schäme ich mich denn jetzt? Ich sollte mich dafür nicht schämen, ich kriege immerhin gerade ein Kind!« – Dein Problem sind in all diesen Fällen nicht die Laute, die du machst, sondern deine Bewertungen. Ich habe das selbst so erlebt bei meiner ersten Geburt: Durch bewusstes Tönen und Bewegungen, von denen ich dachte, sie seien gut für die Geburt, war ich ganz im Verstand und meine Großhirnrinde aktiv. Förderlich war das leider nicht.

Ich neige – wie viele Frauen – dazu, niemanden stören zu wollen. Ich möchte immer, dass es allen um mich herum gut geht. Für mich persönlich war es daher sehr viel angenehmer, bei meiner letzten Geburt leise zu sein, denn dadurch konnte ich überhaupt erst in Hypnose sein und hatte keine störenden Gedanken. Vielleicht hast du andererseits auch schon mal davon gehört, dass es Kulturen gibt und gab, in denen sich Menschen mit lauter Musik, Trommeln und Gesängen in Trance tanzen. Vielleicht ist das auch dein Weg bei der Geburt. Solange es keine Kopfentscheidung von dir ist, sondern intuitiv in diesem Augenblick entsteht, ist es gut und richtig, dich zu bewegen, zu tanzen und zu tönen, zu rufen oder zu schreien.

Sei gleichzeitig achtsam, nimm dir nicht schon vorher vor, dich auf eine bestimmte Weise speziell zu verhalten. Denke daran, dass du deinen Geburtsweg noch nicht kennst und nicht weißt, wie du seine Herausforderungen am besten meisterst. Komm aus der Ruhe und der Stille und lass deine Geburt sich so entwickeln, wie es dir in diesem Moment guttut. Lausche in gewisser Weise deinem Körper, schwinge dich mit ihm gemeinsam ein und spüre genau hin. Versuche dich dem hinzugeben, was dein Körper braucht und was er dir über Impulse und Bedürfnisse mitteilt.

BEWEGUNG WÄHREND DER GEBURT

Stell dir einmal vor, du begleitest eine Geburt, in der die Frau aussieht, als würde sie schlafen. Sie liegt vielleicht auf der Seite auf dem Bett oder in der Wanne, hat die Augen geschlossen. Vielleicht hat sie Kopfhörer und eine Schlafmaske auf. Sie atmet ganz ruhig, und du kannst nicht sagen, ob sie schläft oder wach ist. Manchmal sind Hebammen unsicher, ob eine Geburt überhaupt gut verlaufen kann, wenn sich die Frau körperlich gar nicht bewegt – jedenfalls wenn es nach außen nicht sichtbar ist. Sie befürchten, dass die Frau passiv und nicht am Geburtsprozess beteiligt sein könnte.

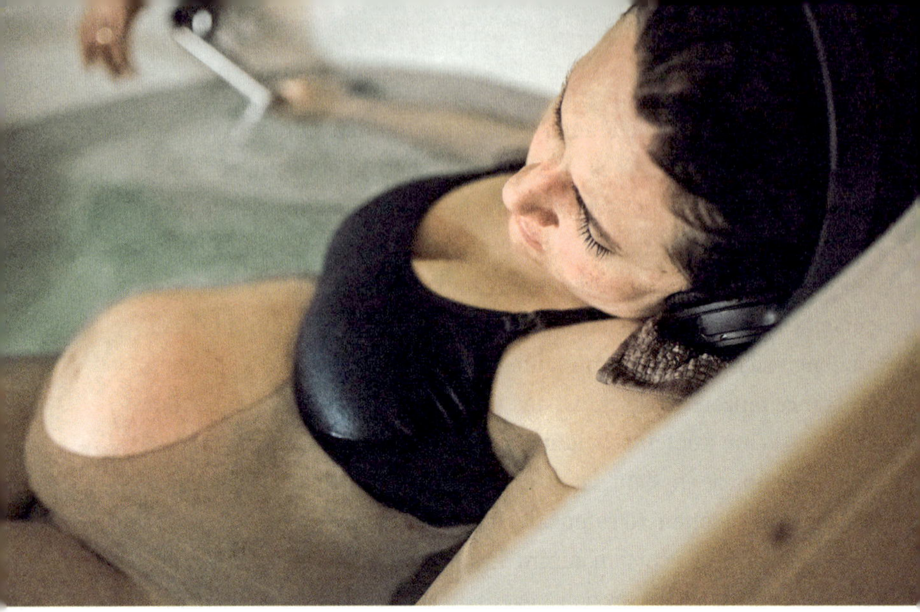

▲ **ILKA (HEBAMME):** »Durch Kristins Methode konnte ich mich trotz traumatischer erster Geburt voller Zuversicht und Selbstvertrauen auf meine zweite Geburt vorbereiten.«
Auf diesem Bild siehst du sehr schön, wie Ilkas Bauch während einer Welle aussieht.

Es sind jedoch zwei Dinge entscheidend: Zum einen bringt eine Frau durch die Hypnose besonders aktiv ihr Baby zur Welt, auch wenn sie äußerlich passiv erscheint. Sie unterstützt die inneren Bewegungen ihres Körpers intensiv, während sie äußerlich alle Muskeln entspannt. Zum anderen ist es durchaus möglich, sich unter Hypnose zu bewegen. Der Trancezustand führt nicht automatisch zu einer Bewegungslosigkeit. Deutlich wird das, wenn wir uns noch mal das Beispiel vom Marathonlauf ansehen: Erinnere dich an den »Tunnelblick«. Der entsteht im hypnotischen Zustand bei gleichzeitiger starker Bewegung und Anstrengung. Ähnlich kann es auch bei der Geburt sein: Vielleicht hat eine Frau einen starken Bewegungsdrang und möchte dem in der Trance nachgeben. Und ebenso ist es vollkommen in Ordnung, wenn sie keinen Bewegungsimpuls verspürt. Dann darf sie auch einfach nur liegen oder in einer anderen Position konzentriert atmen, solange das Baby gut eingestellt ist und medizinisch nichts dagegen spricht. In der Trance bist du ganz in deiner Geburt, egal, ob du dabei ruhig bist oder in Bewegung. Du begleitest hoch konzentriert deinen Körper, atmest und spürst ganz genau die Dehnung des Muttermundes. Du bist aktiv.

Eine Frau erzählte mir, dass sie in der Schwangerschaft immer im Schneidersitz die Hypnosen praktiziert hatte. Bei der Geburt lief sie auf dem Weg in die Klinik in den Wellenpausen ein paar Schritte – und wenn eine Welle kam, lehnte sie sich im Schneidersitz mit dem Rücken an eine Wand, so, wie sie es gewohnt war. Das machte sie auch auf den Krankenhausfluren so. Es war ihr ganz egal, was irgendjemand hätte denken können. Sie bekam ihr Baby so, wie es sich für sie richtig anfühlte.

Bei Frauen, die in Hypnose gebären, ist überdurchschnittlich häufig eine äußere Bewegungslosigkeit zu beobachten. Es entsteht oft ein zutiefst friedlicher Eindruck, ein Zustand, der im Außen passiv und unbeteiligt wirkt. Es kann auch so aussehen, als hätte die Frau einen Geburtsstillstand, als gäbe es gar keine Wellen mehr, was beides in der Regel keineswegs der Fall ist.

In den letzten Jahrzehnten haben viele Hebammen dafür gekämpft, dass Frauen nicht in Rückenlage gebären müssen. Das war früher in vielen Kliniken absolut gängig und wird bis heute in vielen Filmen immer noch so dargestellt. Die Rückenlage ist aber eine der ungünstigsten Geburtspositionen überhaupt. Viele Hebammen haben sich in der Vergangenheit sehr dafür eingesetzt – und müssen es manchmal heute noch –, dass Frauen andere Positionen einnehmen können, die eher der Schwerkraft folgen. Sie werden ermutigt, im Stehen, im Hocken, im Vierfüßlerstand und all diesen förderlichen Positionen zu gebären. Und wenn nun eine Frau die ganze Zeit nur auf der Seite oder unbeweglich in der Wanne liegt, kann leicht das Gefühl entstehen, dass die Frauen durch die Hypnose wieder passiv werden. Es erscheint paradox, wo man doch so viele Jahre dafür gekämpft hat, dass Frauen in allen möglichen Geburtspositionen gebären können und dürfen. Und genau hier liegt ein Missverständnis. Die Frauen dürfen liegen. Sie müssen nicht liegen, und sie dürfen sich bewegen, müssen es aber nicht. Es ist auch im Sinne der Hebammen, dass die Frauen wirklich frei sind, das tun zu können, was sie wollen. Es entsteht manchmal die Befürchtung – auch bei den Frauen selbst –, dass die Geburt stoppen könnte, wenn sie sich nicht äußerlich bewegen, wenn sie keine Treppen steigen oder nicht mit dem Becken kreisen. Wir sind so sehr daran gewöhnt, Dinge zu »machen«, dass es uns fremd ist, einfach nur da zu sein und den Körper arbeiten zu lassen. Er kann das wunderbar, die Muskeln der Gebärmutter arbeiten unwillkürlich. Wir können sie nicht steuern und dürfen ihnen vertrauen, dass sie das großartig und ganz von selbst schaffen.

Vor Kurzem fragte mich eine Teilnehmerin am Telefon um Rat: »Ja, ich merke, langsam schwingt es sich ein. Ich habe immer schon mal Wellen. Wenn ich in Hypnose gehe, ist es sehr angenehm. Ich lege mich hin, bin in Hypnose, begleite dann ein paar Wellen, und dann hören sie wieder auf. Danach kann ich die Nacht normal schlafen. Das ist jetzt seit mehreren Tagen so. Sollte ich mich nicht vielleicht irgendwie mehr bewegen? Vielleicht signalisiere ich ja meinem Körper: Jetzt ist Entspannung angesagt und nicht Geburt. Vielleicht behindere ich die Geburt, indem ich in Hypnose gehe, und ich sollte lieber aktiver werden und mich bewegen.« Aber diese Sorge brauchen Gebärende nicht zu haben. Der Körper schwingt sich sowieso ein zur Geburt. Wir müssen eine Geburt nicht forcieren, das wäre auch gar nicht möglich. Die Geburt hat ihren eigenen Rhythmus. Ihr Verlauf ist in den allermeisten Fällen optimal auf uns zugeschnitten. Wenn du dich instinktiv verhältst, machst du natürlich das, was dir angenehm ist. Kommen die ersten Wellen, und du merkst vielleicht ein Ziehen, einen Druck oder ein Dehnungsgefühl, dann ist es natürlich gut, wenn du genau die Position einnimmst, die für dich wohltuend ist. Beginne am besten zu diesem Zeitpunkt auch mit der Hypnose.

Hab keine Sorge, dein Körper wird die Geburt nicht stoppen, sobald du in Hypnose gehst oder dich nicht bewegst. Er wird irgendwann, wenn es Zeit ist, dein Baby gebären, so, wie auch dein Herz ganz von selbst schlägt oder du automatisch atmest. So kommt auch der Rhythmus der Wellen ganz ohne dein bewusstes Zutun. Wie bei anderen Säugetieren auch. Vertraue deinem Körper, diesem Wunderwerk, denn die Geburt ist ein unwillkürlicher Vorgang. Du kannst deine Gebärmuttermuskulatur nicht willentlich anspannen oder entspannen, ähnlich wie deinen Herzmuskel. Egal, wie viel du dein Becken kreist, dich bewegst oder nicht bewegst, wird dein Körper in aller Regel selbstständig dein Baby gebären.

Gleichzeitig gibt es natürlich vorteilhafte Geburtspositionen. Manchmal kann ein Baby Hilfe gebrauchen, während es die Drehungen durchs Becken sucht. Dafür kann es sinnvoll sein, sich auf die Seite zu legen oder das Becken hin- und herzuschwingen und zu kippen, damit das Baby sich gut einstellen kann, wenn seine Lage zuvor noch nicht optimal war. Bei einer Geburt in Hypnose ist es so, dass die Frauen meist instinktiv das Gefühl haben, sich auf genau die Weise bewegen zu wollen, die förderlich ist für die Geburt. Denn gerade wenn wir in Hypnose sind, sind wir ja mit unseren Instinkten verbunden. Wir sind verbunden mit unserer Körperintelligenz, und unser Körper sagt uns häufig genau, was er gerade braucht. Denn das, was sich gut anfühlt, ist in der Regel auch der richtige Weg während der Geburt. Für die Begleitung kann es manchmal merkwürdig aussehen, wenn die Frauen einfach nur so daliegen, als wären sie ganz passiv. Bei der Hypnose sind sie aber nicht passiv, sie sind ganz aktiv dabei. Sie konzentrieren sich auf das, was gerade im Körper passiert, und unterstützen es dadurch mental.

Im Gegensatz dazu empfinde ich eine Frau, die sich viel bewegt, aber ganz im Außen verhaftet ist, als passiver, was den Geburtsprozess selbst angeht, obwohl sie äußerlich sehr aktiv ist. Denn wenn sie viel mit den Geburtsbegleitern kommuniziert, fragt »Was kann ich tun?«, vielleicht auch hilflos aussieht oder verzweifelt, ist sie wahrscheinlich weniger mit ihrem Körper verbunden. Sie ist nicht wirklich mit ihrer Konzentration an dem Punkt, an dem gerade etwas Wichtiges in ihrem Körper vonstatten geht, sondern sie ist mit ihrer Konzentration außen bei der Hebamme und sucht nach Hilfe bei ihrem*r Partner*in. Sie ist abgelenkt und im Geburtsprozess nicht wirklich angekommen, will wahrscheinlich eher weg, das Körpergefühl »abstellen«, statt es zu bejahen.

Das Versunkensein ist meiner Erfahrung nach der wichtige Punkt, egal, was wir von außen wahrnehmen können. Wenn aber eine Hebamme sagt, du sollst dich bitte einmal auf die andere Seite legen, dein Bein aufstellen oder etwas anderes tun – gerade in der finalen Geburtsphase –, dann vertraue bitte der Hebamme und folge ihr so, wie du einem Trainer bei einer sportlichen Leistung folgen würdest. Denn gerade wenn dein Baby den Weg durchs Becken nimmt, haben Hebammen oft gute Hilfestellungen für dich und dein Kind parat, die du natürlich gerne auch nutzen darfst.

ÜBERGANGSPHASE

Wenn der Muttermund mit acht oder neun Zentimetern fast vollständig eröffnet ist, kommen viele Frauen in eine Krise. Diese Phase nennt sich »Übergangsphase«, weil sie von der Eröffnungsphase des Muttermunds übergeht in die »Austrittsphase« des Babys. Die »Eröffnungsphase« und die »Austrittsphase« fühlen sich in der Regel ganz unterschiedlich an, und du wirst höchstwahrscheinlich genau spüren, wo du dich gerade befindest. Die »Übergangsphase« von der einen in die andere wird unterschiedlich wahrgenommen. Sie ist für viele Frauen eine große Herausforderung. Das ist der Augenblick, an dem sie häufig sagen, dass sie nicht mehr können oder ein Schmerzmittel benötigen.

Auch wenn du eine Geburt in Hypnose erlebst, kann es zu dieser herausfordernden Erfahrung kommen, aber es ist nicht immer der Fall. Durch die Hypnose bleibt diese Krise manchmal aus. Rechne dennoch vorsichtshalber mit ihr. Es kann also sein, dass du zu einem bestimmten Zeitpunkt der Geburt an deine Grenzen kommst. Das ist wahrscheinlich der Fall, kurz bevor sich dein Muttermund vollständig geöffnet hat.

Diese Phase dauert in der Regel nicht besonders lange, und du kannst sie gerade auch durch die Hypnose sehr gut meistern. Versuche eher, noch tiefer abzusinken in den Zustand hypnotischer Trance, so, wie du es zuvor mit der Technik deiner Wahl geübt hast. Das wird es dir erleichtern. Lasse dich ganz ein auf den Augenblick und versuche nicht, in den Widerstand zu gehen. Ja, es ist eine große Öffnung. Dein Körper vollbringt Unglaubliches. Und ja, dein Baby wird jetzt wirklich kommen. Mit jeder Welle wird es ein Stück mehr in dieses Leben finden. Wenn du ganz im Augenblick bleibst, wird es dir wahrscheinlich leichter fallen, das Körpergefühl anzunehmen. Es gibt nur diese eine

Welle, und danach gibt es nur diese eine Pause. Komm ganz an in diesem Augenblick, gib dich deinem wunderbaren Körper hin, der genau weiß, was er da tut – und entspanne dich in den Pausen tief. Nicht nur dein Baby wird gerade geboren, sondern auch du als Frau gehst durch eine große Transformation. Du wirst Welle für Welle mehr Mutter für dieses Kind.

AUSTRITTSPHASE

Wenn der Muttermund vollständig eröffnet ist, legt der Köper manchmal eine Pause ein. Damit ist kein Stillstand gemeint, sondern das Gefühl, sich trotz vollständig geöffnetem Muttermund wie in der Eröffnungsphase zu fühlen. Die Pause kann auch eine Stunde oder länger dauern. Vielleicht empfiehlt deine Hebamme: »Du kannst gerne schon mitschieben.« Warte dennoch möglichst ab, bis dein Körper einen Pressdrang entwickelt. Sonst kann es sein, dass du unnötig Kraft verschwendest. Vielleicht braucht dein Körper genau diese Pause, bis er bereit ist, dein Baby wirklich durch den Geburtskanal zu schieben. In der »Leitlinie zur vaginalen Geburt am Termin« steht explizit, dass diese mögliche Pause abgewartet und nicht eingegriffen werden sollte, wenn es Mutter und Kind gut geht. Und oft geht es auch ohne Pause weiter in die nächste Geburtsphase.

Die Austritts- oder auch Pressphase ist körperlich anders anstrengend als die Phase, in der sich der Muttermund dehnt. Hier wirst du wahrscheinlich das Gefühl haben, mitschieben, drücken zu wollen. Das Gefühl kennst du ansatzweise vom Stuhlgang. Du kannst warten, bis dein Körper von allein arbeitet, du kannst den Vorgang aber auch beschleunigen, indem du mitdrückst. Natürlich fühlt sich eine Geburt anders an als Stuhlgang, aber es hilft zu verstehen, was mit Drücken, Schieben oder Pressen gemeint ist. Schiebe möglichst nicht mit, wenn du keine Welle hast oder dein Körper gar keinen Drang dazu verspürt. Folge also deinem Körper. Wenn dein Pressdrang sehr stark ist, kannst du deinen Körper einfach machen lassen.

Gerade bei ersten Geburten kann es sein, dass du auch bewusst mitschieben solltest, damit dein Baby nicht allzu lange im Geburtskanal ist. Höre hier bitte auf deine Hebamme und folge gleichzeitig deinem Körper in seinem Rhythmus. Wenn du eine PDA bekommen hast, kann es sein, dass du den Pressdrang nicht mehr so gut wahrnehmen kannst. Auch dann kann es sein, dass du zum Mitschieben angeleitet wirst.

Du darfst dich übrigens gerade jetzt auch gerne selbst berühren und nach dem Köpfchen deines Kindes tasten. An dieses Gefühl von weichem Haar wirst du dich dein Leben lang erinnern.

Die Austrittsphase kann sich so anders anfühlen als die Eröffnungsphase, dass die Gefahr besteht, zu diesem Zeitpunkt aus der Hypnose herauszukommen. Woran liegt das? Zum einen machst du dir vielleicht plötzlich Gedanken, die deine Großhirnrinde aktivieren, weil sie analytischer Natur sind. Die Hebamme hat dir vielleicht gesagt, dass du bereits vollständig eröffnet bist, aber du entwickelst keinen Pressdrang. Du fragst dich möglicherweise, ob etwas nicht stimmt, und beginnst dadurch, zu viel nachzudenken. Vielleicht hast du auch im Gegenteil plötzlich einen sehr starken Pressdrang, obwohl du bei der letzten Untersuchung noch lange nicht vollständig eröffnet warst. Oder du bist gerade alleine im Kreißsaal und rutschst aus der Hypnose, weil du Angst hast, dass deine Hebamme nicht mitkriegen könnte, dass dein Baby jetzt kommt. Immer dann, wenn sich dein Kopf einschaltet, du irritiert bist und den Kontakt zu dir verlierst, wird die Hypnose wackelig.

Daher ist es gut, wenn du dir schon zuvor klarmachst, dass diese Hürde auf dich zukommen wird. Je mehr du dir vorher diese Veränderungen kognitiv bewusst machst, innerlich die Geburt durchspielst und dir die Wellen vorstellst, die kommen und gehen, die Pausen dazwischen, das Gefühl von Druck und Dehnung während der Wellen und dann diese Veränderung, die mit einem Pressdrang einhergeht, wirst du weniger aus dem Konzept kommen und den Zustand der Hypnose auch in dieser Phase leichter halten können.

Eine weitere Herausforderung kann hinzukommen: Auch für dein Baby ändert sich in der Austrittsphase einiges. Es verlässt zum ersten Mal in seinem Leben seine wohlige Umgebung. Erst jetzt wird es aus der Gebärmutter ins Becken geschoben. Dieser Weg ist sehr eng. Es kann daher sein, dass dein Baby Stress entwickelt. Wir können uns ja nicht mehr daran erinnern, wie es war, in diesen engen Geburtskanal geschoben zu werden, aber ich kann mir gut vorstellen, dass ein Baby mit einer ängstlichen Persönlichkeit sich hier unwohl fühlen könnte. Das ist ganz normal und kein Grund zur Sorge. Gleichzeitig gelangen die Stresshormone über die Nabelschnur zur Mutter und verändern den Hormoncocktail der Gebärenden. Auch das kann die hypnotische Trance instabiler machen.

Was kannst du also tun, wenn du merkst, dass du unruhig wirst und vielleicht auch aus der hypnotischen Trance herausgerutscht bist? Ein toller Trick ist, dich, wie auch bei Komplikationen, innerlich deinem Baby zuzuwenden. Sich selbst zu beruhigen ist oft schwerer als jemand anderen. Stell dir einmal vor, draußen tobt ein lautes Gewitter. Du stehst mit einem zitternden Kind am Fenster, das Angst hat. Auch wenn du ebenfalls Angst hast, wirst du deinen Fokus darauf richten, dein Kind zu beruhigen. Auch das ist übrigens wie eine kleine improvisierte Hypnose, du sagst zu dem verängstigten Kind: »Alles ist gut, mein Mäuschen, wir sind hier ganz sicher. Ich pass auf dich auf, und schau mal, wie groß und stabil unser Haus ist, das umarmt uns mit seinen dicken Mauern!« Während du das immer wieder mit einer sanften Stimme sagst, beruhigst du automatisch nicht nur dein Kind, sondern auch dich selbst. Falls du bei der Geburt in eine schwierige Situation geraten solltest, kannst du auch über diesen kleinen Umweg über dein Baby zur Ruhe kommen. Du sagst dann innerlich zu deinem Baby vielleicht: »Ja, es ist jetzt eng, aber das ist gut, du kommst immer näher zu mir, und ich freu mich so auf dich! Du machst das großartig, ja, komm!« Dadurch schöpfst du auch für dich selbst Kraft, bleibst in Verbindung mit deinem Kind, und es wird leichter.

Auch eine passende Hypnose für die Austrittsphase kann natürlich helfen, dich wieder in den Zustand hypnotischer Trance zurückzuführen. Eine Affirmation, die du nun wiederholend denken kannst, könnte für dich folgende sein: »Mit jeder Welle kommt mein Baby näher zu mir.« Oder auch: »Ja, mit jeder Welle kommst du näher zu mir!« Schau einmal, was sich für dich gut anfühlen könnte, und schreibe dir gerne diese Affirmation auf, sodass du in den letzten Wochen vor deiner Geburt immer mal wieder drauf schauen kannst.

NACHGEBURTSPHASE

Wenn dein Baby geboren ist, kannst du es selbst aufnehmen oder es wird dir auf die nackte Brust gelegt. Der direkte Hautkontakt nach der Geburt wird Bonding genannt. Er hilft dir und deinem Baby, euch an die neue Situation anzupassen. Was für eine Meisterleistung, die ihr da geschafft habt! Es ist verrückt, dass in diesem Augenblick alle herausfordernden Körperempfindungen auf einen Schlag weg sind – alles ist gut. Als würde das tosende Meer von einer Sekunde auf die nächste still und friedlich vor dir liegen. Je nachdem, wie anstrengend deine Geburtsreise bis hierhin war, wirst du dein Baby glücklich und entspannt annehmen können oder Zeit brauchen, um alles Erlebte zu verdauen. Die Muttergefühle benötigen manchmal eine Weile, bis sie entstehen und wachsen können. Das ist ganz normal.

Die Sorge, nun vielleicht nicht selbstständig aus der Hypnose auftauchen zu können, ist – genau wie nach einem Kinobesuch – unbegründet. Dennoch wird es dir zu diesem Zeitpunkt nicht »normal« gehen, denn du bist geflutet von einem einzigartigen Hormoncocktail. Alles ist möglich: Vielleicht musst du weinen. Oder lachen. Oder du kannst gar nichts mehr fühlen. Dein Körper braucht Zeit, denn so einen großen Wechsel von einem Zustand in den anderen erlebt er nur bei der eigenen Geburt oder bei der Geburt eines Kindes. Egal, wie du dich nun fühlst: Es ist normal.

Schön ist, wenn dein Baby nun Zeit bekommt, indem es auf deinem Bauch liegt und in aller Ruhe die Nabelschnur auspulsieren darf, während du deine Hand unter seine Füße legst. So kann es sich selbstständig abstoßen und zur Brust krabbeln. Dein Baby ist tatsächlich wie ein kleines Tierchen, das instinktiv zur Milchquelle möchte und das auch meist selbstständig gut schaffen kann. Informiere dich gern in deiner Schwangerschaft über dieses sogenannte »Breast Crawl«. Wenn dein

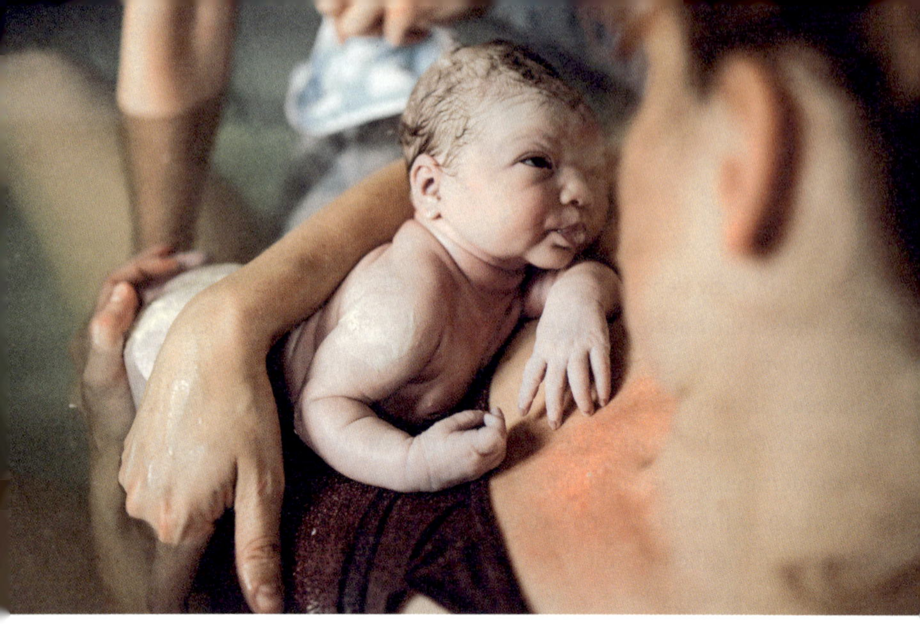

▲ **ANNE-MARJA MIT HILDA**: Auf diesem Bild siehst du Hilda direkt nach der Geburt vor ihrem ersten Atemzug.

Baby die Möglichkeit hat, selbst die Brustwarze zu finden, gelingt der Stillstart in der Regel leichter. Entsprechende Videos sind einfach faszinierend, und wir können wieder erkennen, dass wir letztendlich auch Tiere mit Instinkten sind, die gut funktionieren. Das kann dir Mut machen für die Geburt in Hypnose, die ja der friedlichen Tiergeburt ähnelt.

Nach der Geburt und dem ersten Kennenlernen deines Babys kann auch deine Plazenta geboren werden. Sie wird nun nicht mehr benötigt, löst sich von der Gebärmutterwand und wird ausgeschieden. Manchmal »testen« Hebammen, ob sie sich schon gelöst hat, indem sie ganz vorsichtig an der Nabelschnur »ruckeln«. Ziehen sollte man nicht an ihr. Wenn sich die Plazenta gelöst hat, wird deine Hebamme dich bitten, einmal mitzuschieben. Das kannst du auch ohne eine Welle machen. In der Regel kommt die Plazenta dann ganz leicht heraus. Manchmal muss der Bauch ein bisschen dabei massiert werden – und in seltenen Fällen gibt es Probleme mit der Nachgeburt, die dann vom geburtshilflichen Personal aufgefangen werden. Falls es bei dir in einer vorangegangenen Geburt zu einem solchen Problem gekommen sein sollte, bietet es sich an, nun auch diese Phase der Geburt mit einer entsprechenden Hypnose zu begleiten. Das hilft dir, dich zu entspannen und den Prozess positiv und frei von Angst zu begleiten.

Du darfst dich nach der Geburt gern um dein Baby kümmern, darfst es trinken lassen – was übrigens die Nachgeburt fördert – und mit ihm kuscheln. Achte, wenn irgendwie möglich, auf einen langen direkten Hautkontakt: nacktes Baby auf nackter Brust. Falls das bei dir zu diesem Zeitpunkt nicht möglich sein sollte, dann ist es toll, wenn dein*e Partner*in das sogenannte Bonding mit eurem Baby übernimmt.

Manchmal können auch die ersten Untersuchungen des Babys auf der Mutterbrust stattfinden, was natürlich ganz besonders schön ist. Frag gerne zuvor, ob das an deinem Geburtsort ermöglicht werden kann. Wenn es Schwierigkeiten während der Geburt gab, wird es wahrscheinlich nicht gehen, aber wenn alles normal verlaufen ist, empfehle ich ein möglichst langes und intensives Kuscheln zu Beginn.

Übrigens ist erst nach der Geburt der Plazenta für Hebammen und Ärzt*innen die Geburt abgeschlossen. Nun wird euch gratuliert, und es wird geschaut, ob es Geburtsverletzungen gibt. Vielleicht ist dein Dammgewebe heil geblieben, vielleicht gibt es auch eine leichte Schürfung oder einen Riss, der mit einer lokalen Betäubung genäht wird. Vor einem Reißen bei der Geburt brauchst du übrigens keine Angst zu haben. Meistens wird das nur als leichtes Brennen wahrgenommen. Es ist also wirklich gut auszuhalten, weil das Gewebe an dieser Stelle während der Geburt so dünn wird und eine Art »Sollbruchstelle« des Körpers ist. Außerdem bist du so mit Endorphinen – körpereigenen Schmerzmitteln – angefüllt, dass du kaum etwas von der Verletzung spürst.

MENTALE GEBURTSVORBEREITUNG: DER SCHLÜSSEL ZUR SELBSTBESTIMMTEN GEBURT

Ein Text von Dr. Saskia Fitzner, Gynäkologin

Ich durfte als Gynäkologin schon viele Geburten begleiten. Jede Geburt ist etwas Einzigartiges, jede Frau erlebt sie ganz unterschiedlich. Die Geburten, bei denen die Frauen ganz bei sich waren, ihrem Körper vertraut haben und sich voll auf dieses Erlebnis eingelassen haben, finde ich immer besonders schön.

Durch Zufall bin ich 2019 auf den Podcast von Kristin gestoßen und war von ihrer Methode und besonders der positiven Zusammenarbeit mit Geburtshelfern sehr angetan. Im Laufe der Jahre habe ich verschiedene geburtsbegleitende Methoden kennengelernt, die mit Hypnose arbeiten. Jedoch hatte ich immer das Gefühl, dass sie mich als Geburtshelfer in meiner Arbeit einschränken. Auch sah ich oft, dass die Vorbereitungen die Frauen nur wenig unterstützen konnten, da diese ab einem gewissen Zeitpunkt vollkommen überwältigt von dem doch sehr beeindruckenden Erlebnis der Geburt waren, sodass sie den Zugang zur Hypnose nicht mehr fanden.

Ich durfte an einem von Kristins Seminaren teilnehmen, und als ich ein Jahr später selbst schwanger wurde, habe ich mich mit ihrer Methode auf die Geburt vorbereitet. Hierbei habe ich selbst erfahren können, wie wohltuend die tägliche Zeit für mich und auch der Kontakt mit dem Baby im Bauch ist. Hier ist mir auch noch mal mehr bewusst geworden, wie wichtig es ist, sich intensiv mental auf die Geburt vorzubereiten. Ich bin völlig im Vertrauen und sehr entspannt in die Geburt gegangen. Ich war zu jedem Zeitpunkt bei mir und habe mich sehr selbstbestimmt gefühlt, obwohl bei mir Plan B und C zur Anwendung kamen. Der Kurs hat mir geholfen, meine Geburt zu visualisieren, und mir auch gezeigt, was zu tun ist, wenn es anders läuft als geplant, was ganz wunderbar war, um das Geburtserlebnis positiv zu verarbeiten.

Für mich ist die mentale Geburtsvorbereitung der Schlüssel zu einer selbstbestimmten, entspannten Geburt und sollte jeder Frau zugänglich gemacht werden.

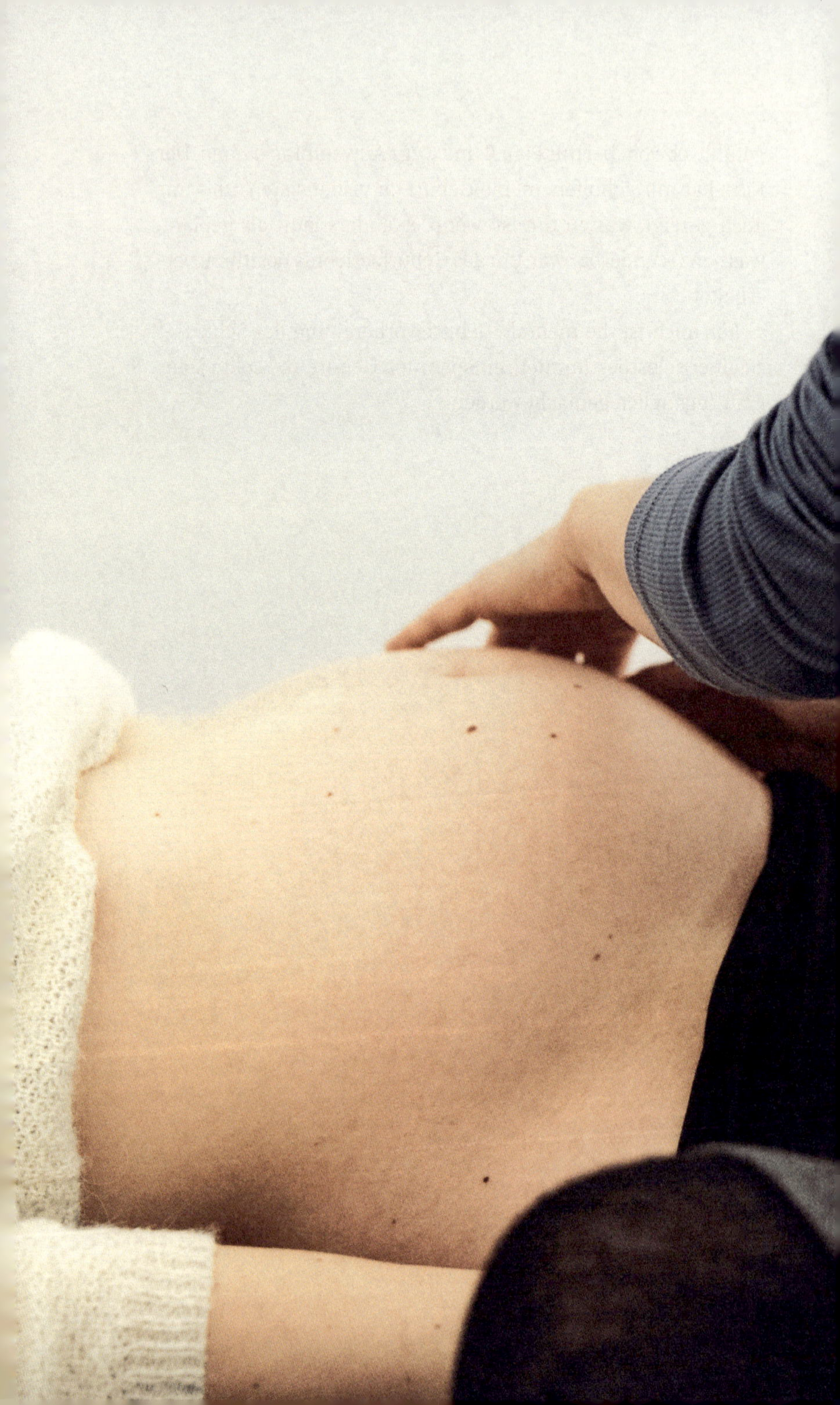

BESONDERE FÄLLE

◀ **LENA (HEBAMME)**

»Ich wünsche allen Familien vor allem Vertrauen – Vertrauen in sich selbst, in die eigenen Fähigkeiten, Wünsche und Wege und insbesondere auch Vertrauen in die Kinder.
Kristins Methode empfehle ich deswegen gerne. Sie kann einen Grundstein des Vertrauens legen, egal, welche Herausforderungen Schwangerschaft, Geburt und Wochenbett mit sich bringen.«

DIE GEBURT GEHT NICHT LOS

Wenn dein errechneter Termin (ET) verstreicht und du noch nicht merkst, dass die Gebärmutter sich rührt und auf die Geburt vorbereitet, kann das deine Geduld ganz schön strapazieren. Gerade dann, wenn körperliche Beschwerden dazukommen, dir vielleicht Rücken und Füße wehtun, du ständig auf die Toilette musst, weil deine Blase keinen Platz mehr hat, oder du dir vorkommst wie ein angeschwemmter Wal. Gerade jetzt ist es wichtig, dir klarzumachen, dass nicht jede Schwangerschaft 40 Wochen dauert, sondern dass Kinder unterschiedlich viel Zeit benötigen, um zu reifen. Wie oft wird die Geburt wegen Übertragung eingeleitet, und wenn das Baby da ist, merkt man, es hätte gut und gerne noch ein paar Tage länger im Bauch vertragen. Oft hilft schon dieser Gedanke den Frauen, geduldiger mit sich und ihrem Baby zu sein. Du möchtest ja sicher, dass dein Kind genau die Zeit bekommt, die es braucht.

Nutze die Tage des Wartens, indem du dir möglichst viel Gutes tust. Es sind die letzten Tage ohne diesen Menschen, der dein Leben komplett auf den Kopf stellen wird. Nach der Geburt wirst du erst mal kaum Zeit für dich allein haben. Was brauchst du also, um dich jetzt gerade wohlzufühlen? Vielleicht ist es eine Massage, ein Entspannungsbad, gutes Essen? Oder ein Treffen mit einer lieben Freundin, Zeit zum Malen oder um ein Tagebuch für dein Baby anzulegen? Vielleicht auch romantische Zeit zu zweit? Gibt es womöglich schon ein oder mehrere Geschwisterkinder, die sich über deine Aufmerksamkeit besonders freuen und die du auch selbst noch mal genießen möchtest?

Während der Hypnosen kannst du auch zu deinem Baby reisen und innerlich mit ihm sprechen, ihm von der Welt erzählen und warum es sich lohnt, das alles zu entdecken. Du kannst ihm berichten, wie sehr du dich freust, es zu sehen und im Arm zu halten, und dass es jetzt willkommen ist. Vielleicht spürst du auch noch eine innere Blockade. Viele Frauen haben kurz vor der Geburt Zweifel, ob sie bereit sind, (wieder) Mama zu werden. Spüre genau hin! Was macht dir Sorgen – und worauf freust du dich? Wenn du merkst, dass du Ängste hast, kannst du mit der ERE-Methode aus dem Kapitel *Umgang mit Angst* deine Gefühle liebevoll betrachten, sodass sie sich verändern. Die Zeit der Schwangerschaft kann einem unglaublich lang vorkommen, aber gemessen an den vielen Jahren und den unzähligen Momenten, die dir mit deinem Kind bevorstehen, nehmen diese neun Monate im Rückblick nur sehr wenig Zeit in Anspruch – und ein paar Tage mehr noch weniger.

GEBURTSEINLEITUNG

Eine Geburt sollte nur dann eingeleitet werden, wenn es medizinisch notwendig ist. Manchmal bitten Frauen selbst um die Einleitung, weil sie zum Ende der Schwangerschaft einfach nicht mehr können. Oder sie stimmen voreilig einer Einleitung zu, die eigentlich noch nicht nötig ist, aber klinischen Routinen entspricht. Eine medikamentöse Geburtseinleitung greift in das hormonelle Zusammenspiel deines Körpers ein, daher frage nach, ob eine Einleitung wirklich sein muss. Es gibt sanfte Methoden, das Baby »anzustupsen«, deren Wirkung durch Studien allerdings bislang kaum nachgewiesen werden konnte. Probieren kannst du es aber dennoch gerne. So kannst du beispielsweise auf Zucker verzichten oder Sex haben. In Spermien befinden sich Hormone, die den Geburtsbeginn fördern können, wenn dein Baby dazu bereit ist, und auch dein eigener Orgasmus kann durch die Kontraktionen die Gebärmutter ein bisschen »aufwecken«. Auch das Massieren deines Knöchels mit einem Öl soll den Geburtsbeginn beschleunigen können. Berühre dafür die Knöchel der Innenseiten deiner Füße und wandere mit den Fingern nach unten und Richtung Achillesferse. Hier findest du schräg unter den Knöcheln eine Kuhle, die du in sanften Kreisen massieren kannst. Und natürlich können auch hier wieder Hypnosen unterstützend wirken. All das kann nur dann den Geburtsbeginn fördern, wenn dein Körper dafür bereit ist.

Bitte sprich weiterführende Methoden mit deiner Hebamme ab. Wenn du über den ET hinausgehst, dann ist es wichtig, dich gut beraten zu lassen. Wie geht es deinem Baby? Ist es gefährlich, noch zu warten? Hat dein Kind noch alles, was es braucht? Wende für diese Fragen am besten die *VRANI-Fragemethode bei Interventionen* im Kapitel *Du und deine Geburtsbegleitung* an, damit du gut aufgeklärt eine Entscheidung treffen kannst.

Manchmal gibt es Situationen, in denen es tatsächlich notwendig ist, eine Geburt in der Klinik einzuleiten. Ich möchte dir nun erklären, worauf du in diesem Fall achten kannst. Eine Einleitung kann sehr schnell zum Erfolg führen, sodass deine Wellen schon bald auf das verabreichte Medikament reagieren. Es kann aber auch sein, dass es mehrere Tage braucht, bis dein Körper mit dem Geburtsprozess beginnt. In dieser Zeit bist du in der Regel nicht im Kreißsaal, sondern auf der Wöchnerinnenstation. Vielleicht teilst du dir ein Zimmer mit einer oder mehreren Frauen. Deine Geburtsbegleitung kann zu diesem Zeitpunkt wahrscheinlich nicht bei dir sein. Nimm dir also zur Einleitung etwas mit, was dir auch über eine längere Zeit ein gutes Gefühl gibt. Dich innerlich auf eine längere Zeit einzustellen kann dir helfen, dich wohler zu fühlen, falls dein Körper tatsächlich noch eine Weile braucht.

Falls du mit der Einleitung haderst, möchte ich dir nun ein paar Vorteile aufzeigen, damit sie dir im Fall der Fälle Mut machen. Die Einleitung gibt dir Zeit, dich im Krankenhaus »einzuleben«. Du kannst schon Krankenschwestern und -pfleger kennenlernen, Hebammen und Ärzt*innen. Den Weg von deinem Zimmer zum Kreißsaal kannst du so »üben«, dass du ihn auch in Hypnose findest. Du kannst die Geräusche der Klinik mit positiven Assoziationen verknüpfen und versuchen, immer wieder den Blickwinkel zu ändern. Neben dir schreit ein kleines Baby, und du kannst deswegen nicht schlafen? Dann schließe deine Augen, denke an dein Kind und daran, dass es auch bald »krähen« wird und wie sehr du dich darauf freust.

Das Gute ist, dass sich durch die stationäre Einleitung dein Weg zum Geburtsort extrem verkürzt. Es gibt kein Anmeldegespräch mehr, kein Kennenlernen, keine ungewohnten Gerüche und Geräusche. Statt also in dieser Zeit der Einleitung zu hadern und traurig zu sein, versuche die Situation anzunehmen und positiv zu bewerten. Denke noch einmal daran, dass du selbst der Geburtseinleitung zugestimmt hast: Vermutlich war es, weil du kein Risiko für dein Kind oder dich eingehen wolltest. Es handelt sich um eine medizinische Indikation. Du hast die für dich richtige Entscheidung getroffen. Das ist gut. Sieh die Vorteile und genieße diese Zeit und Ruhe mit dir.

Es ist sinnvoll, dass du nun all die Hormone schon mal anfachst, die du auch für die Geburt gut gebrauchen kannst. Das sind vor allem Oxytocin und Endorphine. Oxytocin ist das Liebes- und Bindungshormon, das du auch beim Sex ausschüttest, beim Kuscheln, bei einer Umarmung. Nimm dir vielleicht ein Kleidungsstück eines geliebten Menschen mit und rieche daran. Schließe deine Augen und stelle dir vor, wie euer letzter Urlaub war oder wie es sich anfühlt, nachts mit ihm oder ihr zu kuscheln. Stell dir vor, dieser dir so vertraute Mensch liegt gerade neben dir und hat seinen Arm um dich gelegt. Fühle die Wärme und Geborgenheit. Gehe also, wenn möglich, nicht in das Gefühl des Leidens, dass diese Person gerade nicht bei dir sein kann, sondern in das Glücksgefühl, dass du mit ihr dein Leben teilen darfst und du sie bald wiedersiehst.

Konzentriere dich nicht zuletzt auf dein Baby. Auch wenn du Single bist oder in unsicheren persönlichen Verhältnissen lebst, gibt es vieles, worauf du dich freuen kannst. Wie wird dein Kind wohl aussehen? Stell dir vor, wie klein die Ohren sind oder die Nase, was für kleine Finger es hat. Wie es wohl sein wird, es in einem Tragetuch an deiner Brust zu haben, oder wie es ist, wenn es dir nach der Geburt auf deine nackte Haut gelegt wird. Dieses winzige Geschöpf, das vielleicht noch einen kleinen weichen Haarflaum auf den Ohren hat. Das alles fördert das Ausschütten von Oxytocin. Je mehr du dabei auch Glücksgefühle entwickelst, desto intensiver strömen auch Endorphine durch deinen Körper.

Was für Augenblicke haben dich in deinem Leben ganz und gar glücklich gemacht? Vielleicht mit einem Menschen oder in der Natur? Erinnere dich daran und spüre das Glück in dir auflodern.

Nimm dir auch viel Zeit zu schlafen. Verwende beispielsweise Ohrstöpsel und ruhe dich aus. Falls du nicht schlafen kannst und dich in der Nacht hin und her wälzt, dann nutze die Zeit und höre eine Hypnose. Genieße noch mal ganz intensiv, in diesen Zustand hineinzugleiten. Wenn es nicht recht klappen will, weil du so aufgeregt bist, dann wende dich diesem Gefühl zu. Schließe die Augen und spüre in deinen Körper. Wo sitzt diese Aufregung? Schenke ihr deine Aufmerksamkeit, und du wirst sehen, dass sie weniger wird, ohne dass du etwas dafür tun musst. Atme lange aus, das reguliert den Stress herunter. Das ist übrigens auch der wahre Grund für den entspannenden Effekt einer Zigarettenpause bei Rauchern. Nicht der Tabak, sondern das lange bewusste Ausatmen aktiviert den Parasympathikus und entspannt tief.

Wie du weißt, sind Endorphine und Oxytocin förderlich für deine Geburt. In dieser Zeit des Wartens ist es also sinnvoll, dich mit Dingen zu umgeben, die die Ausschüttung dieser Hormone anregen. Du kannst Filme schauen, die dich zum Lachen bringen (Endorphine), oder Liebesfilme (Oxytocin). Achte darauf, dass du jederzeit in Hypnose gehen kannst, dass du alles dafür vorbereitet hast. Du schaust also beispielsweise gerade eine Liebeskomödie und musst lachen, merkst die erste leichte Welle in deinem Körper, schaltest den Film ab, setzt dir Schlafmaske und Kopfhörer auf und lässt dich in den hypnotischen Zustand führen. Oder du nimmst einen Hörschutz und sinkst mit deiner erlernten Technik selbst in die Hypnose.

Das ist deshalb so wichtig, weil die geburtseinleitenden Medikamente nicht so gut abgestimmt werden können, wie es dein Körper von alleine tun würde, wenn er natürlicherweise mit der Geburt beginnt. Es könnte recht plötzlich mit schon recht hohen Wellen losgehen. Daher hilft es dir sehr, wenn du jederzeit schnell in eine angenehme Hypnose sinken kannst. Hab deinen Plan B im Hinterkopf, sodass du ihn für den Fall der Fälle auch nutzen kannst, so fühlst du dich sicher und beschützt und kannst dich ganz deiner Geburt hingeben.

KAISERSCHNITT (BAUCHGEBURT)

Auch wenn die Kaiserschnittrate in Deutschland mit mehr als 30 Prozent eindeutig zu hoch ist und du dir vermutlich eine natürliche Geburt wünschst, sprechen doch manchmal Gründe für eine Bauchgeburt. Sie ist der schnellste und sicherste Notausgang, wenn dein Baby in Gefahr gerät. Ich bin sehr froh, dass es sie gibt und sie so sicher geworden ist, dass wir uns nicht davor fürchten müssen. Natürlich ist sie eine Operation, die man nicht leichtfertig durchführen sollte, aber als Rettung ist sie unübertroffen.

Versuche am besten, die Bauchgeburt im Vorfeld als genau das zu sehen: als Rettung, wenn dein Baby oder du dringend Hilfe braucht. Denn natürlich ist klar, dass das körperliche Wohl deines Babys und deine eigene körperliche Gesundheit an allererster Stelle stehen. Versuche also, auch für diesen Notausgang offen zu sein und ihn nicht kategorisch abzulehnen. Mache dich vertraut mit Bauchgeburten. Recherchiere auch, welche Abläufe, Geräusche und Herausforderungen auf dich im Fall der Fälle zukommen würden.

Wenn du bereits weißt, dass es bei euch zu einer Bauchgeburt kommen wird, kannst du dich intensiver mit ihr befassen. Spezielle Hypnosen können dich vorbereiten und auch während einer Bauchgeburt unterstützen. Suche dir ergänzend für diesen Fall schöne Geburtsberichte, die dir Mut machen.

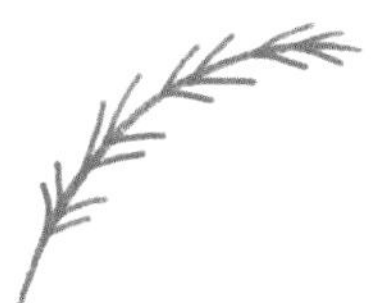

GEBURTSBERICHT VON ISA

Mit meinem Geburtsbericht möchte ich anderen Frauen ein wenig Mut machen. Auch eine Geburt, die völlig anders läuft als geplant, kann wunderschön sein. Am 21. Juni ist meine kleine Tochter Sia mit einem geplanten Kaiserschnitt in der 38. Schwangerschaftswoche geboren worden. Dieses Szenario war absolut nicht das, was ich mir gewünscht und vorgestellt hatte. Gerade deshalb will ich aber betonen, dass mir die mentale Vorbereitung dabei mehr als gut geholfen hat. Ich denke, sie bildet einfach das Fundament dafür, dass ich die Geburt – die ich anderenfalls als traumatisch empfunden hätte – nun so positiv reflektiere.

Ich habe Kristins Podcast gleich zu Beginn meiner Schwangerschaft entdeckt und wusste sofort: Genau das will ich. Eine entspannte Geburt ohne Intervention, ein intimes Erlebnis mit mir und meinem Baby und eine Methode, mit diesem überwältigenden Körpergefühl zu arbeiten. Ich habe, so oft es möglich war, die Meditationen geübt, mein Mann hat mich dabei großartig unterstützt. Als Geburtsort hatte ich mir das Geburtshaus in Rostock ausgesucht. Eigentlich war alles geplant und vorbereitet. Ich war wirklich positiv auf die Geburt eingestimmt und hatte das Gefühl, mit Kristins Methode alles ganz wunderbar selbst meistern zu können.

In der 31. Woche hat sich das leider alles komplett geändert, als festgestellt wurde, dass das Baby zu klein ist. Man muss dazu sagen, dass ich selbst auch nur 1,60 Meter bin und zierlich. Ich wurde sofort zur Schwangerenintensivberatung überwiesen. Mittels Dopplerultraschall wurde ein Fließwiderstand in der Plazenta festgestellt. Die Diagnose war für mich ein kompletter Weltuntergang: Das Baby würde, ohne massive Risiken, nicht bis zum errechneten Geburtstermin im Mutterleib bleiben können. Man sagte mir, die Untersuchung müsse nächste Woche wiederholt werden, zusätzlich alle zwei Tage CTG. Aufgrund ihrer geringen

Größe und der mangelnden Durchblutung der Plazenta sei zudem anzunehmen, dass meine Tochter Wehen nicht verarbeiten könne und unter einer normalen Geburt mit Herztonabfall, unzureichender Sauerstoffversorgung und Notkaiserschnitt zu rechnen sei. Mir wurde dringend zum Kaiserschnitt und zur vorzeitigen Beendigung der Schwangerschaft geraten. Wenn ich bis zur 34. Woche käme mit vertretbaren Werten, wäre das schon sehr gut. Wenn wir es bis zur 36. Woche schaffen – vorausgesetzt, CTG und übrige Werte blieben stabil –, wäre das ideal.

Nach diesem Termin war ich tatsächlich völlig am Boden zerstört. Ich hatte mit so einer Situation nicht ansatzweise gerechnet. Mich von meinem Wunschszenario zu verabschieden war das eine, das andere aber war, dass ich schreckliche Angst um mein Baby hatte. Mein Mann hat sich noch am gleichen Tag freigenommen und mich ermutigt, mit Kristin Kontakt aufzunehmen. Einen Tag später habe ich dann meine Geschichte in die Community der Seminarteilnehmerinnen geschrieben und habe ganz tolle Kommentare und hilfreiches Feedback bekommen. Ich habe noch am gleichen Abend mit Kristin telefoniert, die mit mir eine Hypnose zur Angstauflösung gemacht hat. Sie hat mich auch darin bestärkt, dieses Szenario als Chance zu nutzen. Ich konnte mich nun ganz anders vorbereiten als im Falle einer Verlegung vom Geburtshaus und einem Notkaiserschnitt.

Sie empfahl mir auch noch spezielle Hypnosen aus dem Kurs, und ich bin sehr gestärkt aus diesem Gespräch herausgegangen. Ich habe dann jeden Tag die Hypnosen zur Vorbereitung auf einen Kaiserschnitt gemacht. Zunächst ist es mir sehr schwergefallen, die Szenerie zu wechseln, aber mit der Zeit konnte ich das immer besser akzeptieren. Besonders der Teil, in dem es darum ging, »im ständigen Kontakt mit deinem Baby zu bleiben«, war für mich ein »Selbstläufer«. Ich konnte mein Baby direkt vor mir sehen, und ich sagte ihm immer wieder: »Wir schaffen das! Ich bin bei dir!«

Den Traum einer außerklinischen Geburt aufzugeben und auch mental zu einem geplanten Kaiserschnitt zu wechseln ist eine große Herausforderung. Da Hypnosen tief auf das Unbewusste wirken, verändert sich mit der Zeit in der Regel ganz von selbst das Gefühl zu der neuen Situation ins Positive.

Beim nächsten Termin in der Schwangerenintensivberatung hatten sich die Werte schon sehr verbessert, und das Baby war gewachsen. Ich fühlte mich bestärkt, die Ängste waren nur noch ab und an diffus im Hintergrund aktiv. Ich war mir sicher, dass mein Baby und ich so dicht wie möglich an den errechneten Entbindungstermin kommen könnten, sodass sie kein Frühchen wäre und die gesundheitlichen Risiken für sie minimiert werden würden.

Der Kaiserschnitttermin wurde dann in die 38. Woche gelegt, was für mich ein Riesenerfolg war, da wir vier Wochen mehr Zeit bekommen hatten, als ursprünglich erwartet worden war. In der Klinik hat mir sehr geholfen, dass in der Kaiserschnitthypnose immer gesagt wurde, dass man den Ärzten vertrauen kann. Sie wollten nur das Beste für mich und mein Baby. Mit dieser Einstellung konnte ich sehr ruhig in die OP gehen. Als mein Mann mir die hypnotischen Anker setzen konnte, war ich ganz und gar nur bei meinem Baby.

Dann war sie auch schon da. Klein, aber putzmunter und kerngesund mit 2100 Gramm und dem ganzen Kopf voller dunkler Haare. Sie wurde mir im OP noch auf die Brust gelegt und fing sofort an, am Daumen zu nuckeln. Ich wusste, wir haben es geschafft und uns kann nichts mehr passieren.

Auch Kristins Aussage zur schnelleren Wundheilung hat sich voll und ganz bestätigt. Ich war unfassbar schnell wieder fit, sodass selbst die Ärzte erstaunt waren. Ebenso über mein kleines Baby, das total fit und gesund alle Untersuchungen hervorragend gemeistert hat. Ich konnte sofort und völlig problemlos stillen, und sie hat noch im Krankenhaus beachtlich zugenommen. Nach fünf Tagen wurden wir nach

Hause entlassen und lebten uns zu viert (mit Hund) ein. Ich empfand den Kaiserschnitt weder als »Versagen« noch als Überforderung oder Trauma. Das war unser Weg, und es war der sicherste Weg für meine kleine Tochter. Die Tatsache, dass wir uns so schnell erholt haben und topfit sind, bestätigt das nur noch mehr.

Ich weiß, dass ich das ohne diese Vorbereitung nicht ansatzweise so gut und positiv und völlig mit mir im Reinen gemeistert hätte. Ich kann jeder Frau für die gesamte Schwangerschaft und Geburt Kristins Methode wärmstens ans Herz legen. Ganz egal, welche Wendungen es auch geben mag, man kann sie so sehr viel besser, friedlicher und gestärkter meistern.

Nimm dir, wenn es geht, etwas Zeit, falls es zu einer Bauchgeburt kommen sollte. Gerade wenn du dich auf eine vaginale Geburt gefreut und vorbereitet hast, tut es sicher gut, dich einmal zurückzuziehen. Du darfst auch traurig sein, dass ihr nun einen anderen Weg geht. Rufe dir in Erinnerung, wie wichtig gerade jetzt der Kontakt zu deinem Baby ist. Bereite es innerlich darauf vor, dass es nun gleich geschafft ist, und komme auch selbst in die Vorfreude auf dein Kind. Was für ein Weg, den ihr da miteinander geht, und nun werdet ihr beim letzten Stück unterstützt. Das ist gut und richtig.

Versuche, Dankbarkeit dafür zu empfinden, dass euch geholfen wird. Das gelingt am leichtesten in Hypnose. Egal, wie die Geburt bis hierhin verlaufen ist, versuche nun wieder in den Zustand tiefer Trance zurückzufinden, um auch hormonell deinem Baby mit Glückshormonen einen besonders schönen Start ins Leben zu schenken.

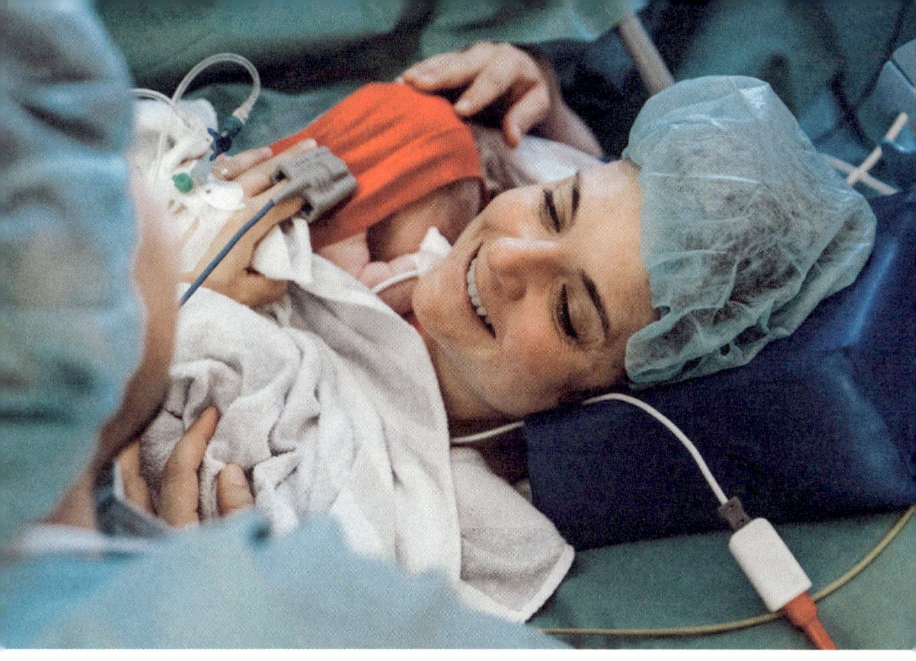

▲ ILKA: »Meine zweite Geburt war für mich einfach nur schön, selbstbestimmt und friedlich. Ich bin sehr dankbar für diese heilsame Erfahrung.«

Studienergebnisse machen Mut, was die positiven Wirkungen von Hypnose während einer Operation angeht.[9] Die Vitalwerte sind häufig deutlich positiver, es gibt weniger Blutungen und Komplikationen, auch die Wundheilung verläuft besser. Meine Beobachtung ist auch, dass Babys kaum Anpassungsstörungen haben, wenn sie durch die Hypnose mit ihrer Mutter eng verbunden sind und mental durch die Bauchgeburt begleitet werden. Es geht ihnen häufig besser, und auch die Mütter können ihre Babys in der Regel gleich annehmen. Achte darauf, dass du den Kontakt zu deinem Kind auch nach der OP aufrecht-

9 https://www.uniklinikum-jena.de/mpsy/Mitteilungen/Hypnose+in+der+Chirurgie-pos-4.html

erhältst. Meistens wird das Neugeborene den Müttern kurz gezeigt, und dann wird einmal geschaut, ob alles in Ordnung ist. Wenn es möglich ist, wird es dann der Mama zum »Bonden« gebracht. In einem speziellen weichen Gurt um die Brust der Mutter wird es direkt auf die nackte Haut gelegt. Wenn das aus gesundheitlichen Gründen nicht gehen sollte, bleibe mit geschlossenen Augen in Hypnose und *stelle dir vor*, wie du bei deinem Baby bist oder es bei dir auf deiner Brust liegt. Gib ihm mental die Wärme, die es braucht. Das klingt etwas esoterisch, aber Rückmeldungen zeigen mir, dass es Kind und Mutter guttut, wenn die Mama den Kontakt innerlich hält. Ich bin überzeugt, dass dein Baby ganz tief spürt, dass es nicht alleine ist, wenn du so intensiv in Gedanken mit ihm sprichst und bei ihm bleibst.

Sollte es länger dauern, bis du dein Baby sehen kannst, wird es vielleicht nicht möglich sein, die ganze Zeit in Hypnose und innerlich bei deinem Kind zu bleiben. In diesem Fall kehre einfach immer wieder zu ihm zurück. Wenn du an es denkst, schließe die Augen, sinke hinab in den hypnotischen Zustand und stelle dir vor, wie es nackt auf deiner Brust liegt und deine Nähe spüren kann. Du darfst auch gerne innerlich mit ihm sprechen. Das tut dir – und sicher auch deinem Kind – gut.

WUNSCHKAISERSCHNITT

Wunschkaiserschnitte sind kein einfaches Thema. Ich habe den Eindruck, dass die meisten Frauen dann den Wunsch nach einer Bauchgeburt verspüren, wenn sie große Angst vor der Geburt oder schon eine traumatische Geburt erlebt haben. Wenn sich diese Frauen dennoch dazu entschließen, sich mithilfe von Hypnosen vorzubereiten, verlieren nahezu alle mit der Zeit diese Angst. Das geschieht ganz von selbst. Es entstehen meistens früher oder später sogar eine Neugier und eine Vorfreude aufs natürliche Gebären. Falls eine traumatische Geburt die Angst bei dir auslösen sollte, möchte ich dir empfehlen, dich deinem Trauma zu widmen. Im Kapitel *Was ist ein Trauma, und wie kann ich mich davor schützen?* gehe ich näher darauf ein, was du tun kannst. Das Ziel ist hierbei erst mal nicht, Lust auf die natürliche Geburt zu bekommen, sondern dich vielmehr dem, was dich psychisch noch belastet, zuzuwenden. Denn eine traumatische Geburt lässt sich in der Regel in wenigen traumatherapeutischen Sitzungen relativ schnell lösen. Unabhängig von einer weiteren Geburt wird dir diese Entlastung für deine Zukunft guttun.

Manchmal gibt es auch Situationen, in denen ein Wunschkaiserschnitt tatsächlich der bessere Weg für die Psyche der Frau ist. Spüre ganz genau hin, was du brauchst. Es ist dein Körper und dein ganz eigener Weg, wie du dieses Baby bekommen möchtest. Lies also gerne das Kapitel zum Kaiserschnitt aufmerksam und genieße auch du in deiner Schwangerschaft den Kontakt zu deinem Baby und die Auszeiten für dich in der Trance. Schaue auch deine Ängste an. Was möchtest du vielleicht lösen? Du kannst ja dennoch bei deiner Entscheidung, eine Bauchgeburt durchführen zu lassen, bleiben. Ängste loszulassen ist immer erleichternd, und wenn du dabei vielleicht auch therapeutisch begleitet wirst, kann es dir nur helfen und dich unterstützen.

TRAUMGEBURT MIT HINDERNISSEN

Wie wünschst du dir eigentlich deine Geburt? In einer Welt, in der alles möglich wäre: Wie sähe dieses Erlebnis für dich idealerweise aus? Wie du weißt, kann im Zustand der Hypnose deine »Maus« mit deinem »Elefanten« kommunizieren. Dein Unbewusstes übernimmt die Führung in Richtung Traumgeburt, wenn du die faszinierende Möglichkeit der Hypnose nutzt. Ich bin immer wieder beeindruckt, wie häufig die wirkliche Geburtserfahrung dann ganz nah an die Vorstellung der Traumgeburt herankommt.

Gleichzeitig ist eine Geburt immer ein Abenteuer, und auch wenn deine Traumgeburt tief in dir verankert ist, kann es anders kommen, als du zuvor dachtest. Die Natur und dein Baby haben ja auch noch ein Wort mitzureden. Vielleicht glaubst du auch an das Schicksal, deinen ganz eigenen, höheren Lebensplan oder an Gott? Wer weiß, ob nicht so eine spirituelle Ebene auch noch Einfluss nehmen kann.

Bleibe also offen für Wendungen, mit denen du vielleicht nicht gerechnet hast und die auch nicht in deiner Hand liegen. Du weißt nicht, ob auf deinem Weg ein so großer Baum umgekippt ist, dass du eine alternative Route einschlagen musst. Ob ein reißender Fluss dein Vorwärtskommen erschwert oder ein wolkenverhangener Himmel die Sicht beeinträchtigt. Genauso ist es nicht vorhersehbar, wie deine Traumgeburt exakt aussehen wird.

Denke daran: Am Ende entscheiden nicht Komplikationen oder Unvorhergesehenes darüber, ob es eine schöne oder schlimme Geburt war. Auch eine Geburt mit einem Plan B oder C kann eine Traumgeburt sein, ausdrücklich auch eine Bauchgeburt, wenn sie sich für dich als Lösung entpuppt. Bleibe positiv auf deiner Geburtsreise und offen, denn jede Geburt ist ein einzigartiges Abenteuer. Verlasse also möglichst nie komplett das Prinzip deiner mentalen Geburtsvorbereitungsmethode, sondern nutze beispielsweise eher den Plan B, um wieder zurück zu finden auf den Pfad, der dir guttut.

WAS IST EIN TRAUMA, UND WIE KANN ICH MICH DAVOR SCHÜTZEN?

Um zu erkennen, wie du dich vor einem Trauma schützen kannst, kann es helfen zu verstehen, wie ein Trauma entsteht. Unabhängig von der konkreten Situation führen meist ähnliche Faktoren zu einer traumatischen Erfahrung. Das Gefühl, der Situation hilflos ausgeliefert zu sein und/oder in Lebensgefahr zu schweben, oder jemanden dabei zu beobachten, sind klassische Auslöser eines Traumas. Doch auch eine intensive Angst, man selbst oder jemand anderes könnte jetzt sein Leben verlieren, kann traumatisierend wirken.

Für eine vorangegangene Geburt bedeutet das: Auch wenn du zu keinem Zeitpunkt der Geburt in einer realen lebensbedrohlichen Situation warst, kann es dennoch zu einem Trauma kommen, da schon die Angst ausreicht. Bei mir geschah das bei meinen ersten Geburten allein dadurch, dass ich mich meinem Körper und meinen Schmerzen hilflos ausgeliefert fühlte, der Situation also nicht entrinnen konnte und keinen Ausweg fand. Das Ganze funktioniert auch andersherum: Ich habe schon einige Geburtsberichte gehört, bei denen jeder Außenstehende gesagt hätte, dass sie traumatisch gewesen sein müssen, die Frauen das aber nicht bestätigt haben. Wenn nämlich Menschen sich weiterhin selbstbestimmt fühlen, können sie vieles gut und gesund verarbeiten. Ich möchte dir nun erklären, wie das möglich sein kann.

Stell dir einmal vor, du fährst mit deinem Auto auf der Autobahn. Du wirst müde und möchtest eine Pause machen. Also fährst du auf einen Parkplatz und machst kurz die Augen zu. Plötzlich kommt jemand an deinen Wagen, schlägt die Scheibe ein und zieht dich aus dem Fenster. Kaum bist du draußen, verschwindet er. Auch wenn du unverletzt bleibst, würde ein solches Erlebnis höchstwahrscheinlich ein Trauma auslösen, denn wir haben hier die ursächlichen Faktoren vereint: Du fühlst dich bedroht, hilflos ausgeliefert, und du hast Todesangst.

Stell dir nun einmal vor, du fährst mit deinem Auto auf einer Landstraße. Du kommst von der Fahrbahn ab und streifst einen Baum. Bei diesem Unfall haben sich alle Türen verzogen, und du kannst nicht mehr aussteigen. Du bist zwar unverletzt, aber du brauchst Hilfe. Nun kommt jemand, schlägt deine Scheibe ein und zieht dich aus dem Fenster. Die Handlung, dass jemand an dein Fenster tritt, die Scheibe einschlägt und dich herauszieht, verstehst du nun als Rettung und nicht als Angriff. Ein Trauma hast du eventuell durch den Schreck des Unfalls dennoch, aber die Handlung des fremden Menschen wird dieses Mal von dir vollkommen anders bewertet und abgespeichert. Sie wird dadurch zu einer glücklichen oder zumindest erleichternden Erinnerung.

Für die Geburt bedeutet das, dass du ein Trauma dadurch unwahrscheinlicher machen kannst, indem du im Vorfeld bestimmte Situationen bereits anders bewertest. So kannst du das Gefühl des Ausgeliefertseins in großen Teilen vermeiden. Das Gegenteil von Auslieferung ist die Selbstbestimmung – und den meisten Frauen ist zu Recht eine selbstbestimmte Geburt besonders wichtig.

Manchmal begegnet mir bei Frauen bereits in der Schwangerschaft ein Gefühl der Ohnmacht. Ich habe schon mehrfach Gespräche geführt, in denen mir Schwangere sagten, dass sie unglücklich sind, weil sie eigentlich eine außerklinische Geburt geplant hatten und jetzt aber doch aus gesundheitlichen Gründen – oder weil sie keine Hausgeburtshebamme gefunden haben – in die Klinik müssen. Dann sage ich gerne, dass sie sich ja dennoch für eine Hausgeburt entscheiden können. Darauf antworten die Frauen eigentlich immer: »Nein, das geht nicht, dann wäre ja keine Hebamme an meiner Seite!« »Schon, aber das könntest du ja theoretisch trotzdem machen«, argumentiere ich dann. Daraufhin kommt eigentlich immer die Reaktion: »Aber das ist ja dann viel zu gefährlich, das möchte ich nicht!« In diesem Moment sage ich: »Ich sehe das ganz genauso. Eine Alleingeburt ist auch aus meiner Sicht definitiv zu gefährlich. Das bedeutet aber, dass du selbst in die Klinik möchtest, weil du dich dort sicherer fühlst. Du möchtest nicht alleine zu Hause gebären, du möchtest gerne an einen Ort gehen, wo Hebammen sind.« Ich merke jedes Mal, wie dann plötzlich alle Anspannung von den Frauen abfällt. Das liegt daran, dass sie aus dem Gefühl der Ohnmacht herausfinden. Ihnen wird bewusst, dass sie freiwillig in die Klinik gehen, und das macht den großen Unterschied aus. Vielleicht gibt es noch die einen oder anderen Ängste, und sicher ist eine gute Vorbereitung sinnvoll, damit alle Beteiligten die Geburt möglichst angenehm gestalten, aber in diesem Augenblick schließen sie erst mal Frieden mit dem eigentlich unerwünschten Ort des Krankenhauses. Sie können sich im besten Fall sogar mehr und mehr darauf freuen, dort von Hebammen liebevoll begleitet zu werden.

Auch bei der Geburt selbst ist es gut möglich, durch einen Perspektivwechsel eine innere Haltung einzunehmen, die als Traumaprävention wirken kann. Natürlich wünschen wir uns keine Interventionen, wenn wir eine natürliche Geburt anstreben. Wir möchten vermutlich keine Eingriffe wie Saugglocke oder Kaiserschnitt. Aber wenn die Gesundheit des Babys an einer Intervention hängt, nehme ich sie als Mutter höchstwahrscheinlich gerne in Kauf. Zugleich finde ich es wichtig, dass du bei der Geburt deines Kindes einen Menschen an deiner Seite hast, dem du vertraust, um mögliche Interventionen einordnen zu können. Klar, wenn es zu einem wirklichen Notfall kommt und du auch selbst das Gefühl hast, dass hier was nicht stimmt, sollte keine Zeit verloren gehen. Aber das würdest du in einem solchen Fall auch spüren. In den meisten Fällen aber wird mit genügend zeitlichem Abstand gehandelt, und dann versetzt die VRANI-Fragemethode (siehe *Die VRANI-Fragemethode bei Interventionen*) deine Geburtsbegleitung (und notfalls auch dich selbst) in die Lage herauszufinden, was jetzt der richtige Weg ist.

Wir können also zusammenfassend sagen: Das Gefühl der Selbstbestimmung ist der beste Schutz vor einem Trauma.

WAS, WENN ICH BEREITS EINE TRAUMATISCHE GEBURT ERLEBT HABE?

Geburten können wundervoll sein! Als zutiefst kraftvoll und positiv werden sie häufig dann erfahren, wenn die Frauen entweder ganz von selbst in den Zustand tiefer Trance sinken oder ihn gezielt und bewusst abrufen. Wenn sie also auf eine ähnliche Weise ihre Kinder bekommen, wie es auch ein Schimpanse tun würde. Diese uralte Fähigkeit und Weisheit ist in den letzten Jahrzehnten so in Vergessenheit geraten, dass sie erst jetzt eine wohlverdiente Renaissance erfährt.

Aus diesem Grund haben viele Frauen noch die Erfahrung einer schwierigen Geburt machen müssen. Ich glaube, es wird in unserer Gesellschaft unterschätzt, wie häufig Geburten sogar traumatisch verlaufen. Eine schlimme Geburt zu erleben ist für die meisten Menschen vollkommen normal, und daher wird häufig die Notwendigkeit nicht erkannt, das Erlebte aufzuarbeiten. Häufig haben weder Außenstehende noch Betroffene im Blick, dass es sich womöglich um eine traumatische Erfahrung handelt. Erst wenn große Komplikationen Teil der Geburt waren, steht der Begriff »Trauma« im Raum. Dabei kann auch eine von außen betrachtet gute Geburt innerlich von der Frau als traumatisch empfunden werden.

Trauma bedeutet zunächst einmal »Verletzung«. Es gibt körperliche Traumata, wie einen Knochenbruch, und sogenannte Psychotraumata, über die ich hier schreibe. Wenn wir uns unseren Fuß stoßen und einen blauen Fleck davontragen, ist das ein sichtbares, wenn auch leichtes physisches Trauma. Unser Körper kann damit gut umgehen und heilt die Verletzung durch Schonhaltung selbstständig aus. Wenn du dir aber deinen Fuß brichst, sieht es wahrscheinlich schon anders aus. Du benötigst zusätzlich Hilfe, vielleicht durch einen Gips oder auch durch eine Operation. Dein Körper bekommt also Unterstützung von außen beim Heilungsprozess. Wir würden das auch nicht infrage stellen oder es ihm verwehren.

Beim nach außen nicht sichtbaren Psychotrauma reagieren wir oft anders, obwohl ähnliche Prozesse ablaufen. Je nach individueller Konstitution können traumatische Erlebnisse leichter weggesteckt werden oder auch nicht. Traumata erleben wir also alle in unserem Leben, und die Frage ist eher, wann wir Hilfe zur Heilung benötigen. Für gewöhnlich werden leichte traumatische Erfahrungen im Schlaf verarbeitet, wenn wir träumen. Unsere Augen bewegen sich in der sogenannten REM-Phase (Rapid Eye Movement) hin und her, und wir verarbeiten dadurch positive wie auch unangenehme Erfahrungen. Die Erlebnisse des Tages werden in gewisser Weise »wegsortiert«, im Langzeitgedächtnis abgelegt oder auch als unwichtig aussortiert und vergessen. Bei einem schwereren Trauma funktioniert diese Form der Verarbeitung nicht mehr ganz richtig, es ist wie eine Art »Verdauungsstörung« im Gehirn. Sobald es etwas gibt, das an das traumatische Erlebnis erinnert – ein Geruch beispielsweise oder der Ort des Geschehens –, kommt alles wieder hoch. Das Trauma liegt sozusagen immer und immer wieder zur Bearbeitung auf unserem inneren »Schreibtisch«, ohne dass wir in der Lage wären, es im Langzeitgedächtnis abzulegen. Wenn diese Reaktion nicht als problematisch erkannt wird, bleiben traumatisch erlebte Geburten häufig als »normal« deklariert unentdeckt – die Verarbeitung kann nicht gesund ablaufen. Ich kenne Frauen, die vor vielen Jahrzehnten Kinder bekommen haben und immer noch unter ihren Geburten leiden. Denen immer noch die Tränen kommen, wenn sie an diese Erlebnisse denken, oder die den Raum verlassen müssen, wenn jemand von Geburten spricht. Das sind mögliche Anzeichen für nicht aufgearbeitete traumatische Erfahrungen.

Manchmal geht es sogar so weit, dass Betroffene nachts aufschrecken und wach liegen, dass sie plötzlich am Tag Szenen der traumatischen Erfahrung vor ihrem inneren Auge sehen (sogenannte Flashbacks), Panikschübe bekommen oder anderweitig in ihrem Alltag unter dem Erlebten leiden. Das sind Anzeichen einer Posttraumatischen Belastungsstörung (PTBS), die professionell therapiert werden sollte. Aber auch ohne solch ein Krankheitsbild lohnt sich die Aufarbeitung, besonders natürlich dann, wenn du dir noch ein Kind wünschst und das Thema »Geburt« für dich nicht abgeschlossen ist.

Wenn du unsicher bist, ob du vielleicht ein Trauma erlebt hast, denke einmal an die Geburt deines Kindes zurück oder beobachte dich, wenn du davon erzählst. Kannst du ohne belastende Gefühle darüber berichten, was geschehen ist? Oder wirst du nervös, und dir kommen vielleicht die Tränen? Zieht sich in dir alles zusammen, wenn du an bestimmte Details zurückdenkst, oder sind die Erinnerungen für dich in Ordnung? Wenn du die genannten Symptome wiedererkennst, kannst du die vergangene Geburt mit professioneller Hilfe aufarbeiten. Es könnte sonst die Gefahr bestehen, bei einer weiteren Geburt eine »Retraumatisierung« zu erleben. Das war bei mir bei meiner zweiten Geburt der Fall. Ich hatte die erste Geburt verdrängt, bis durch die gleichen Körperempfindungen am Muttermund alles wieder da war und ich regelrecht Panik bekam, noch einmal diese Situation bewältigen zu müssen.

Eine natürliche Reaktion unserer Psyche auf eine traumatische Erfahrung ist die Verdrängung. Wenn du aber dein vorangegangenes Geburtserlebnis erfolgreich verdrängen konntest, ist es nicht »aufgeräumt«, sondern liegt auf deinem inneren Schreibtisch lediglich auf dem Stapel der unerledigten Dinge. Nimm dir die Zeit, diesen Teil des Stapels mithilfe eines*r Traumatherapeut*in professionell aufzuarbeiten. Es gibt mehrere seriöse Verfahren wie EMDR (Eye Movement Desensitization and Reprocessing) oder auch Hypnose, die in Kontakt mit tieferen Hirnarealen das Trauma Schritt für Schritt bearbeiten und lösen. Eine Geburt ist eine abgeschlossene Erfahrung, die nur ein einziges Mal auf diese Weise geschehen ist (»Schocktrauma«). Im Gegensatz dazu kann ein »Entwicklungstrauma« beispielsweise durch eine schwere Kindheit entstehen und braucht mehr Zeit zur Aufarbeitung. Schocktraumata lassen sich häufig recht schnell lösen. Manchmal reicht sogar schon eine einzige Sitzung, häufig ist das Trauma spätestens nach zwei oder drei Sitzungen gelöst. Es kann anstrengend sein, aber danach hast du das Gefühl, dass eine große Last von deinen Schultern genommen wurde, und kannst befreit aufatmen.

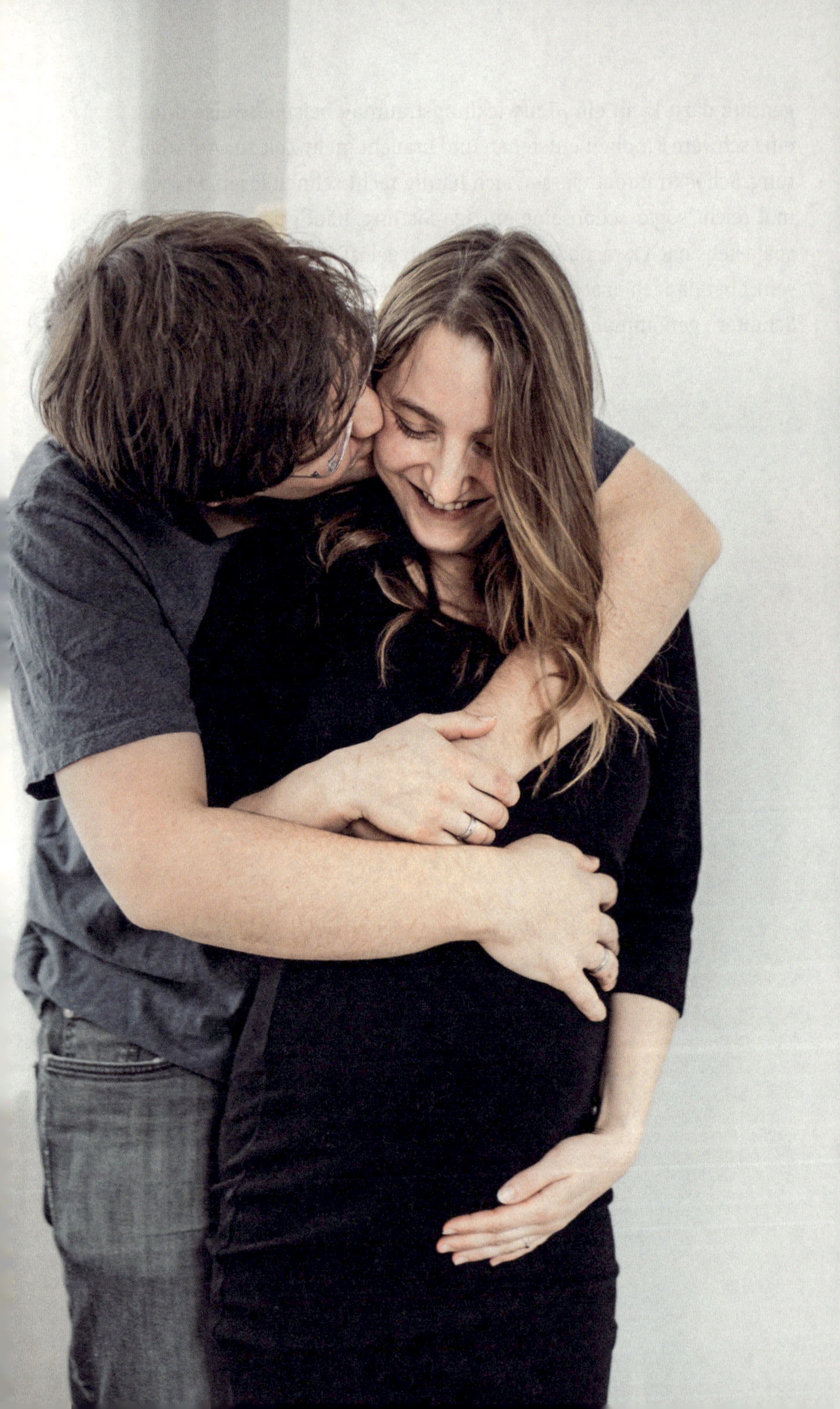

GEBURTS-BEGLEITUNG

◀ VIOLA

»Ich fand es sehr spannend und berührend, im Zustand der Hypnose mit dem Körper und dem Baby in Verbindung zu kommen. Wir erlebten unsere Traumgeburt, und das war für uns eine wertvolle und unglaubliche Erfahrung.«

DEINE GEBURTSBEGLEITUNG UND DU

MIT ODER OHNE PARTNER*IN?

Wenn wir gemeinsam mit unserem Partner oder unserer Partnerin ein Kind erwarten, scheint es ganz normal zu sein, dass er oder sie uns auch zur Geburt begleitet. Ist das auch für euch der richtige Weg? Vielleicht möchtet ihr euch gemeinsam einmal Zeit nehmen, um ganz offen darüber zu sprechen. Also euch einmal wirklich ganz ehrlich mitteilen, was du dir einerseits als Schwangere wünschst, und auch, was andererseits dein Partner oder deine Partnerin möchte. Es gibt manchmal gute Gründe, sich vielleicht lieber eine externe Begleitung zu organisieren wie eine Beleghebamme, eine Doula oder eine Freundin.

Vielleicht fühlst du dich zum Beispiel sehr beobachtet, wenn dein Partner oder deine Partnerin an deiner Seite ist, und dadurch fällt es dir schwer, in deinen »inneren Ort« abzutauchen. Dich hält also ausgerechnet dieser geliebte Mensch davon ab, dich voll und ganz auf die Geburt einlassen zu können. Vielleicht neigst du dazu, viel mit ihm sprechen zu wollen oder den Augenkontakt zu suchen, was dich irritieren könnte. Womöglich schämst du dich auch, wenn du dich beobachtet fühlst bei diesem intimen Vorgang, oder du hast Angst, dass die Geburt eure spätere Sexualität beeinflussen könnte. Und nicht nur du hast eventuell Bedenken, auch deine Begleitung zweifelt unter Umständen. All das findet ihr nur heraus, wenn ihr miteinander eure Vorstellungen zur Geburt besprecht und gegebenenfalls auch Rat zu bestimmten Fragen einholt.

Manche Begleiter*innen haben auch Angst vor Blut oder befürchten, in Ohnmacht zu fallen. Einige Schwangere haben das Gefühl, dieses Erlebnis nur mit Frauen teilen zu wollen. Es kann auch sein, dass sich eine Frau mit Hypnose auf die Geburt vorbereiten möchte und dafür von ihrem Partner oder ihrer Partnerin belächelt wird. Auch das kann dazu führen, dass sie sich nicht mehr wohlfühlt bei dem Gedanken, von diesem Menschen begleitet zu werden.

So gibt es viele unterschiedliche Gründe, warum sich ein Paar gegen ein gemeinsames Geburtserlebnis entscheidet – und ich finde, das ist vollkommen in Ordnung. Was ist also dein Weg, was ist euer gemeinsamer Weg? Nehmt euch die Zeit für ein ehrliches Gespräch mit offenem Ausgang.

WIE DU ALS BEGLEITUNG EINE GEBURT UNTERSTÜTZEN KANNST

Wenn du dich für eine passende vertraute Person an deiner Seite entschieden hast, gibt es ein paar Aufgaben, die sie bei der Geburt übernehmen kann. Das kann dein Partner oder deine Partnerin oder auch eine Doula, eine Freundin oder deine Mutter sein. Auch eine Beleghebamme kann solch eine Vertrauensposition einnehmen.

Bist du selbst die Schwangere, kannst du die folgenden Punkte mit deiner Begleitung besprechen. Wenn du dies gerade liest, weil du deine Frau, Freundin, Tochter oder eine Schwangere, die sich dir anvertraut hat, bei ihrer Geburt begleitest, dann ist dieser Teil des Buches für dich.

Zunächst möchte ich mich bei dir für deine Offenheit und dein Interesse bedanken. Es ist für deine Partnerin sehr unterstützend, wenn du dich auch mit dem Thema mentale Geburtsvorbereitung auseinandersetzt. Falls du noch unsicher bist, ob du etwas mit Hypnose anfangen kannst oder was du davon halten sollst, möchte ich dich gerne ermutigen, dich mit diesem Thema ein wenig zu beschäftigen. Gerade das Kapitel *Über Hypnose* kann einen leichten Zugang schaffen und zeigt dir, dass diese Technik evidenzbasiert ist und die Geburtserfahrung maßgeblich beeinflussen kann. Die Voraussetzung einer unterstützenden Geburtsbegleitung besteht im Grunde darin, zu verstehen, wie sich deine Partnerin vorbereitet, und mit ihr darüber zu sprechen. Wenn du Interesse für ihre Gedanken und ihren Weg zeigst, spürt sie, dass du dich für sie als Person interessierst und dass dir wichtig ist, dass sie eine schöne Geburtserfahrung hat. Dein Einfluss auf ihr Erleben ist viel größer, als du vielleicht denkst.

Es ist sehr unterstützend, wenn ihr die Aufgaben, die während der Geburt zu meistern sind, klar untereinander aufteilt. Die Gebärende hat zuvor im Idealfall alles genau geplant und mit dir besprochen, was sie sich wünscht. Es gibt Checklisten, die ihr vielleicht über eine gemeinsame App miteinander teilt, die Kliniktasche ist gepackt – nun kann es losgehen. Wenn die Geburt beginnt, informiert dich die Gebärende kurz und zieht sich dann bestenfalls aus dem Planerischen zurück und gibt sich der Geburt hin. Die **GEBURT** sollte ihre einzige Aufgabe sein, während du die **ORGANISATION** übernimmst und an alles denkst. Auch wenn von außen der Eindruck entstehen könnte, dass deine Frau einfach nur entspannt ist und vielleicht sogar schläft, ist es wichtig, sie so zu begleiten, wie du es auch bei einer sportlichen Höchstleistung machen würdest – denn eine Höchstleistung vollbringt sie definitiv. Lies dazu vertiefend gerne das Kapitel *Warum wir eine Geburt mit einem Marathon vergleichen können*, dort wird deutlich, worauf ich mich hier beziehe.

Stelle dir vor, wie eure beiden Gehirne die Geburtsarbeit teilen: Deine Partnerin befindet sich in älteren Hirnarealen wie dem limbischen System und ist verbunden mit ihren Instinkten, die sie dringend für die Geburt braucht, sie wird also im besten Sinne zu einem Säugetier. Du hingegen hast eine besonders aktive Großhirnrinde, planst und denkst, organisierst und führst komplexe Gespräche, wenn es notwendig ist.

In einem meiner Kurse erwiderte ein Mann, nachdem ich dies gesagt hatte: »Wie jetzt, ich muss hier alles machen, und meine Frau kann sich einfach entspannen, oder was?« Was für ein Moment! Ich werde die anschließende Stille und das vereinzelte unterdrückte Lachen im Raum nie vergessen. Eine Geburt ist eine extreme körperliche wie mentale Herausforderung, es ist eine Grenzerfahrung, die wir sonst auf diese Weise nie erleben können. Der Respekt davor, was eine Gebärende hier vollbringt, ist ein Grundpfeiler, um sie bei der Geburt gut begleiten zu können.

Was gehört nun also zu den ganz **PRAKTISCHEN AUFGABEN**, die du übernehmen kannst, um deiner Partnerin den Rücken freizuhalten? Du kannst beispielsweise das Taxi für die Fahrt zum Geburtsort rufen oder selbst fahren, wenn es so weit ist. Während der Geburt kannst du deiner Partnerin etwa alle halbe Stunde einen Schluck Wasser reichen, sie alle zwei Stunden auf die Toilette begleiten und darauf achten, dass sie warme Füße hat, denn kalte Füße sollen geburtshemmend wirken. Du kannst ihr vielleicht einen kalten Waschlappen auf die Stirn legen, wenn ihr das guttut, und ihr Kreuzbein massieren, wenn ihr der Gegendruck angenehm ist. Du sorgst dafür, dass es deiner Partnerin möglichst gut geht und sie versorgt ist – dazu trägst du beispielsweise die Kliniktasche, öffnest ihr Türen und bist liebevoll und ruhig an ihrer Seite.

Obwohl du als Geburtsbegleiter*in durchaus einige Aufgaben hast, gibt es auch immer wieder lange Zeiten, in denen du wahrscheinlich wenig oder gar nicht gebraucht wirst. Die Gebärende ist vielleicht in der Wanne oder kniet auf dem Boden, möglicherweise liegt sie auch auf dem Bett. Das kann viele Stunden so gehen, ohne dass sie Hilfe bräuchte oder eine Hebamme etwas besprechen möchte. Dann ist es wunderbar, wenn du dich ganz ruhig verhältst und **IN IHRER NÄHE** bist, wenn ihr das angenehm ist. Ich persönlich finde es auch schön, wenn das Handy in diesen Stunden ruht. Vielleicht möchtest du diese ganz besondere Zeit nutzen, um über die Zukunft nachzudenken, Revue passieren zu lassen, wie das Leben für dich bislang ohne dieses Kind war und wie es wohl mit ihm werden wird. Vielleicht magst du an eure Hochzeit denken oder eine schöne Reise, die ihr gemeinsam erlebt habt.

Du kannst deine Partnerin in diesen Stunden streicheln, wenn sie das mag, oder massieren. Manche können nun aber Berührungen gar nicht ertragen – in diesem Fall solltest du natürlich darauf verzichten. Bitte nimm das dann nicht persönlich, auch das ist wie bei einem Marathon. Die eine Läuferin würde es vielleicht mögen, wenn ihr jemand aufmunternd auf die Schultern klopft, eine andere würde es nerven und irritieren. Körperliche Nähe kann die Konzentration stören oder auch sehr hilfreich sein. Das kann man vorher nicht wissen, jede Frau reagiert da ganz individuell. Schön ist es, wenn du relativ früh einen Rhythmus wahrnehmen kannst und lernst, was sie wann braucht, was sie unterstützt und was eher stört. Manche Frauen geben auch erst spät Bescheid, dass die Wellen begonnen haben, weil sie es lieben, lange Zeit ganz alleine zu sein. Auch das ist in Ordnung. Schau einfach, was deiner Partnerin guttut, und versuche, sie zu unterstützen, indem du dezent im Hintergrund jederzeit für sie erreichbar bist.

Es ist toll, wenn du immer dann die **KOMMUNIKATION** mit dem geburtsbegleitenden Personal übernehmen kannst, wenn es problemlos möglich ist. Wenn deine Partnerin wenig angesprochen wird, ist das sehr unterstützend für sie, weil sie dadurch besser in ihrer Konzentration bleiben kann. Auch hier passt das Marathonbild: Wenn ihr gesagt wird, sie soll sich auf die andere Seite drehen oder einmal tief in die Hocke gehen, ist das kein Problem. Sinnbildlich fährt in diesem Moment der Trainer auf dem Fahrrad neben der Marathonläuferin und gibt ein paar Anweisungen. Aber ein Gespräch über die demnächst nötigen Einkäufe würde die Läuferin irritieren. So ähnlich geht es der Gebärenden, wenn sie von jemandem abgelenkt wird und sich zum Beispiel mit dem Sternzeichen des Kindes oder anderen Nebensächlichkeiten befassen müsste. Auch das Anmeldeprozedere in der Klinik kann die Frau ablenken. Es wäre schön, wenn so viel wie möglich vorab im Vorgespräch besprochen und vielleicht auch unterschrieben werden kann. Du als Geburtsbegleitung kannst am Tag der Geburt im besten Fall auch noch einiges übernehmen, sodass sich deine Partnerin ganz auf ihre Geburt konzentrieren kann.

Das wird allerdings nicht immer gehen. Manche Hebammen möchten sich gerne der Gebärenden einmal vorstellen und ein paar Fragen stellen. Manche wollen generell nicht so gerne mit Geburtsbegleiter*innen sprechen. Spüre ganz genau hin, was du übernehmen kannst, ohne die positive Stimmung zu gefährden. Vielleicht kannst du kurz erklären, dass sich deine Partnerin eine möglichst natürliche und ruhige Geburt wünscht und sehr konzentriert ist. Dass sie natürlich dennoch die ganze Zeit prinzipiell ansprechbar ist und alles mitbekommt. Wenn es also notwendig ist, kann die Hebamme immer mit ihr sprechen.

Wenn du die Hebamme erst bei der Geburt kennenlernst, kannst du gerne zu Beginn sagen: »Vielen Dank, dass Sie uns heute begleiten!« Ein solcher Start ins Gespräch öffnet Türen, denn er zeigt, dass du sie wertschätzt und ihre Arbeit anerkennst. Es ist keine Selbstverständlichkeit, diesen anstrengenden, verantwortungsvollen und leider auch unterbezahlten Beruf auszuüben. Um Rufbereitschaft oder Schichtdienst auf sich zu nehmen, braucht es viel Idealismus, um für euch gut da zu sein.

Deine Aufgabe ist es also auch, eine **GUTE ATMOSPHÄRE** zu schaffen, in der sich alle wohlfühlen. Die allermeisten Hebammen sind wahre Goldschätze. Sie sind liebevoll, empathisch und warmherzig. Gleichzeitig sind natürlich auch sie nur Menschen. Es kann passieren, dass euch eine Hebamme zugeteilt ist, die vielleicht am Ende einer langen Schicht oder nach einem Rüffel von der Chefärztin ziemlich fertig ist. Eventuell warten auf sie noch zwei lange Protokolle von den vorangegangenen Geburten oder es gibt andere Gründe dafür, dass sie gar nicht weiß, wo ihr der Kopf steht. Vielleicht ist sie müde oder geknickt und begegnet euch daher missmutig. Aber auch wenn die Hebamme nicht in ihrer besten Form bei euch sein sollte, so ist sie doch da und gibt ihr Bestes. Wenn du das immer vor Augen hast, gelingt es dir vielleicht auch, ihr wieder ein besseres Gefühl zu geben.

Du fragst dich vielleicht, warum du dafür zuständig sein solltest, dass sich die Hebamme wohlfühlt? Letztendlich machst du das für die Gebärende – deine Partnerin, Tochter oder Freundin. In einer Atmosphäre des Miteinanders und der gegenseitigen Sympathie ist es nämlich viel leichter, ein Kind zu gebären. Eine Geburt stellt die größtmögliche Öffnung eines Körpers dar. Das Innerste wird nach außen gekehrt, die Frau ist währenddessen absolut verletzlich. In einer feindlichen Umwelt könnte sie sich innerhalb dieses Prozesses nicht wehren und braucht deswegen das Gefühl von Schutz. Einen Ort, an dem sie nicht in Habachtstellung ist, sondern sich ganz dem Geburtsprozess hingeben kann. Eine unangenehme Atmosphäre stört in der Regel daher sehr stark. Manche Frauen können sich gut abgrenzen, aber die meisten sind gerade zu diesem Zeitpunkt sehr sensibel. Sei also als Begleiter*in respektvoll, höflich und warmherzig den Menschen gegenüber, die sich genau wie du darum bemühen, dass deine Partnerin eine gesunde und möglichst positive Geburt erlebt. Deine Hauptaufgabe ist im Idealfall also die des Beschützers oder der Beschützerin der angenehmen Atmosphäre.

Manchmal gibt es auch **MEDIZINISCHE ENTSCHEIDUNGEN**, die getroffen werden müssen. Es ist gut, wenn ihr euch gemeinsam zuvor mit dieser Möglichkeit auseinandergesetzt habt, sodass du ziemlich genau weißt, was sich deine Partnerin für ihre Geburt wünscht und was nicht. Wenn also ein Gespräch zu einer Intervention ansteht, wäre es gut, wenn du zunächst einmal in Ruhe mit dem medizinischen Fachpersonal sprichst. Du kannst dabei die Fragemethode anwenden, die ich im Abschnitt *Die VRANI-Fragemethode bei Interventionen* erkläre. Du nimmst mit dieser Kommunikation eine Filterfunktion ein, sortierst die Informationen für die Gebärende und wägst ab, welche Entscheidung wohl die richtige ist, auch und vor allem im Sinne der werdenden Mutter. Danach gehst du mit Hebamme und gegebenenfalls Arzt oder Ärztin in das Geburtszimmer und teilst der Gebärenden das Ergebnis des Gesprächs mit. Zum Beispiel: »Unsere Hebamme würde gerne die Fruchtblase eröffnen, damit die Geburt wieder kräftiger wird. Wenn das für dich in Ordnung ist, dann nicke bitte oder gib uns einen Daumen nach oben.« Wenn die Gebärende nun noch Fragen hat, kann sie jederzeit aus der Hypnose auftauchen und fragen. Der Vorteil an dieser Reihenfolge ist, dass sie nicht aus der Hypnose gehen *muss*, sie kann auch nonverbal zeigen, dass die Entscheidung für sie stimmig ist und sie ein gutes Gefühl bei der Intervention hat. Sie bleibt jederzeit selbstbestimmt.

FRIEDLICH KOMMUNIZIEREN

Wenn du als werdende Mutter dein Kind bekommst und tief versunken bist in deinen Geburtsprozess, ist es natürlich leichter, wenn du nicht zu häufig in den »äußeren Raum« gehst und kommunizierst. Sowohl Gespräche mit deiner Begleitung als auch mit deiner Hebamme, dem Taxifahrer oder deinen Schwiegereltern sind potenziell störend. Am besten hast du dich also zuvor so aufgestellt und alles so gut besprochen, dass möglichst wenig Fragen übrig bleiben. Mit deiner Geburtsbegleitung kannst du in der Schwangerschaft gemeinsam alle Wege, die möglicherweise anstehen auf deiner Geburtsreise, auch einmal probeweise zurücklegen, während du in Trance bist. So könnt ihr üben, wie ihr nonverbal kommunizieren könnt, also durch Zeichen oder ein intuitives Gefühl füreinander. – Es hilft insgesamt sehr, wenn sich deine Begleitung auf dich einstellt, nicht umgekehrt.

Dennoch wird es zumindest bei einer Geburt außerhalb deines Zuhauses Momente geben, in denen du selbst kommunikativ gefordert bist. Das Aufnahmegespräch im Krankenhaus kann so eine Situation sein. Es hilft, wenn du dabei jemanden an deiner Seite hast, der oder die das für dich zumindest teilweise übernehmen kann. Und wenn du selbst eine Unterschrift abgeben sollst oder die Hebamme einmal kurz mit dir sprechen möchte, sollte das möglich sein. Achte gleichzeitig darauf, nicht vollkommen in einen Small Talk oder das Anmeldeprozedere einzutauchen. Du darfst auch deiner Begleitung sagen, dass sie dich nicht vollkommen abschirmen muss. Sonst könnte vielleicht eine unangenehme Atmosphäre entstehen, die viel störender ist, als wenn einmal eine Frage gestellt wird. Auch im weiteren Verlauf muss vielleicht einmal etwas direkt mit dir geklärt werden. Deine Geburtsbegleitung erinnert dann im Idealfall einmal zu Beginn kurz die Hebamme, dass du dir eine möglichst natürliche und ruhige Geburt wünschst. Sie betont gleichzeitig, dass du mit den Hebammen zusammenarbeiten möchtest und dich freust, wenn die Kommunikation über deine Begleitung läuft, wann immer es möglich ist. Dieses Gespräch sollte wertschätzend und freundlich verlaufen, damit sich alle wohlfühlen.

Manchmal gibt es Fragen, die du selbst beantworten sollst. Wie du weißt, regen Fragen unser »Denkhirn«, den Präfrontalcortex, an und können dich daher aus der Trance bringen. Deswegen finde ich eine Form der Kommunikation mit Aufforderungen besser. Ein Beispiel: »Hier ist etwas zu Trinken« statt »Möchtest du etwas trinken?«. Dass Fragen störend sein können, wissen allerdings bislang nur wenige Hebammen. Stelle dich also am besten darauf ein, dass es gelegentlich zu Fragen kommen wird, die du selbst beantworten sollst. Versuche, dabei trotzdem in Trance zu bleiben und möglichst nicht in ganzen

Sätzen zu antworten. Häufig reicht ein Daumen nach oben oder ein Nicken als Antwort völlig aus.

Wenn du schon mal getaucht bist, dann kennst du die nonverbale Kommunikation. Es gibt Handzeichen für »Problem«, für »Mir geht es gut« oder »Ich muss nach oben«. In diesem Fall weiß deine Tauchbegleitung sofort Bescheid und kann dich unterstützen. Im Gegenzug dazu kannst du dich auch sicher fühlen, weil du weißt, dass dir geholfen wird, wenn du es brauchst. – So ähnlich sollte die Kommunikation auch unter der Geburt sein: klar, einfach und gerne mit Fingerzeichen. Ich finde das Bild vom Tauchen auch deshalb schön, weil du im Idealfall ja wirklich in eine andere Welt, in deine »Geburtswelt«, abgetaucht bist. Du bist an deinem »inneren Ort« und bei deinem Baby, ganz verbunden mit deinem Körperprozess.

Wenn dich jemand anspricht, kann es sich anfühlen, als kämen die Worte wie aus weiter Ferne. Das ist ein gutes Zeichen. Du kannst ganz leicht mit Handzeichen oder knappen Sätzen reagieren. Für eine längere Antwort denke gern noch einmal an den Geburtsbericht von Thais im Kapitel *Ohne Begleitung im Kreißsaal*, die wie ein Delfin kurz auftauchen konnte, um zu sprechen, und danach wieder an ihren »inneren Ort« zurückgekehrt ist. Gerade wenn du das Auf- und Abtauchen zuvor häufig geübt hast, kannst du es leicht bei der Geburt abrufen und schnell zurückfinden in die entspannende Hypnose.

DIE VRANI-FRAGEMETHODE BEI INTERVENTIONEN

In Kliniken kommen bestimmte Interventionen relativ häufig vor. Nicht immer bedeutet das auch, dass sie notwendig sind. Manche sind für dich generell nicht passend, andere vielleicht nicht zu diesem Zeitpunkt. Ich hoffe sehr, dass die Interventionshäufigkeit in den nächsten Jahren durch die neue S3-Leitlinie sinkt. Bei allen Interventionen – so nennt man alle Eingriffe in den natürlichen Geburtsverlauf – ist es toll, wenn du jemanden an deiner Seite hast, der oder die für dich die Kommunikation erst einmal übernimmt.

Um als Laie Sinn und Folgen möglicher Interventionen abschätzen und eine gute Entscheidung treffen zu können, hat sich eine spezielle Fragetechnik bewährt, auf die mich eine befreundete Hebamme aufmerksam machte. Es ist die VRAN-Fragemethode, manchmal wird sie auch in der leicht abweichenden Form VRAIN beziehungsweise VRANI verwendet. Sie ist ein Leitfaden für Laien, um sich selbst im medizinischen Kontext kompetent zu machen. Nicht nur während der Geburt ist sie für deine Geburtsbegleitung hilfreich, sondern auch dich kann sie unterstützen – zum Beispiel in der Schwangerschaft oder später bei Kinderarztbesuchen.

Da man bei dieser Kommunikationstechnik viel denken muss, ist es während der Geburt empfehlenswert, wenn deine Geburtsbegleitung die Fragen übernehmen könnte, damit du dich weiter auf deinen Geburtsprozess konzentrieren kannst. Um dich nicht zu irritieren, ist es am besten, wenn diese Gespräche vor dem Geburtszimmer stattfinden, sodass du vorerst nichts davon mitbekommst.

Zunächst sollte deine Geburtsbegleitung bei einem solchen Gespräch mit dem geburtsbegleitenden Personal die Frage vorausschicken, ob es dem Kind gut geht. Wenn hier klar wird, dass das Baby Hilfe benötigt und ein Notfall vorliegt, empfehle ich dringend, den Mediziner*innen zu vertrauen, sich der Gebärenden zuzuwenden und ihr durch körperliche Nähe zur Seite zu stehen. Wenn diese erste Frage aber bejaht oder ausweichend, beispielsweise mit dem Verweis auf prophylaktische Maßnahmen, beantwortet wird, beginnt die Fragemethode, die ich persönlich am sinnvollsten in der Reihenfolge VRANI finde:

Vorausgeschickte Frage: »**GEHT ES MEINEM KIND GUT?**«

- **V** Was sind die **VORTEILE** dieser vorgeschlagenen Intervention?
- **R** Was sind die **RISIKEN**?
- **A** Gibt es eine oder mehrere **ALTERNATIVEN**? Welche sind das?
- **N** Was ist, wenn wir uns gegen die Intervention entscheiden und sie **NICHT** durchführen lassen?
- **I** Was sagt Ihnen als Hebamme oder Arzt/Ärztin Ihre **INTUITION** in unserem konkreten Fall?

Bei dieser Fragemethode sollte auf eine freundliche Sprache geachtet werden. Wenn deine Geburtsbegleitung angenehm interessiert und wertschätzend kommuniziert, entsteht nicht der Eindruck, dass sie »alles besser wissen will« als Hebamme, Arzt oder Ärztin. Es geht lediglich darum, sich selbst als medizinischen Laien so kompetent wie möglich zu machen.

Auch dein*e Geburtsbegleiter*in wird wahrscheinlich aufgeregt sein, wenn es so weit ist. Dann kann eine solche Fragetechnik auch vergessen werden. Hilfreich ist es, die VRANI-Fragemethode in der Schwangerschaft regelmäßig zu üben. Auch Alltagssituationen bieten sich hierfür an. Das darf auch Spaß machen. Hier einmal ein Beispiel: Am Frühstückstisch könntest du sagen: »Gibst du mir mal bitte das Salz?« Nun kann es losgehen: »Was sind die Vorteile, wenn ich dir das Salz gebe?« »Ich wäre dann glücklich und zufrieden.« »Was sind die Risiken?« »Hm, dass ich mir zu viel Salz auf meine Tomate mache und sie mir nicht mehr schmeckt. Dann könnte ich schlechte Laune bekommen.« »Gibt es eine Alternative zum Salz?« »Nein, ich möchte das Salz. Höchstens noch Kräutersalz käme infrage, aber auch das nicht so gerne.« »Was passiert, wenn ich dir das Salz nicht gebe?« »Dann verstecke ich deine Marmelade.« »Was sagt deine Intuition? Sollte ich dir jetzt das Salz geben?« »Ganz eindeutig: Ja!« – Ihr könnt das natürlich auch mit ernsthaften Themen durchspielen, ob ihr dieses oder jenes Tragetuch kaufen wollt oder ob euer Kind in eurem Bett schlafen soll. Wenn ihr das regelmäßig macht, kommt immer mehr Fluss in diese Fragemethode, sie wird natürlicher. Bei der Geburt braucht deine Begleitung dann weder eine Erinnerungsnotiz, noch kommt ihr das Fragen merkwürdig vor.

Warum ist es überhaupt notwendig, das alles abzufragen? Wissen Hebammen und Ärzt*innen nicht ganz genau Bescheid, was sie da tun? Doch, natürlich wissen sie das. Gleichzeitig ist manches in Kliniken durch Routinen geprägt, oder es gibt Herausforderungen, die es im Klinikalltag nicht immer leicht machen, auf jedes Paar individuell einzugehen. Auch das zunehmende Misstrauen gegenüber Kliniken und die größere Klagebereitschaft von Patient*innen führen dazu, dass eher interveniert wird. Besonders häufig sind vaginale Untersuchungen, die dauerhafte Überwachung der Herztöne durch ein CTG, ein prophylaktisch gelegter venöser Zugang oder unnötiges vorzeitiges Eröffnen der Fruchtblase, obwohl die meisten Hebammen von diesen Maßnahmen wenig überzeugt sind. Gerade an dieser Stelle ist die neue »S3-Leitlinie zur vaginalen Geburt am Termin« bahnbrechend, denn auch wenn sie kein Gesetz darstellt, also nicht verpflichtend ist, so verändert sie den Blick auf Geburt und führt hoffentlich bald zu selteneren Interventionen.

Wir dürfen natürlich auch nicht vergessen, dass das geburtsbegleitende Personal schon vieles gesehen hat. Es gibt wohl in jeder Laufbahn den ein oder anderen Fall, der auch Hebammen und Ärzt*innen tief erschüttert hat – wenn nun deine Geburt zufällig nur im Entferntesten solch einem möglichen Verlauf gleicht, wird besonders vorsichtig gearbeitet, intensiv aufgepasst und weniger auf den natürlichen Prozess vertraut.

Für die Kommunikation bedeutet das alles, dass es ab und zu unnötige oder voreilige Eingriffe in den Geburtsprozess gibt, die fürsorglich gemeint sind, aber trotzdem störend sein oder sogar eine Interventionskaskade auslösen können. Durch die VRANI-Fragemethode gelingt es häufig, das Personal aus dieser Routine herauszuholen und gleichzeitig dabei freundlich und wertschätzend zu bleiben. Bei der nächsten Entscheidung über eine mögliche Intervention wird die Hebamme sich wahrscheinlich selbst kurz fragen, ob der Eingriff wirklich notwendig ist oder nicht. Alle Beteiligten wollen die größtmögliche Sicherheit für Mutter und Kind. Dafür brauchen wir im Normalfall weniger Eingriffe in den natürlichen Verlauf, wir brauchen vor allem Ruhe, Beobachtung und Geduld. Das unterstützt gleichzeitig auch eine Friedliche Geburt.

WARUM EINE INNIGE BEZIEHUNG NICHT IMMER HILFT

Gerade wenn ein Paar sich sehr verbunden fühlt und verliebt ist, kann das manchmal zu Schwierigkeiten bei der Geburt führen. Damit rechnest du im ersten Moment wahrscheinlich nicht. Das Gefühl der Verbundenheit selbst kann jedoch dazu führen, dass die Gebärende es nicht schafft, tief in Hypnose zu kommen oder diesen Zustand zu halten. Das ist dann der Fall, wenn sie den Partner oder die Partnerin nicht intuitiv an ihrer Seite spürt, sondern tatsächlich den Augenkontakt sucht und in eine aktive und bewusste Kommunikation eintritt. Ich habe das bei vielen Paaren in der Geburtsvorbereitung »getestet«, und das Ergebnis war beeindruckend. Fast alle Frauen rutschten aus der Hypnose heraus, sobald sie ihre Partnerin oder ihren Partner währenddessen anblickten. War es allerdings eine fremde Person, der sie in die Augen schauten, gelang es häufig besser, in der tiefen hypnotischen Trance zu bleiben.

Beim geliebten Menschen kann der direkte Augenkontakt hinderlich sein. Das liegt daran, dass wir uns als Paar sehr gut kennen und ein Blickkontakt automatisch eine aktive Zuwendung im Hier und Jetzt herstellt. Wenn wir uns lieben und uns nah sind, tasten wir unbewusst ab, wie es dem anderen geht. Wir verlieren uns ein Stück weit selbst, um uns auf unser Gegenüber einzulassen. Die »Superkonzentration« auf unseren Geburtsprozess fällt diesem Wunsch nach Nähe dann womöglich zum Opfer. Mit viel Konzentration kann es uns gelingen, durch unseren geliebten Menschen in gewisser Weise »hindurchzugucken«. Wir können durch Übung bei uns und im hypnotischen Zustand bleiben. Aber wozu der ganze Aufwand, wenn man sich auch einfach entscheiden kann, direkten Blickkontakt zu vermeiden?

Eine Frau, die ich begleitet habe, hat mir einmal erzählt, dass ihre Geburt nicht gut verlaufen ist. Ein wichtiger Faktor dafür war vermutlich ihre Verliebtheit. Sie hatte sich vorgestellt, die Geburt gemeinsam mit ihrem Freund intensiv erleben zu wollen – wirklich miteinander. Sie wollte ihm in die Augen schauen und bei ihm sein. Ich kann diese Sehnsucht verstehen und auch das Gefühl von Romantik, das damit vielleicht verbunden wird. Gleichzeitig finde ich es wichtig, hier eine bewusste Entscheidung zu treffen. Das Risiko in Kauf zu nehmen und eine Geburt ohne Hypnose zu erleben kann bedeuten, dass sie unangenehmer verläuft und eine größere Herausforderung darstellt.

Manchmal höre ich von Paaren, dass sie die Zuständigkeiten während der Geburt nicht untereinander aufteilen, sondern alles gemeinsam machen wollen. Vielleicht hilft euch auch hier der Vergleich mit dem Marathonlauf. Dabei permanent den Partner anzuschauen geht gerade dann nicht, wenn wir an unsere Leistungsgrenzen kommen. Wir würden im Gegenteil intuitiv wahrscheinlich unseren Fokus verkleinern, weder Ablenkung noch Kontakt suchen. Wir bräuchten all unsere Kraft für diesen Lauf. Daher möchte ich dir gerne Mut machen. Natürlich kannst du das alleine. Du schaffst deine Geburt am besten, wenn du ganz bei dir und deiner körperlichen Arbeit bist, verbunden mit deinem Baby.

Du darfst selbstverständlich die Wärme deines Partners oder deiner Partnerin wie eine Art Schutzmantel um dich herum wahrnehmen und genießen. Euch sollte dabei beiden klar sein, dass du am idealsten unterstützt bist, wenn du leise und zurückhaltend begleitet wirst. Es ist deine ganz eigene Kraft, die sich bei deiner Geburt entfaltet, DEINE Power! Der Mensch an deiner Seite kann nur Beobachter sein – und das ist gut so. Es gibt das Wunder des Gebärens und die Faszination der Geburtsbegleitung. Jede Hebamme kann bestätigen, wie beeindruckend auch diese äußere Perspektive ist. Vermischt die beiden Welten möglichst nicht, das macht es euch viel leichter.

RAUS AUS DER HILFEBEDÜRFTIGEN ROLLE

Das Gefühl, eine Geburt ohne Partner oder Partnerin nicht zu schaffen, begegnet mir relativ häufig. Es ist verständlich, dass man den Papa oder die zweite Mama seines Babys dabeihaben möchte, das geht zumindest der Mehrheit der Frauen so. Andererseits gibt es auch Schwangere, die sich bewusst gegen eine Begleitung entscheiden. Interessant ist, dass ihre Geburtsberichte in der Regel besonders positiv sind.

Ähnlich wie bei dem Phänomen der »Alleingeburt« habe ich in solchen Fällen den Eindruck, dass sich die Frauen mehr zutrauen und besonders selbstbewusst in die Geburt gehen. Mich erinnert das auch wieder an eine sportliche Herausforderung. Natürlich ist es bei einem Marathon angenehm, wenn jemand auf dem Fahrrad neben der Läuferin herfährt – wenn es eine Person ist, die man kennt und vielleicht sogar liebt, umso besser. Aber ich brauche diesen Menschen im Idealfall nicht, denn ich laufe selber, ich kann mir Wasser an den aufgestellten Stationen selbst nehmen, und mein Körper trägt mich für gewöhnlich vollkommen ohne Hilfe von außen über die 42 Kilometer. Falls ich Hilfe benötige, gibt es fachlich versierte Unterstützung an der Strecke.

Doch nicht nur Frauen, die sich entscheiden, ihr Baby ohne den Partner oder die Partnerin zu gebären, empfinden diese innere eigene Kraft. Manche, die eine Begleitung hatten, können im Nachhinein nicht sagen, ob diese nun wirklich die ganze Zeit an ihrer Seite war oder nicht. Ich frage manchmal ganz gezielt nach, insbesondere wenn ein Geburtsbericht auffallend schön ist. Sehr häufig wird deutlich, dass die Gebärende sich in diesem Fall mithilfe der Hypnose auf sich und die Geburt konzentrieren konnte und alles andere ausgeblendet hat. Versuche dich, wie sie, unabhängig zu machen von Vorstellungen, wer bei dir sein und welchen Verlauf die Geburt haben sollte. Wenn irgendwas nicht so verlaufen sollte, wie du es dir vorgestellt hattest, nimm es an mit dem Gedanken: »Ach ja, stimmt, ich wusste ja, dass dieser Weg einzigartig werden und mich das ein oder andere überraschen würde. Ich komme damit gut zurecht.«

DU BIST UNABHÄNGIG

Auch wenn du die Entscheidung getroffen hast, die Geburt gemeinsam mit einer Geburtsbegleitung zu machen, achte darauf, dass du dich nicht von diesem Menschen abhängig fühlst. Während ich dieses Buch schreibe, gibt es für uns alle Einschränkungen wegen der Corona-Pandemie, und immer wieder äußern Frauen als größte Angst, dass sie ohne Begleitung in die Klinik gehen müssten. Sie fragen sich, wie sie die Geburt in Hypnose meistern können, wenn sie doch das ganze Anmeldeprozedere und die gesamte Kommunikation mit dem medizinischen Personal erst mal allein übernehmen müssen.

Die Einschränkungen durch die Pandemie gehören zum Zeitpunkt, wenn du dieses Buch liest, hoffentlich bereits der Vergangenheit an, aber diese Krise hat uns mit Sicherheit eines gelehrt: Es könnte anders kommen, als du denkst. – Und was machst du in diesem Fall? Lies dir dafür gerne auch das Kapitel *Ohne Begleitung im Kreißsaal* durch, damit du weißt, wie du in einem solchen Fall kommunizieren kannst. Je mehr du zuvor planst und organisierst, innerlich jeden Schritt und jede denkbare Eventualität deines Geburtsverlaufs durchgehst, desto weniger können dich spontane Planänderungen irritieren oder nervös machen.

Vielleicht bist du unsicher, weil du noch nie eine Geburt erlebt hast und gar nicht weißt, was alles auf dich zukommen könnte. Dann empfehle ich dir, positive Geburtsberichte zu lesen. Es sollten Geburtsberichte sein, die dich stärken und dir einen Einblick in verschiedene mögliche Verläufe geben. Das Buch *Jede Geburt ist einzigartig* von Jana Friedrich ist eine empfehlenswerte Sammlung, weil Jana als Hebamme an einer großen Berliner Klinik die Berichte kommentiert und erklärt. Dadurch kannst du viel lernen, und das Mysterium Geburt wird dir vertrauter.

An Schauspielschulen gibt es ein eigenes Fach, das sich »Improvisation« nennt. Hier stehen sich zwei oder mehrere Schüler*innen auf einer Bühne gegenüber. Der Auftrag lautet, eine unterhaltsame Szene mit wenigen Vorgaben entstehen zu lassen. Dafür müssen Angebote aus dem Publikum unhinterfragt angenommen werden. Auch wenn jemand etwas völlig Absurdes vorschlägt, wird es freudig angenommen und umgesetzt. Sobald jemand das Angebot ablehnt, gilt das als »blocken«, und als Außenstehender kann man sehen, wie die Spannung und der Witz der Szene sofort erlöschen, es wird unangenehm.

Auch wenn die Geburt natürlich nicht mit einem Improvisationsspiel zu vergleichen ist, hilft dir dieses Beispiel vielleicht dennoch, dich auf die spontanen Angebote der Geburt einzulassen und davon auszugehen, dass du mit allem, was dir das Leben bringt, umgehen und es annehmen kannst. Dein Partner ist so schüchtern, dass er nicht mehr die Kommunikation übernehmen kann? Dann machst du es selbst. Ihr habt das Essen zu Hause vergessen? Kein Problem, es wird dir schon jemand etwas bringen. Deine Kopfhörer, auf denen du die Hypnose hörst, sind ins Wasser gefallen? Dann lässt du sie eben auf einer kleinen Lautsprecherbox abspielen, die du dabeihast. Die ist kaputt? Dann gehst du allein in Hypnose. Deine Partnerin muss zu deinem erstgeborenen Kind, weil es sich vom Babysitter nicht beruhigen lässt? Dann bist du ein paar Stunden alleine an deinem Geburtsort. Das alles kannst und wirst du schaffen, wenn es darauf ankommt.

Es gibt Frauen, die glauben, nur im Wasser eine gute Geburt erleben zu können. Steht etwas der Wassergeburt im Weg, sind sie fast außer sich vor Entsetzen. All ihre Gedanken kreisen um die Wanne. Sie sind überzeugt, dass sie es ohne Wasser nicht schaffen. Nun gibt es zwei Möglichkeiten, wie du in einer vergleichbaren Situation reagieren könntest. Entweder du schickst deine Geburtsbegleitung los, um zu versuchen, dass du doch noch in die Wanne kannst, oder eine Erklärung zu erhalten, warum sich dieser Wunsch nicht umsetzen lässt. Oder du stellst dir an deinem »inneren Ort« vor, im angenehm warmen Wasser zu sein. Beides kann dir aus einer ausgelieferten Position heraushelfen. So kannst du in die Selbstbestimmung zurückfinden, die elementar ist für eine positive Geburtserfahrung.

Das ist sicherlich leichter gesagt als getan, und ich weiß, dass es sein kann, dass man in eine Situation gerät, aus der man sich nicht mehr selbstständig befreien kann und sich in einem Teufelskreis gefangen fühlt. Hierfür sollte immer der Plan B bereitstehen, er ist ein wichtiges Back-up für diesen Fall.

Natürlich ist es toll, dass eine Hebamme an deiner Seite ist, die immer mal wieder kontrolliert, ob alles gut ist. Selbstverständlich ist dir eine vertraute Geburtsbegleitung zu wünschen, ebenso die Wanne, wenn du sie bevorzugst. Aber du kannst dir diesen geliebten Menschen oder das Wasser auch mit an deinen »inneren Ort« nehmen. Dann ist es auch nicht störend, wenn am äußeren Ort die Gebärwanne von einer anderen Frau besetzt ist oder sich dein*e Partner*in zwischendurch einen Kaffee holt oder auf die Toilette muss. Du bist **GANZ** und unabhängig.

Es kann in seltenen Fällen zu Situationen kommen, bei denen du das Gefühl hast, dass in den Geburtsverlauf eingegriffen werden soll und du damit nicht einverstanden bist. Falls du merken solltest, dass hier gerade etwas geschieht, das dir nicht geheuer ist und das unmittelbar mit deinem Körper zusammenhängt, dann verlasse kurz die Hypnose und äußere klar, was du möchtest und was nicht. Das ist wichtig, um dein Gefühl der Selbstbestimmung zu wahren und deine Integrität zu schützen. Es geht also bei meiner Empfehlung der Hingabe an die Situation nicht darum, willenlos oder unmündig zu werden, sondern nur dann den sicheren »inneren Ort« zu verlassen, wenn du das Gefühl hast, dass sonst deine Grenzen überschritten werden.

DEINE HEBAMME

HEBAMMEN UND DIE FRIEDLICHE GEBURT

Ich möchte dich gern auf eine kleine Gedankenreise einladen. Stell dir einmal vor, du bist Hebamme. Du begleitest schon seit vielen Jahren täglich Frauen bei der Geburt. Manchmal kommen Frauen im Kreißsaal an, die noch sehr entspannt aussehen. Wenn du sie untersuchst, musst du sie enttäuschen und wieder nach Hause schicken, weil sich der Muttermund noch gar nicht geöffnet hat, sondern nur der Gebärmutterhals verstrichen ist. Wenn Frauen mit fünf oder sechs Zentimetern Muttermundöffnung zu dir kommen, sehen sie immer gequält aus. Sie stöhnen und sind laut. Sie bitten um Hilfe, sagen, sie können nicht mehr, oder wollen eine PDA. Das ist dein Alltag. Eine ruhige Frau? Sie ist noch nicht so weit. Eine verzweifelte Frau? Sie scheint bereit für den Kreißsaal zu sein.

Heute kommt eine Frau in die Klinik, die sich irgendwie anders verhält. Sie hat Kopfhörer auf, spricht kaum mit dir und hat die meiste Zeit die Augen geschlossen. Sie sieht ruhig und entspannt aus. Du schaust in ihre Akte und siehst – aha –, sie ist Erstgebärende. Das Phänomen kennst du schon, dass gerade Erstgebärende oft nicht wissen, welche Kraft sich da noch in ihrem Körper entfalten wird, und bereits in der Latenzphase denken, dass ihr Baby gleich kommt. Deine Station ist heute recht voll, Kreißsaal eins ist belegt, Kreißsaal zwei wird gerade geputzt. Du gehst davon aus, dass ihr noch einige Stunden Zeit habt, denn du kennst ja schließlich Geburten. Du denkst dir: Am besten machen wir jetzt erst mal die Aufnahme. Du schickst die Frau noch mal nach unten, um sich anzumelden und verschiedene Formulare auszufüllen. Du denkst dir, dabei vergeht etwas Zeit, die Frau ist schön abgelenkt von ihren Schmerzen, und vielleicht geht es richtig los, wenn sie wieder zurückkommt. Die Frau meldet sich vorsichtig: »Aber ich habe wirklich schon sehr starke Wellen, ich würde lieber hierbleiben.« Da du weißt, wie sich starke Wehen äußern, bist du sicher: Das hier sind ganz bestimmt keine. Du schickst die Frau also dennoch los, auch zu ihrem Schutz, damit sie sich nicht am Anfang schon so auf die Schmerzen fokussiert.

Als sie zurückkommt, geht ihr ins Vorwehenzimmer, und du schreibst erst mal in aller Ruhe ein CTG. Erst jetzt untersuchst du die Frau und stellst überrascht fest, dass sie bereits bei sechs Zentimetern Muttermundöffnung ist. Aber sie ist immer noch so ruhig, es dauert bestimmt trotzdem noch lange, bis das Kind da ist. Also schickst du sie auf die Wöchnerinnenstation in ihr Familienzimmer, denn Kreißsaal zwei ist in der Zwischenzeit belegt. Wenig später kommt die Frau zurück, und du hörst, dass sie auf dem Flur während der Wehen presst. Schnell bringst du sie in das Vorwehenzimmer. Sicherheitshalber rufst du: »Nicht pressen!« Schließlich ist der Muttermund vermutlich noch nicht geöffnet, und sie könnte ihn durch vorzeitiges Pressen verletzen. Du untersuchst sie und stellst das Gegenteil fest. Das Baby ist gleich da. Du fällst aus allen Wolken, holst noch schnell deine Kollegin – und schon ist das Kind geboren. Was war denn das? Du schaust die Frau ungläubig an.

Die Frau in unserer Geschichte hat sich ganz ihrer Friedlichen Geburt hingegeben. Sie war tief in einer hypnotischen Trance, ganz bei sich und ihrem Kind. Sie blieb an ihrem »inneren Ort«, egal, wo sie hingeschickt wurde. Nicht gleich in den Kreißsaal zu dürfen war nicht leicht für sie, aber sie hat es trotzdem geschafft, in Hypnose zu bleiben. Nur beim Ausfüllen der Formulare tauchte sie kurz auf, fand dann jedoch schnell wieder zurück. Das war natürlich keine optimale Situation für die Gebärende, es war vielmehr eine große Herausforderung, immer wieder zurück in die Hypnose finden zu müssen und ruhig zu bleiben.

Was hast du gerade beim Lesen gedacht? Dass so etwas wohl kaum passieren wird? Das Phänomen, dass Hebammen die Friedliche Geburt nicht kennen und eine Gebärende dadurch vollkommen falsch einschätzen, ist gar nicht so selten. Und ich finde, dass wir es ihnen auch nicht verdenken können, sie sind schließlich sehr erfahren und können normalerweise anhand des Verhaltens gut erkennen, wie weit der Geburtsprozess vorangeschritten ist. Wenn es gar nichts zu hören gibt, weil die Frau leise ist, wird es schwierig. Und auch wenn die Frau nicht ansprechbar aussieht, weil sie vielleicht Kopfhörer und eine Schlafmaske trägt, kann das zu Verunsicherung und Fehleinschätzung beitragen. Vor allem in einer Klinik mit Personalmangel und vielen Geburten, die gleichzeitig stattfinden, müssen Hebammen schnell filtern, welche Frau jetzt in den Kreißsaal darf und welche noch warten kann.

Falls du selbst bei deiner Geburt in eine ähnliche Situation geraten solltest, empfehle ich dir, freundlich darauf zu beharren, dass du erst mal untersucht werden möchtest, und vielleicht zu sagen, dass du bitte nur das Notwendigste lesen und unterschreiben möchtest. Wiederhole das bei Bedarf häufiger und bestehe auf dieser ersten Untersuchung, wenn du das Gefühl hast, dass dein Baby bald kommt. Am besten ist es in diesem Fall natürlich, wenn du nicht alleine bist und deiner Begleitung ein Zeichen geben oder knapp sagen kannst, dass du Unterstützung in der Kommunikation brauchst. Dann kann sie ihre Befürchtung äußern, dass du eventuell falsch eingeschätzt werden könntest, und darum bitten, dich zu untersuchen.

WIE DU ALS HEBAMME EINE GEBURT IN HYPNOSE GUT BEGLEITEN KANNST

Wenn du Hebamme bist, möchte ich mich an dieser Stelle erst einmal aufrichtig bei dir bedanken. Danke für die Arbeit, die du täglich leistest, und auch für die Offenheit meiner Methode gegenüber. Ich bin davon überzeugt, dass wir Hand in Hand Schwangere bestmöglich unterstützen können. Ich hoffe sehr, dass meine Arbeit auch deinen Alltag erleichtert und gut zu vereinbaren ist mit deinem Beruf.

Wenn ich im Folgenden davon spreche, wie du als Hebamme eine Geburt in Hypnose begleiten kannst, hoffe ich, dass du auch für dich Vorteile in dieser besonderen Form der Geburtsbegleitung finden kannst. Wenn du dieses Buch bis hierhin gelesen hast, gibt es vielleicht das ein oder andere Fragezeichen, was die praktische Umsetzung für dich angeht.

Wenn ich in Kliniken oder Geburtshäusern eine Schulung zum Thema »Die Friedliche Geburt« gebe, berichten mir Hebammen recht häufig, dass sie verunsichert sind, wenn sie eine Frau in Hypnose begleiten sollen. Das resultiert daraus, dass sie häufig leise ist bei der Geburt, zurückgezogen wirkt, ganz bei sich ist und du sie als Hebamme von außen nicht gut einschätzen kannst. Die Frauen sinken in Hypnose in ältere Hirnareale, sie sind tief verbunden mit ihrer Intuition, ihrem Baby und dem Prozess der Geburt. Um mit dir zu kommunizieren, müssen sie aus dieser Tiefe auftauchen. Denke daran, dass dies dazu führen kann, dass sie Schmerzen stärker wahrnehmen. Wenn eine Frau in den Kreißsaal kommt und auf diese Weise versunken erscheint, kann das den Eindruck erwecken, dass sie nicht ansprechbar wäre. Tatsächlich bekommt sie aber alles mit, was wichtig ist. Wenn du sie ansprichst, wird sie dich hören und auch reagieren können. Nutze diese Möglichkeit am besten nur dann, wenn es auch notwendig ist. Besonders unterstützend ist es, wenn die Gebärende deine ruhige Anwesenheit spürt, du sie nur wenn nötig untersuchst und ihr möglichst selten Fragen stellst. Falls dir aus Gewohnheit doch die eine oder andere Frage herausrutscht, ist das nicht weiter schlimm – setz dich nicht unter Druck und sei nachsichtig mit dir. Eine Kommunikationsroutine zu verändern braucht Übung.

Manchmal entsteht bei Hebammen der Gedanke: »Wozu bin ich denn dann überhaupt noch da?« Ich bin davon überzeugt, dass das ein grundsätzliches Missverständnis ist, nämlich dass Frauen, die keine direkte Hilfe bei ihrer Geburt benötigen, ihre Hebamme nicht wahrnehmen würden oder weniger dankbar wären. Das Gegenteil ist der Fall. Mehrere hundert Geburtsberichte haben mich in den letzten Jahren erreicht, und immer wieder lese ich heraus, dass gerade die liebevoll und zurückhaltend arbeitenden Hebammen wie Engel bei der Geburt wahrgenommen werden. Es ist kein Schreien um Hilfe und kein verzweifeltes Festklammern wie eine Ertrinkende bei einem Schiffsunglück. Hier entsteht ein anderes Band zwischen Hebamme und gebärender Frau, das aber meiner Erfahrung nach ungleich stabiler ist und tiefer empfunden wird.

Ich hatte bei allen drei Geburten gute Hebammen. Sie alle haben mich liebevoll begleitet und großartige Arbeit geleistet. Dennoch haben sich meine Erinnerungen an die ersten beiden Hebammen mit meinem Trauma verbunden. Ganz anders sind meine Erinnerungen an die Hebamme meiner letzten Geburt. Sie war bei mir, saß still am Fußende meiner Badewanne, hörte leise die Herztöne meiner Tochter ab und sorgte damit für die äußere Sicherheit dieser Geburt. Sie wurde Zeugin dieser friedlichen Erfahrung, in der ich mich jederzeit geborgen und beschützt fühlte. Ihr ruhiger Blick und ihre entspannte und gleichzeitig aufmerksame Ausstrahlung passten in die Atmosphäre in diesem Raum. Ich empfand sie als so positiv, dass mein Herz auch heute noch aufgeht, wenn ich ihr begegne. Das Band, das sich von meiner Seite aus geknüpft hat, ist nicht zu vergleichen mit den Beziehungen, die ich zu den anderen Hebammen hatte. Einmal sagte eine Frau nach einer friedlichen Geburt über ihre Hebamme: »Gefühlt gehört sie zu unserer Familie, obwohl wir uns eigentlich überhaupt nicht kennen. Sie war wie ein Engel für uns!«

Nun möchte ich dir noch einige konkrete Empfehlungen an die Hand geben, wenn du als Hebamme arbeitest. Vieles lässt sich ganz leicht umsetzen.

1. Wenn es möglich ist, wäre es großartig, wenn notwendige **UNTERSCHRIFTEN** von der Gebärenden schon **IM VORFELD** eingeholt werden können. Es wäre für die Frau einfach leichter, wenn sie nicht unter der Geburt aufgeklärt wird, sondern wenn das ganze Prozedere dann schon stattgefunden haben könnte. Das liegt natürlich nicht allein in deiner Hand, aber vielleicht ist es möglich, diese Option einmal an deinem Arbeitsort anzusprechen, und vielleicht kann man dafür eine gute Lösung finden.

2. Wenn es möglich ist, den Kreißsaal **ABZUDUNKELN**, würde das die Frau unterstützen, in Hypnose zu kommen oder zu bleiben. Das liegt daran, dass Licht die Großhirnrinde aktiviert. Wir sind ja im Grunde tagaktive Säugetiere, und da es in der Natur kein künstliches Licht gibt, werden durch helle Lampen »Wecksignale« ans Gehirn weitergegeben.
   Einige Frauen wirken dem »Wachwerden« entgegen, indem sie während der Geburt in Hypnose Schlafmasken tragen. Wenn du das Licht dimmst, sind sie nicht mehr nötig und können wieder abgesetzt werden. Vielleicht ist es möglich, eine kleine Lampe zu haben, mit der du genau die Bereiche beleuchtest, die du bei Untersuchungen sehen musst, sodass nicht das ganze Licht im Ge-

sicht der Gebärenden ankommt? Das wäre eine tolle Unterstützung.

3. Deine eigene **RUHIGE AUSSTRAHLUNG** kann sich auf die Gebärende übertragen und ihr dadurch helfen, sich tief zu entspannen und wohlzufühlen. Wir sind als soziale Wesen empfänglich für Stimmungen, wir nehmen sie wahr und passen uns ihnen oft automatisch an. Deshalb kannst du gezielt eine förderliche Atmosphäre im Kreißsaal kreieren, die die Gebärende unterstützen kann. Denn wenn sich die Frau geborgen fühlt und spürt, dass alles gut ist, kann sie selbst vertrauensvoll in ihrem Rhythmus weiterarbeiten und wird nicht irritiert. Dabei kann dir ein kleiner Trick helfen, der auch dir persönlich in deiner Arbeit viel Kraft schenken wird. Wenn es möglich ist, dann bleibe immer, bevor du den Kreißsaal betrittst, einmal kurz stehen, schließe deine Augen und atme tief ein und lang wieder aus. Beim langen Ausatmen entspannt sich automatisch dein Nervensystem. Deine Durchblutung wird wieder besser, dein Stresslevel sinkt, und du kannst deine Arbeit insgesamt mehr genießen. Wechsle also dein inneres Tempo. Vielleicht hilft es dir, dir dabei vorzustellen, dass du mit dem Betreten des Geburtsraumes eine andere Welt betrittst. Die ganz intime Welt dieser Frau und ihrem Baby, diesem Paar. Dieser Atemzug, dieser Augenblick des Bewusstmachens, dauert nur wenige Sekunden. Es ist Zeit, die deine Gesundheit schützt und gleichzeitig eine geburtsfördernde, angenehme und ruhige Atmosphäre für die gebärenden Frauen schafft. Es lohnt sich also sehr, dieses kleine Ritual in deinen Alltag zu integrieren. Und wenn es dir nicht jedes Mal gelingt, wenn du den Geburtsraum betrittst, dann vielleicht jedes dritte Mal, und damit ist auch schon sehr viel gewonnen.

4. Wenn es möglich ist, dann versuche, auf **FRAGEN ZU VERZICHTEN**. Manchmal geht es nicht anders oder es rutscht dir eine Frage heraus – das ist nicht weiter schlimm. Gerade die Alltagssprache umzugestalten ist gar nicht so leicht, hat aber eine tolle Wirkung und kann sehr unterstützen. Fragen lösen eine gewisse Aktivität der Großhirnrinde aus, um beantwortet werden zu können. Versuche also, daran zu denken, eher Aussagen zu treffen und um »Zeichen« zu bitten. Zeichen können beispielsweise sein: ein Daumen nach oben, Nicken, die Hand drücken oder »Okay« sagen.

Ich möchte dir ein Beispiel geben: Angenommen, du willst die Frau zur Toilette bringen, dann legst du, statt der Frage »Musst du mal zur Toilette?«, eine Hand auf ihre Schulter und sagst: »Ich würde dich gerne einmal zur Toilette bringen. Gib mir bitte ein Zeichen, wenn du so weit bist.« Rührt sie sich nicht, kannst du nicht wissen, ob sie dich nicht gehört hat oder vielleicht gerade noch mit ihrer Welle atmet und noch nicht bereit ist. Nach einer Weile kannst du sagen: »Wenn du mich hörst, dann nicke bitte einmal.« Anschließend wiederholst du: »Wenn du bereit bist, auf die Toilette zu gehen, dann nicke bitte noch einmal.« So kannst du dich vorsichtig an die Frau herantasten, ohne sie zu stören. Im Gegenteil, sie wird sich durch deinen achtsamen Umgang mit ihr geborgen fühlen und dir vertrauen.

Interessanterweise wird übrigens auch ein Anklopfen als Frage wahrgenommen. Sie lautet: »Darf ich reinkommen?« Sie bringt den Menschen im Raum in eine antwortbereite, nach außen orientierte Aufmerksamkeit. Du brauchst in der Begleitung einer Friedlichen Geburt in der Regel **NICHT ANZUKLOPFEN**, sondern kannst einfach leise das Zimmer betreten. Sag der Frau am besten nach ihrer Ankunft im Kreißsaal einmal, dass du immer, wenn du wieder im Zimmer bist, einmal kurz deine Hand auf ihre legst, damit sie weiß, dass du da bist. So wird eine einfache Kommunikation möglich, ohne dafür Worte zu brauchen.

5. Wenn du die Gebärende vaginal untersucht hast, ist es toll, wenn du etwas **ERMUTIGENDES SAGST**, beispielsweise: »Es geht gut voran, dein Körper macht das wunderbar.« Du weißt als Hebamme am besten, dass man nicht immer sehen und messen kann, was innerlich gerade vor sich geht während der Geburt, und wie wenig die Muttermundöffnung über den weiteren Verlauf der Geburt aussagt. Daher würde ich auch nur dann die Zentimeter angeben, wenn die Gebärende es ausdrücklich wissen möchte. Meistens sind solche Angaben eher demotivierend und führen zu Frustration oder sogar Panik, zu einem Gefühl, es nicht schaffen zu können, oder zu Angst vor der Dauer der Geburt. All das ist nicht hilfreich. Daher finde ich es besser, etwas Ermutigendes zu sagen, **OHNE KONKRETE ANGABEN** zu machen. Die Geburt dauert so lange, wie sie dauert – und das ist gut so.

6. Falls du denkst, dass eine **INTERVENTION** hilfreich wäre, besprich deine Überlegungen zunächst, wenn möglich, mit der Geburtsbegleitung der Frau. Solche ausführlichen Gespräche führst du am besten vor dem Zimmer der Gebärenden, um sie nicht zu irritieren. Wenn es kein Notfall ist, nimm dir die Zeit zu erklären, warum du jetzt welche Handlung empfehlen würdest. Besprecht euch gemeinsam und geht dann ins Zimmer und teilt es mit.
   Das kann so aussehen: Du legst eine Hand auf die Schulter der Frau als Zeichen, dass du ihr etwas sagen möchtest. Vielleicht nimmt sie einen Kopfhörer aus dem Ohr oder verschiebt ihn so, dass ein Ohr frei ist. Eventuell übernimmt das auch die Begleitung. Dann sagst du beispielsweise: »Ich würde jetzt gerne deine Fruchtblase eröffnen. Dadurch kann es sein, dass die Wellen stärker werden und dein Baby schneller kommt. Ich denke, so hast du noch genug Kraft für die letzte Phase der Geburt. Wenn das für dich okay ist, gib mir bitte ein Zeichen.« Nun hat die Frau die Möglichkeit, dir entweder ein Zeichen für ein »Ja« zu geben oder aus der Hypnose aufzutau-

chen, um für sich zu verstehen, warum das jetzt notwendig ist, oder um vielleicht auch mitzuteilen, dass sie das Gefühl hat, noch ganz viel Kraft zu haben. Die Gebärende ist jederzeit frei in ihrer Entscheidung, mitzubestimmen oder dir zu vertrauen und sich deiner Führung hinzugeben. Gemäß der »Leitlinie zur vaginalen Geburt am Termin« sollten ja ohnehin nur so viele Interventionen durchgeführt werden, wie für die Gesundheit von Mutter und Baby notwendig sind. Beobachte die Gebärende also eher und begleite sie liebevoll zurückhaltend.

7. Wahrscheinlich bist du Hebamme geworden, um Frauen den Geburtsprozess zu erleichtern. Bisher gehörte dazu vielleicht auch, erst mal im Kreißsaal oder Geburtszimmer eine lockere Atmosphäre zu schaffen, ein bisschen zu plaudern, damit das Eis bricht und sich die Frau wohlfühlen kann. Vermutlich war dir auch wichtig, die Frau immer gut über alle Schritte aufzuklären und sie zu fragen, was du für sie tun kannst. Wenn du das Buch bis hierhin gelesen hast, weißt du bereits, wo hier die Gefahr liegt, denn wenn du die Frau intellektuell ansprichst und sie darauf reagiert, dann muss sie den hypnotischen Zustand verlassen. Sie braucht dafür den Teil der Großhirnrinde, der für das Denken und Analysieren zuständig ist. Wenn sie ihn aktiviert, betrifft das auch die Schmerzverarbeitung. Eine Frau zu begleiten, die bei der Geburt in Hypnose ist, ist allerdings gar nicht so schwer, es macht dir deine Arbeit im Gegenteil sogar streckenweise leichter und angenehmer, denn sie braucht dich nicht permanent an ihrer Seite. Im Idealfall hat sie sich gut vorbereitet und benötigt nichts weiter als eine ruhige Atmosphäre, um in ihrer Trance bleiben zu können. Eine **LIEBEVOLLE UND ZUGEWANDTE HALTUNG** überträgt sich auch ohne Worte gut und unterstützt die Gebärende.

8. Gerade in der Austrittsphase ist ja häufig mehr Kommunikation notwendig. Vielleicht braucht es einen Positionswechsel, oder die Frau benötigt unterstützende Worte bei der Atmung. Auch ein Dammschutz ist natürlich wichtig, und deine **HEBAMMENEXPERTISE** ist hier genauso gefragt wie bei jeder anderen Geburt. Auch Lob und Motivation sind in diesem Stadium in Ordnung, wenn du den Eindruck hast, dass sie so erschöpft ist, dass es ihr guttun könnte. Wie die Zielgerade beim Marathon ist die Austrittsphase die, bei der die Gebärende noch mal alle Kräfte mobilisiert und sie dich gut an ihrer Seite gebrauchen kann. Wenn es einer Gebärenden in dieser Phase sehr gut geht und sie alles intuitiv wunderbar macht, kannst du dich natürlich auch hier zurückhalten und sie in ihrer Geburtsreise beobachtend begleiten.

MEINE VISION FÜR DIE GEBURTSHILFE

Mein persönlicher Traum für die Geburtshilfe wäre, dass Kliniken die mentalen Faktoren bei der Geburt in ihren Arbeitsalltag stärker als bislang miteinbeziehen. Es wäre schön, wenn alle Kreißsäle eine geburtshausähnliche Atmosphäre haben, abgedunkelt und gemütlich sind und Hebammen und Ärzt*innen ganz selbstverständlich leise und ruhig ihre Arbeit verrichten, wann immer dies möglich ist. Denn dann wäre alles vereint: ein hoher medizinischer Standard und eine ideale Umgebung, um friedlich zu gebären. Frauen wären maximal flexibel, sie könnten sich, wenn nötig, Unterstützung durch eine PDA oder andere Schmerzmedikamente erbitten und andererseits frei von Interventionen gebären, wenn alles gut läuft und sie mit den Wellen gut umgehen können.

Auch der tägliche Stress der Hebammen könnte sich durch diese friedliche Atmosphäre reduzieren. Vielleicht würde – gepaart mit einer angemessenen Bezahlung – der Beruf der Hebamme so wieder reizvoller für junge Frauen werden. Womöglich erreichen wir dann wieder eine Eins-zu-eins-Betreuung in Kliniken, einen der größten Sicherheitsfaktoren in der Geburtsbegleitung. Geburten wären nicht nur angenehmer für alle Seiten, sondern auch sicherer.

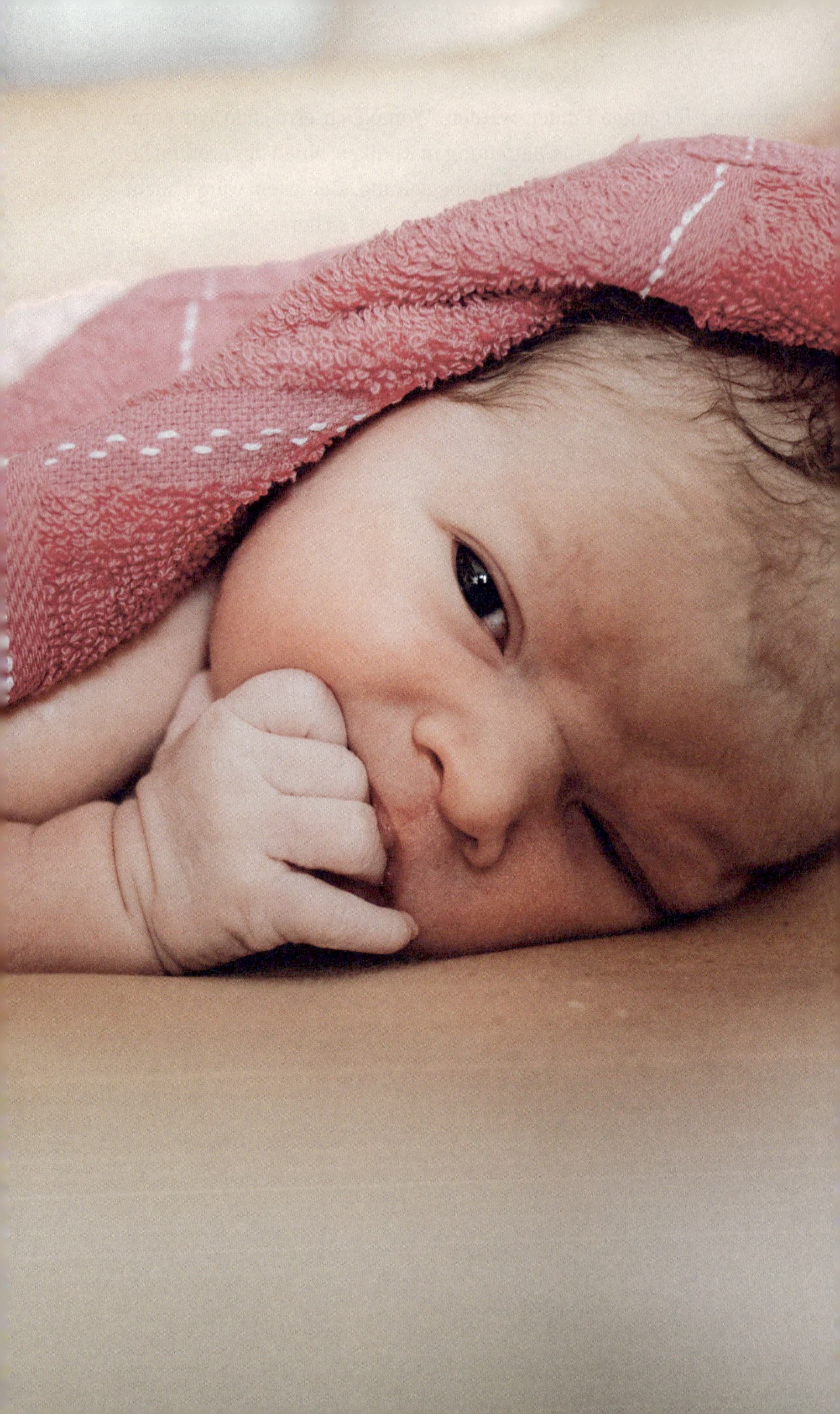

NACH DER GEBURT

◀ HILDA
Anne-Marjas Tochter nach der Geburt.

WOCHENBETT

Wenn du dies liest und dein Baby bereits geboren hast, möchte ich dir von ganzem Herzen gratulieren. Du hast in Schwangerschaft und Geburt eine Meisterleistung vollbracht und kannst stolz auf dich und dein Kind sein!

Gleich nach der Geburt beginnt das Wochenbett. Es ist eine ganz besondere Zeit in eurem Leben. Alles darf sich nun zusammenfinden. In den ersten Tagen und Wochen stimmt sich die ganze Familie auf das neue Menschlein in eurer Mitte ein. Der Rhythmus deines Kindes passt sich erst viel später an euren Tag-Nacht-Rhythmus an. Du bist nun eingeladen, dich auf dein Kind einzustellen. Versuche, viel zu schlafen, während dein Baby schläft, gerne auch am Tag – und lass dich möglichst verwöhnen. Lass dich bekochen und deine*n Partner*in regelmäßig euer Baby nehmen, damit du zwischendurch auch mal ganz ungestört sein kannst. Nutze diese Zeit für dich zum Schlafen oder für eine Wochenbetthypnose, wenn dir jetzt danach ist. Dadurch kannst du die Rückbildung positiv beeinflussen. Falls du Verletzungen hast, kannst du mit Hypnose sogar die Wundheilung anregen. Vielleicht brauchst du auch Zeit und Ruhe, um das Geburtserlebnis zu verarbeiten, denn sicher handelt es sich um eine beeindruckende Erfahrung – ganz egal, wie schön oder herausfordernd es war. Auch hierbei kann dich eine passende Hypnose unterstützen.

Wenn du dein Baby stillen möchtest, informiere dich gerne bereits in der Schwangerschaft darüber. Deine Hebamme oder Bücher können dir zeigen, wie dein Baby das Trinken am leichtesten lernt und worauf du achten kannst, damit deine Brustwarzen gesund bleiben. Dein Kind ist dann zu Beginn von deiner Nähe abhängig, und ihr bleibt über die Muttermilch auch körperlich auf besondere Weise verbunden. Um eine schöne Stillbeziehung aufzubauen braucht ihr Zeit, Geduld und am besten eine liebevolle Begleitung durch eine stillerfahrene Hebamme. Dein Baby lernt erst noch das Trinken, und auch deine Brustwarzen müssen sich an die ungewohnte Beanspruchung gewöhnen. Zu Beginn kann das Anlegen deines Kindes schmerzhaft sein. Auch hier ist es daher sinnvoll, dich tief zu entspannen und durch eine Hypnose begleiten zu lassen. So kann auch dein Milchfluss angeregt werden, der dem Bedarf des Babys folgt. Stillen kann mit der Zeit so zu besonders innigen Momenten zwischen euch führen. Wenn du Hilfe beim Stillen brauchst, sprich mit deiner Hebamme und hole dir vielleicht auch eine Zweitmeinung ein, wenn die Schwierigkeiten nicht besser werden sollten.

Bitte achte darauf, dass du beim Stillen oder beim Füttern mit der Flasche möglichst nicht auf dein Handy oder einen anderen Bildschirm schaust. Für dein Baby ist es wichtig, dich »verstehen« zu können. Es braucht für seine gesunde Entwicklung deine Mimik und den Kontakt. Schließt du deine Augen und gehst in Hypnose, ist diese Situation für dein Kind viel besser zu begreifen. Auch dein Baby schließt beim Trinken von Zeit zu Zeit seine Augen. Das ist ganz natürlich, und es entsteht kein subjektiv empfundener »Beziehungsabbruch«. Es wäre schön, wenn dein Handy oder Laptop in diesen ersten Wochen nach der Geburt möglichst wenig in Gebrauch ist. Das schont auch dich und deine Kräfte. Das Wochenbett kann wie eine Pause sein, ein Eintauchen in eine ganz neue Welt. Diese »Blase« braucht ihr auch, um gut miteinander anzukommen in diesem neuen Leben.

Die Gefühle in dieser Zeit des frühen Wochenbetts sind oft ganz schön extrem. Sie können eine große Bandbreite abdecken, von Euphorie bis zu tiefer Traurigkeit – sogar ein depressives Nicht-fühlen-Können ist möglich. Auch starke Stimmungsschwankungen kommen vor. Bitte mach dir keine Sorgen, das ist ganz normal. All diese Gefühle dürfen

Raum haben. Die rasante körperliche Veränderung, durch die du gegangen bist und auch jetzt noch gehst, die Hormonlage, die sich stark verändert – das alles ist aufwühlend. Je weniger du ein genaues Bild davon hast, wie jetzt alles sein sollte, je mehr du annimmst, was dir gerade begegnet, desto leichter wird es. Sei ganz im Vertrauen, dass sich alles wieder einschwingen und normaler werden wird mit den nächsten Tagen und Wochen. Suche dir Hilfe, wenn du sie benötigst, egal ob auf seelischer Ebene, bei der Versorgung deines Babys oder in anderen Bereichen.

In dieser Zeit sollte dein Bett dein Aufenthaltsort sein, denn du solltest so viel wie möglich liegen. Man sagt als Faustregel: *mindestens* eine Woche im Bett, eine Woche am Bett und eine Woche ums Bett herum. Gerne auch länger. Versuche, dich so viel wie möglich zu entspannen und dich nicht zu überfordern. Der Haushalt sollte in dieser Zeit von anderen übernommen werden, und du solltest auch nicht kochen. Es darf auch gern unordentlich bei dir sein. Hebammen sind eher irritiert, wenn die Wohnung bei einem Wochenbettbesuch blitzt. Ein gewisses Chaos gehört dazu. Es ist jetzt nicht deine Aufgabe, dich darum zu kümmern. Genieße stattdessen viel Körperkontakt mit deinem Baby.

Ich kenne viele Frauen, die nach einigen Wochen mit Baby sagen, dass sie gar nicht mehr wissen, wer sie eigentlich sind. Dieser Eindruck kann leicht entstehen, weil du dich so sehr um diesen kleinen Menschen kümmerst. Einerseits ist dieses Phänomen natürlich normal, und andererseits kannst du es abmildern, indem du regelmäßig ganz bewusst in Kontakt mit dir und deinem »inneren Ort« gehst. Das muss gar nicht lange sein, regelmäßig ein paar Minuten helfen schon sehr. Nutze daher, wenn es irgendwie geht, die Oasen für dich, die du dir auch in der Schwangerschaft schon durch die Hypnosen geschaffen hast. Du wirst merken, wie wohltuend sie gerade auch in dieser Zeit sind. Sie führen dich immer wieder zu dir zurück, und du erdest dich durch sie.

Auch die neue Rolle als Mutter will gerade beim ersten Kind erst mal gefunden werden. Vielleicht kommen Ängste hoch. Gedanken wie »Kann ich das überhaupt?« oder »Mache ich das alles richtig?« sind normaler Teil dieses Prozesses. Wenn du in einer Partnerschaft lebst, verändert sich auch hier etwas: Ihr seid nun nicht mehr nur ein Paar, sondern auch gemeinsam Eltern. Wie geht es euch damit? Vielleicht könnt ihr Zeitfenster finden, in denen ihr euch unterhaltet, wie ihr euch miteinander und mit der neuen Rolle fühlt. Das hilft euch, um euch weiterhin nah zu sein, auch wenn ihr gerade wenig Zeit füreinander als Liebespaar habt.

LEBEN MIT KINDERN

Ich finde es immer wieder faszinierend, wie unsere Kinder uns ganz ins Hier und Jetzt ziehen. Mit der Geburt geht es im Idealfall los, dass wir ganz Welle werden und ganz Pause – eintauchen in diesen einen Augenblick. Wenn das Baby dann da ist, geht es so weiter. Wenn du dir später einmal Fotos anschaust von deinem Baby, kannst du kaum glauben, dass das derselbe Mensch ist wie jetzt mit zwei, fünf oder zehn Jahren.

Wenn ein Kind geboren wird, ist die »Maus«, das Bewusstsein, noch nicht wirklich da. Dein Baby ist ein kleines Säugetierchen, ein kleiner »Elefant« also, noch ganz unbewusst. Das Bewusstsein bildet sich erst mit den Jahren nach und nach aus. Zu Beginn prägst du als Mutter oder Vater den »Elefanten« deines Kindes. Sei also achtsam mit deinem Baby und gleichzeitig zuversichtlich, dass es stark genug ist, deine »Fehler«, die zum Leben dazugehören, gut wegzustecken. Denn wir alle machen Fehler. Die perfekte Mutter, den perfekten Vater gibt es nicht. Der renommierte Familientherapeut Jesper Juul sagte dazu, dass es furchtbar wäre, wenn es die perfekten Eltern gäbe, weil Kinder auch Reibung brauchen, um sich gesund entwickeln zu können. Und unperfekt sind wir ganz automatisch, wir brauchen dafür gar nichts Besonderes zu machen.

Ich finde am wichtigsten, dass unsere Kinder spüren, dass wir sie lieben und dass wir sie respektvoll behandeln. Sie sind uns gleichwertig, sie haben nur weniger Lebenserfahrung als wir und sind daher auf unseren Schutz angewiesen. Versuche, dich einzufühlen in dein Kind. Solltest du unsicher sein, überlege: »Wo führt das hin?« Vielleicht hast du Angst, dass dein Kind für immer in deinem Bett schlafen will, wenn es das jetzt als Baby tut. Wo führt das hin, wenn dein Kind so lange bei dir schlafen darf, wie es das möchte? Es bildet sich dadurch vermutlich ein gesundes Urvertrauen aus, es spürt ganz tief, dass es beschützt ist. Irgendwann wird es die Autonomie von selbst suchen, wenn es so weit ist. Denn kein Siebzehnjähriger schläft noch bei seinen Eltern im Bett, oder? Vielleicht kannst du selbst dich besser entspannen, wenn dein Baby im Beistellbettchen schläft, oder dein Kind kann besser schlafen, wenn es nicht ganz so eng an deinem Körper ist. Wunderbar! Findet euren ganz individuellen Weg und freue dich auf euer gemeinsames spannendes Leben!

Bei uns war es so, dass unsere Kinder, auch als sie klein waren, alles bekommen haben, was sie an Liebe und Nähe brauchten. Auch meine eigenen Bedürfnisse waren wichtig, und ich habe sie ernst genommen, sodass wir manchmal Kompromisse gefunden haben, die für alle in Ordnung waren. Ich hatte immer den Eindruck, dass sie gerade aufgrund dieser Erfahrung besonders mutig in neue Situationen gegangen sind. Sie haben sich sicher gefühlt. Auch jetzt, wo meine Kinder schon in der Pubertät sind oder kurz davor stehen, ist unser Verhältnis von gegenseitigem Vertrauen geprägt. Bestimmt spielen viele Faktoren für diesen schönen Zustand zusammen, und natürlich sind wir auch beschenkt. Gleichzeitig glaube ich, dass der respektvolle Umgang auf Augenhöhe ein tolles Fundament gelegt hat, das ich auch dir und deiner Familie von Herzen wünsche.

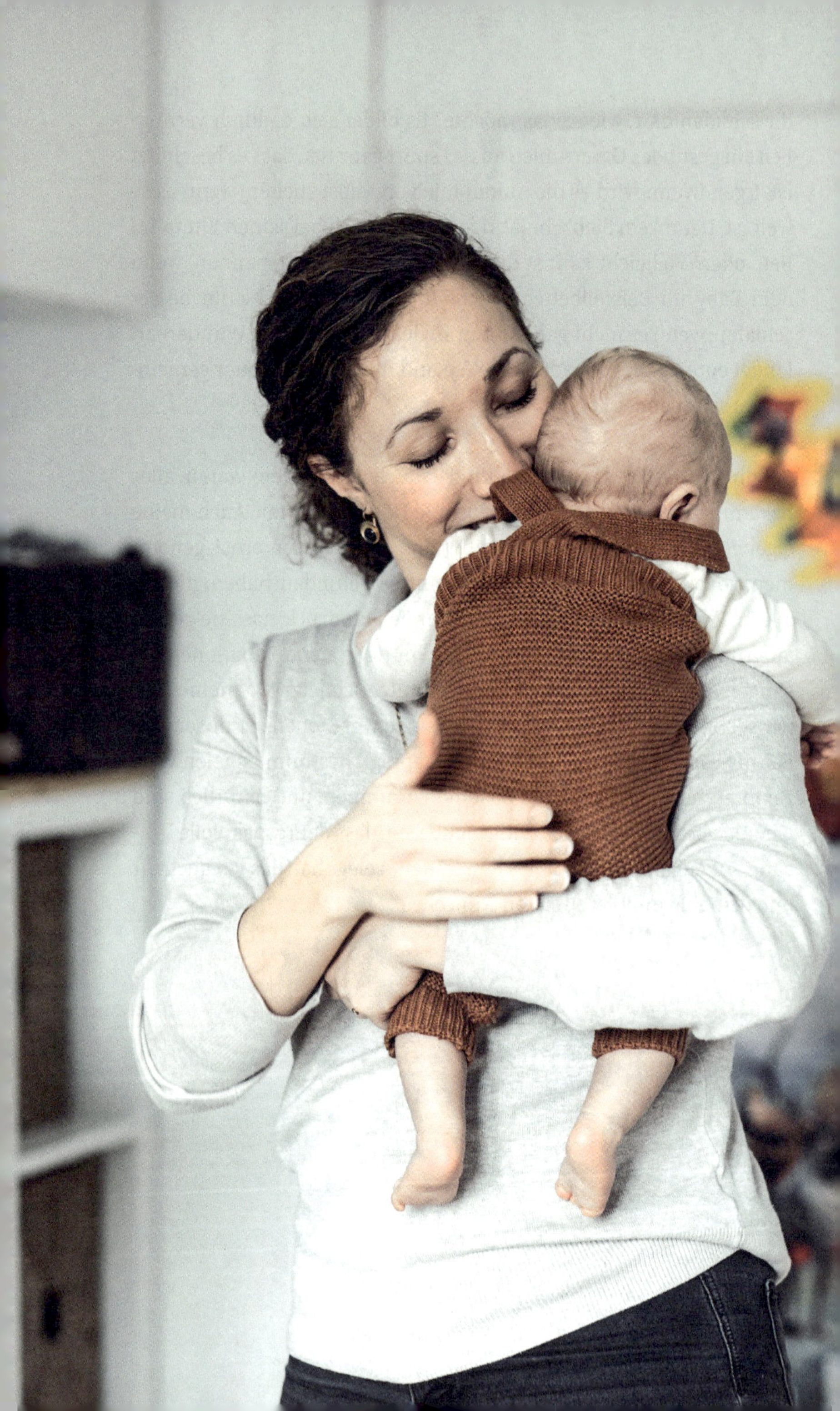

TAKE-AWAYS – EINE ZUSAMMENFASSUNG

◂ SARAH

»Kristin ist für mich eine Pionierin. Sie lehrt uns, wieder in uns hineinzuhorchen, uns auf unsere Kraft zu besinnen, in die Ruhe und ins Vertrauen zu kommen.«

SEI EINE KUH

Wenn ich dir nur einen einzigen Tipp für deine Geburt geben dürfte, wäre es dieser: Sei wie eine Kuh! Wirklich, das ist der entscheidende Tipp. Mache alles das unter Geburt, was auch eine Kuh machen würde oder könnte. Lass all das bleiben, wozu auch eine Kuh nicht in der Lage wäre. Ich selbst hatte eine Kuh als Vorbild für die Geburt meiner Tochter, und das hat mir unglaublich geholfen. Durch sie war mir klar, dass ich nicht reden und organisieren wollte, sondern mich ganz in mich selbst zurückziehen und mich instinktiv bewegen oder es eben genauso intuitiv bleiben lassen wollte. Ich wollte mich sicher und geborgen fühlen und mit mir selbst verbunden sein, ganz Körper. Die Zwillingsgeburt der Kuh hat mir gezeigt, wie wenig Äußeres notwendig ist, um friedlich zu gebären, wenn eine Geburt komplikationsfrei und natürlich verläuft. Das Schöne an einem solchen Bild ist, dass du dadurch ganz leicht aussortieren kannst, was jetzt deine Aufgaben sind und was nicht. Kann es auch eine Kuh? Dann ist es super. Kann sie es nicht? Dann lass es lieber sein. Natürlich ist das vereinfacht, denn eine Kuh kann weder in einen Fahrstuhl steigen noch in eine Wanne. Aber die Essenz trifft zu: Denke nicht zu viel, aktiviere vielmehr dein »Säugetiergehirn« und fahre dein »Denkhirn« herunter.

LASS DICH BEI DEINEM MARATHON BEGLEITEN

Vertraue auf gute Begleitung. Personen, die dich auf deinem Geburtsweg in Hypnose unterstützen, sind Gold wert. Gib ihnen dieses Buch an die Hand, damit sie besser verstehen, auf welche Reise du dich gerade begibst.

Wenn du selbst diese Begleitung bist, habe ich auch für dich einen ultimativen Tipp: Begleite die Gebärende so, wie du sie auch bei einem Marathonlauf begleiten und unterstützen würdest. Sobald die Wellen beginnen, geht es los, auch wenn sie vielleicht in Wirklichkeit gerade mit geschlossenen Augen im Bett oder in der Badewanne liegt. Frag ab diesem Zeitpunkt möglichst wenig, damit das Denken nicht angeregt wird. Gib ihr stattdessen Ruhe, damit sie sich einschwingen und auf ihren Marathon konzentrieren kann. Frag auch nicht, wie es ihr geht. Sei einfach da, entweder im gleichen Raum, wenn sie deine Nähe angenehm findet, oder vielleicht auch in einem anderen, in Hörweite. Vielleicht hat sie ein kleines Glöckchen vorbereitet, mit dem sie nach dir klingeln möchte, wenn sie etwas benötigt. Achte darauf, dass sie etwa alle halbe Stunde ein paar Schlückchen trinkt. Strahle Ruhe und Zuversicht aus. Begleite sie, indem du an sie glaubst, so, wie du es auch bei einer Marathonläuferin machen würdest. Vertraue darauf, dass sie sich bei dir meldet, wenn sie deine Hilfe benötigt, und sei ganz zuversichtlich, dass sie diese körperliche und mentale Herausforderung wunderbar meistern wird.

HINGABE

Das Wort »Hingabe« könnte für mein Empfinden als große Überschrift über der Geburt selbst stehen. Denn Hingabe kann der entscheidende Schlüssel zu einer Friedlichen Geburt sein. Wahre Hingabe kann nur freiwillig geschenkt werden. Es ist eine aktive Handlung, die du selbstbestimmt vollziehen kannst. Dann kann sie im Kontext der Geburt, in diesem einzigartigen biografischen Ereignis in deinem Leben, alles schenken, was du brauchst, um sie positiv zu erfahren. Hingabe ist so wichtig, dass ich dir empfehle, das Wort – schön gestaltet – in deinem Sichtfeld aufzuhängen, um dich an ihre Bedeutung zu erinnern. Denke an die Wellen des Meeres. Sind sie groß und mächtig, kannst du dich ihnen hingeben und sogar auf ihnen surfen. Dann entfalten sie ihre Kraft in deinem Sinne, und du kannst mit ihnen verschmelzen und sie für dich nutzen.

Gib dich so jeder einzelnen Geburtswelle hin und jeder einzelnen Wellenpause. Gib dich dem Leben hin, das da in dir wirkt, dieser großen Kraft und deinem Baby, das gerade durch deinen Körper geboren wird. Tauche vollkommen in den Augenblick ein, in jeden einzelnen Moment. Es gibt nur diese eine Welle. Und nun gibt es nur diese eine Pause. Nicht mehr und nicht weniger. Gib dich deinem Körper hin, deinem Kind und auch äußeren Umständen. Denn dass alles exakt so läuft, wie du es dir in deinen schönsten Träumen ausgemalt hast, ist eher unwahrscheinlich. Das eine oder andere wird passieren, mit dem du nicht gerechnet hast. Macht nichts, du brauchst nichts und niemanden. Du kannst abrufen, was du zuvor geübt hast. Auch Komplikationen und Interventionen sind mit Hingabe am einfachsten zu bewältigen. Gib dich allem hin, solange du dich grundsätzlich wohl und geborgen fühlst. Wenn du dafür Hilfe benötigst, dann nimm sie in Anspruch. Wenn eine Intervention sich für dich nicht gut anfühlt, tauche kurz wie ein Delfin auf aus deiner Hypnose und kläre die Situation, bis du dich wieder wohlfühlst. Tauche dann hingebungsvoll erneut ab und sei ganz bei dir.

▼ MATTI: »Was für eine unglaublich wirksame Methode! Wir durften unsere absolute Traumgeburt erleben – kraftvoll, selbstbestimmt und friedlich!« (Elena, Mattis Mutter)

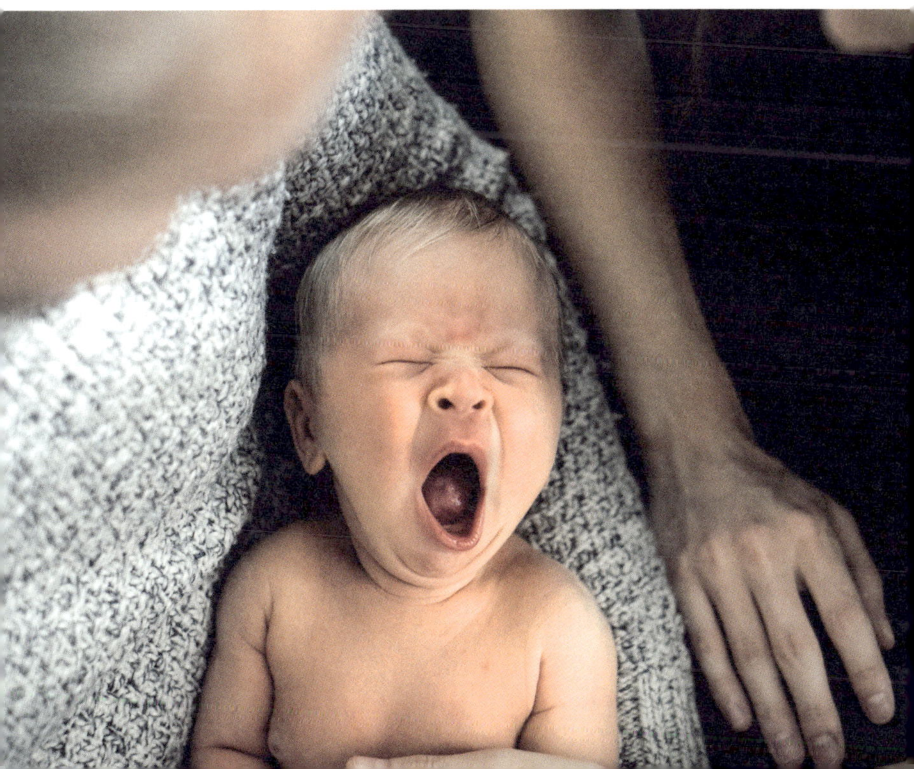

SCHLUSSWORT

Nun, am Ende dieses Buches, bleibt mir noch, dir und euch von Herzen eine wundervolle, selbstbestimmte und friedliche Geburt zu wünschen! Es ist so schön, dass ich dich mit diesem Buch ein Stückchen auf deinem Weg begleiten durfte, und ich danke dir von Herzen für dein Vertrauen. Vielleicht freust du dich schon mehr und mehr auf dein eigenes Geburtsabenteuer, das kann ich gut verstehen. Denn eine Geburt zu erleben ist das Beeindruckendste und Berührendste, das ich mir vorstellen kann. Ich wünsche dir alles Liebe für dich und die Menschen, die du liebst!

Deine Kristin

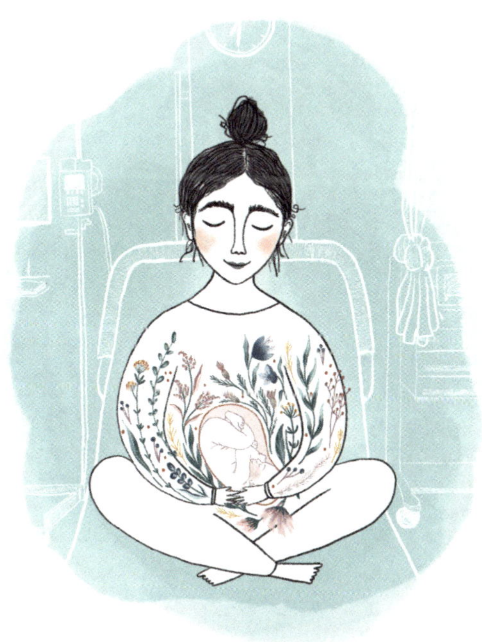

DANKSAGUNG

Viele Menschen haben mich auf meinem Weg begleitet und »Die Friedliche Geburt« zu dem gemacht, was sie heute ist. Ich bin unendlich dankbar für diese Unterstützung!

An allererster Stelle steht mein Mann Max, der mir Mut gemacht hat, aus meiner Erfahrung eine Methode zu entwickeln. Der mich technisch so aufgestellt hat, dass ich mit der Zeit immer mehr Frauen und Familien erreichen konnte, und mit dem ich immer alles besprechen kann. Der mit mir gemeinsam denkt und entwickelt, optimiert, verbessert und umsetzt. Ohne dich wäre »Die Friedliche Geburt« winzig klein. Danke für alles. Ich liebe dich!

Ich möchte mich auch ganz herzlich bei Dr. Barbara Schmidt von der Universität Jena bedanken, die mich fachlich für dieses Buch beraten hat! Deine Studien sind so wichtig und helfen hoffentlich, die wunderbaren Wirkweisen der Hypnose und die damit einhergehenden Möglichkeiten in die Mitte der Gesellschaft zu bringen und auch in den Kliniken Fuß fassen zu lassen!

Danke, liebe Kirsten und Saskia, dafür, dass ihr mich so unterstützt und in euren Kliniken viele Ärzt*innen und Hebammen für diesen besonderen Geburtsweg begeistert!

Danke, liebe Michaela, für deine großartige Unterstützung bei diesem Buch! Du hast mich so inspiriert und immer die richtigen Fragen gestellt.

Mein Dank geht auch an dich, lieber Leander. Du bist ein so wunderbarer Vater für unsere Kinder und hast mich bei meinen Geburten und dem, was ich da entwickelt habe, immer unterstützt und mir den Rücken freigehalten.

Danke, liebe Nadine und liebe Kati, für euren unermüdlichen Einsatz für »Die Friedliche Geburt«, eure Begeisterung und Euphorie! Ihr und eure Arbeit seid so wertvoll!

In diesem Buch sind Fotos von Familien, die auch meinen Kurs gemacht haben. Ich möchte mich daher ganz herzlich bei euch bedanken, dass ihr mir die Bilder zur Verfügung gestellt und sogar auch etwas über eure Geburten geschrieben habt! Danke liebe Anne-Marja, Sarah, Ilka, Saskia, Amma, Tara, Viola, Nicole, Lena und Elena. Und natürlich gilt mein Dank auch dir, liebe Ilka, und dir, Josephine, für eure wunderschönen Fotos, die ihr mir für dieses Buch zur Verfügung gestellt habt. Ebenso möchte ich mich von Herzen bei Karo bedanken. Deine Illustrationen sind so etwas Besonderes und du hast sie so liebevoll für dieses Buch gestaltet, vielen Dank!!

Danke auch für eure wundervollen Geburtsberichte, die hier so vielen Leser*innen einen Einblick geben können, was die Hypnose unter Geburt alles kann! Liebe Esther, Katharina, Carina, Melanie, Thais und Isa, vielen Dank, dass ich euch begleiten durfte! Ich weiß, dass so viele meiner Teilnehmerinnen über »Die Friedliche Geburt« sprechen und davon erzählen, mir so viele Geburtsberichte schicken, und auch euch allen gilt mein Dank für euer Vertrauen und eure Unterstützung! Lasst uns gemeinsam Frauen wieder Mut schenken und Vertrauen in ihre fantastischen Körper!

Und nun geht noch ein besonderer Dank an all die Hebammen, die für uns Frauen arbeiten und meine Arbeit so liebevoll unterstützen! Leider kann ich nicht alle nennen, aber wenigstens einige von euch möchte ich namentlich erwähnen: Danke liebe Ilka, Doro, Claudia, Annkatrin, Anna, Lea, Alex, Jana, Kareen, Nina, Wiebke, Bettina, Antje und Janine! Ihr leistet Großartiges und verdient Wertschätzung und Dankbarkeit von uns als Gesellschaft für das, was ihr tut. Ich hoffe so sehr, dass ihr in den nächsten Jahren immer bessere Arbeitsbedingungen vorfindet und euren Beruf wieder mit all der Freude ausüben könnt, mit der ihr ihn auch begonnen habt!

Eine Danksagung ist so eine Sache, denn am liebsten würde ich noch viel mehr Menschen hier an dieser Stelle nennen. Ich hoffe, dass sich meine Familie, insbesondere meine Mutter, und all meine lieben Freundinnen und Freunde, die mein Leben bereichern, hier auch angesprochen fühlen. Ich danke euch für eure offenen Ohren und Herzen!

Und zu guter Letzt möchte ich mich nun bei meinen Kindern bedanken. Ihr seid einfach nur wundervoll, und ich bin so glücklich, eure Mutter zu sein! Ohne euch wäre alles nichts!

WEITERFÜHRENDE QUELLEN

Allione, Tsültrim: Den Dämonen Nahrung geben – Buddhistische Techniken zur Konfliktlösung. München 2009.

Barasinski, C. et al.: Positions during the first stage and the passive second stage of labor. A survey of French midwives. In: Midwifery 56 (2018), S. 79–85.

Berrod, Thierry; Gaudry, Pierre-François: Die wunderbaren Kräfte der Hypnose, Arte 2017. Online: https://www.youtube.com/watch?v=3u8exYlt-VY.

Dennis, W. W.: The effect of cradling practices upon the onset of walking in Hopi children. Journal of Genetic Psychology. 1940.

Eberwein, Werner: Moderne Hypnotherapie. Im Dialog mit dem Unbewussten. In: Ärzteblatt PP 12 (8/2013). S. 356.

Friedrich, Jana: Das Geheimnis einer schönen Geburt. Finde den richtigen Weg zu deiner persönlichen Traumgeburt. Hamburg 2017.

Friedrich, Jana: Jede Geburt ist einzigartig. 50 Geschichten über die elementarste Erfahrung des Lebens. München 2019.

Fuchs, Ines: Früher Kindsverlust und Folgeschwangerschaft – Psychotherapie und psychologische Begleitung. München 2021.

Geret, Anita: Das Frauenbild in der Frühen Neuzeit. Norderstedt 2020.

Haarer, Johanna: Die deutsche Mutter und ihr erstes Kind. München 1934.

Hase, Michael et al.: Eye Movement Desensitization and Reprocessing (EMDR). Eine ungewöhnliche Form der Psychotherapie. In: Ärzteblatt PP 12 (11/2013). S. 512.

Heinrichsen, Heiko: Ein starker Typ. Interview mit Wladimir Klitschko, Stuttgarter Zeitung 2010. Online: https://www.stuttgarter-zeitung.de/inhalt.interview-mit-wladimir-klitschko-ein-starker-typ.62105761-a6f8-4135-ac92-be9746533b9c.html.

Hirata, Satoshi et al.: Mechanism of birth in chimpanzees. Humans are not unique among primates. In: Biology Letters 10 (2011). S. 686–688.

Hoffmann, Lisa/Banse, Rainer: Psychological aspects of childbirth. Evidence for the existence of a birth-related mindset. In: European Journal of Social Psychology 51 (1/2021). S. 124–151.

Hofmeyr, Justus et al.: Fundal pressure during the second stage of labour. In: Cochrane Database Systematic Review 3 (2017). Online: https://www.

cochrane.org/CD006 067/PREG_fundal-pressure-during-second-stage-labour-improving-maternal-and-fetal-outcomes.

Juul, Jesper: Respekt, Vertrauen & Liebe. Was Kinder von uns brauchen. Weinheim 2020.

Kingsland, James: Die Hirnforschung auf Buddhas Spuren. Wie Meditation das Gehirn und das Leben verändert. Weinheim 2020.

Mayberry, Lorel/Daniel, Jacqueline: »Birthgasm«. A Literary Review of Orgasm as an Alternative Mode of Pain Relief in Childbirth. In: Journal of Holistic Nursery 34 (4/2016). S. 331–342.

Meta-Analyse: Hypnose hilfreich bei chirurgischen Eingriffen, Universitätsklinikum Jana 2013. Online: https://www.uniklinikum-jena.de/mpsy/Mitteilungen/Hypnose+in+der+Chirurgie-pos-4.html.

Rainville, Pierre et al.: Pain affect encoded in human anterior cingulate but not somatosensory cortex. In: Science 277 (1997). S. 968–971.

Rosenberg, Marshall B.: Gewaltfreie Kommunikation. Eine Sprache des Lebens. Paderborn 2016.

Schmidt, Barbara: Angst? Frag doch einfach! Klare Antworten aus erster Hand. Stuttgart 2021.

Science Media Center: S3 Leitlinie zur vaginalen Geburt am Termin. Hintergrund und regionale Datenanalyse. 12.6.2020. Online: https://www.sciencemediacenter.de/alle-angebote/investigative/details/news/erste-s3-leitlinie-kaiserschnitt-hintergrund-und-regionale-datenanalyse/.

Stahl, Stefanie: Das Kind in dir muss Heimat finden. Der Schlüssel zur Lösung (fast) aller Probleme. München 2015.

Tarcq, Bruno: Schließ deine Augen und hör mir zu. Dokumentarfilm, Arte 2020. Online: https://programm.ard.de/TV/Themenschwerpunkte/Ratgeber-der-ARD/Gesundheit/Startseite/?sendung=287243199198752.

Hier kommst du direkt zu den Audioaufnahmen der Übungen aus dem Buch:
Passwort: DFG-EXTRAS